Guia Completo de
Reflexologia

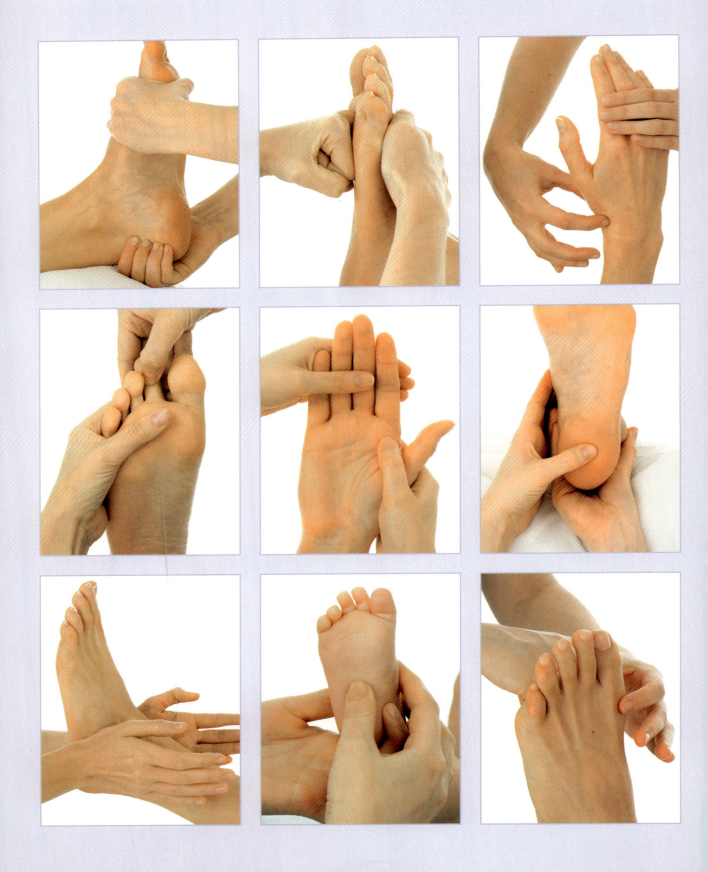

Guia Completo de Reflexologia

*Todo o Conhecimento Necessário
para Adquirir Competência Profissional*

Ann Gillanders

Tradução
GILSON C. C. DE SOUSA

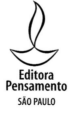

Editora
Pensamento
SÃO PAULO

A meu irmão Anthony Porter (ART), que me incentivou a estudar reflexologia há cerca de trinta anos e, ao longo do tempo, sempre me deu apoio.

Título original: The Complete Reflexology Tutor.

Copyright do texto © 2007 Ann Gillanders.

Copyright © 2007 Octopus Publishing Group Ltd

Copyright da edição brasileira © 2008 Editora Pensamento-Cultrix Ltda.

1ª edição 2008.

2ª reimpressão 2013.

Publicado pela primeira vez na Grã-Bretanha em 2007 sob o título The Complete Reflexology Tutor por Gaia Books, uma divisão da Octopus Publishing Group Ltd, 2-4 Heron Quays, Docklands, Londres E14 4JP

Todos os direitos reservados. Nenhuma parte deste livro pode ser reproduzida ou usada de qualquer forma ou por qualquer meio, eletrônico ou mecânico, inclusive fotocópias, gravações ou sistema de armazenamento em banco de dados, sem permissão por escrito, exceto nos casos de trechos curtos citados em resenhas críticas ou artigos de revistas.

A Editora Pensamento não se responsabiliza por eventuais mudanças ocorridas nos endereços convencionais ou eletrônicos citados neste livro.

Todos os cuidados possíveis foram tomados na preparação deste livro, mas a informação que ele contém não se destina a substituir os cuidados sob supervisão direta de um médico. Antes de proceder a qualquer mudança em seu regime de saúde, consulte sempre um médico. Não deixe de aconselhar-se com um reflexologista profissional antes de tratar mulheres nas primeiras catorze semanas de gravidez, sobretudo se elas tiverem um histórico de aborto. Toda aplicação das idéias e informações contidas neste livro é de inteira responsabilidade e risco do leitor.

Dados Internacionais de Catalogação na Publicação (CIP)
(Câmara Brasileira do Livro, SP, Brasil)

Gillanders, Ann
   Guia completo de reflexologia : todo o conhecimento necessário para adquirir competência profissional / Ann Gillanders ; [tradução de Gilson de C. C. de Sousa]. – São Paulo : Pensamento, 2008.

   Título original: The complete reflexology tutor
   ISBN 978-85-315-1522-4

   1. Medicina alternativa 2. Pés – Massagem 3. Reflexologia (Terapia) 4. Reflexoterapia 5. Saúde – Promoção I. Título.

08-00966   CDD-615.822
                                                                  NLM-WB 960

Índices para catálogo sistemático:
   1. Reflexologia : Massagem terapêutica 615.822
   2. Reflexoterapia : Massagem terapêutica 615.822

Direitos de tradução para o Brasil adquiridos com exclusividade pela
EDITORA PENSAMENTO-CULTRIX LTDA que se reserva a
propriedade literária desta tradução.
Rua Dr. Mário Vicente, 368 – 04270-000 – São Paulo, SP
Fone: (11) 2066-9000 – Fax: (11) 2066-9008
http://www.editorapensamento.com.br
E-mail: atendimento@editorapensamento.com.br
Foi feito o depósito legal.

Sumário

Introdução 6

Como Usar Este Livro 8

1 As Origens da Reflexologia 10

2 Como Funciona a Reflexologia? 24

3 Como Tratar com a Reflexologia 38

4 Os Sistemas Orgânicos 66

5 A Rotina Integral 156

6 Reflexologia da Mão 162

7 Reflexologia para Melhorar a Saúde 188

8 Reflexologia Especializada 206

9 A Prática da Reflexologia 234

Glossário 248

Índice Remissivo 250

Agradecimentos 256

Introdução

Este livro foi escrito como um guia abrangente para iniciantes em reflexologia e, também, como uma referência rápida para profissionais já qualificados que necessitem de informação específica durante uma consulta, ao tratar de condições médicas individuais.

A reflexologia é um tratamento holístico, centenário, e o objetivo do reflexologista é tratar a pessoa toda – corpo, mente e espírito – a fim de induzir um estado de relaxamento, equilíbrio e harmonia que estimule a capacidade natural do organismo de curar a si próprio. A reflexologia pode beneficiar jovens e idosos, homens e mulheres, observando-se hoje um crescente interesse por esse tipo de terapia natural. Muitos pacientes recorrem à reflexologia quando tudo o mais falhou. Eles consultaram seus médicos, tomaram remédios, às vezes se submeteram mesmo a cirurgias e sua condição persistiu. Nessas circunstâncias, a reflexologia costuma ser uma revelação, aliviando o *stress* físico e mental comum em doenças crônicas, oferecendo o máximo apoio aos pacientes e proporcionando uma sensação de bem-estar que pode ser uma novidade para eles.

O aconselhamento especializado oferecido neste livro transmitirá aos profissionais a informação detalhada de que necessitam em sua prática. Entretanto, a reflexologia não pode ser aprendida apenas nos livros ou a partir do exame do diagrama colorido de um pé. Os iniciantes em reflexologia também devem buscar o auxílio de um especialista que tenha não apenas prática, mas também vasta experiência de ensino.

A Prática Leva à Perfeição

Durante o aprendizado, você deve praticar com o máximo de pessoas diferentes possível, para sentir como diferentes pés respondem. Os reflexos têm a dimensão de uma cabeça de alfinete e é fácil deixar passar despercebidas as diversas sensibilidades. Quando você se sentar para o descanso da noite, procure aperfeiçoar o movimento lento, para a frente, de agarrar com o polegar e o indicador o braço da poltrona. Precisará de algum tempo para ganhar a necessária força nas mãos.

Sempre segure e sustente os pés do modo recomendado neste livro. É imprescindível fazer isso adequadamente e utilizar a técnica polegar/dedos correta, quando se proporciona um tratamento profissional. A maneira como você se senta e usa as mãos também ajudará a minimizar o *stress* e o cansaço que o afetarão.

Talvez ocorra que você, como profissional de reflexologia, tenha de tratar pacientes com todo um conjunto de doenças graves; portanto, é necessário que saiba como o corpo funciona, e conheça a função, a localização e os reflexos de cada órgão ou sistema. Enquanto estiver aprendendo, peça que um amigo ou parente o teste em anatomia e fisiologia: isso lhe será muito útil em seu estudo.

As indicações nos desenhos que aparecem neste livro ajudarão você a encontrar os pontos vitais dos pés. Anote se os reflexos aparecem acima, abaixo, dentro ou fora dos locais indicados. É importantíssimo que você determine exatamente a posição dos reflexos durante o tratamento, para trabalhar a parte do corpo afetada.

Ao longo do aprendizado, adquira o hábito de tomar notas durante e após cada sessão prática, fazendo um regis-

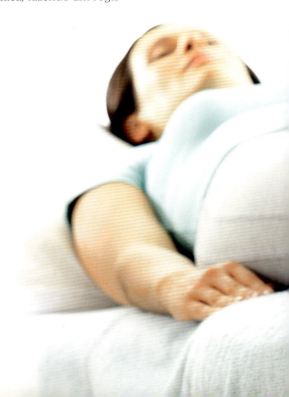

tro de cada sensibilidade detectada. Observe se a sensibilidade diminui a cada sessão e como o paciente está reagindo ao tratamento: por exemplo, com sensações de bem-estar, menos dor e, talvez, melhor qualidade de sono.

Espero que você ache este livro interessante e útil para orientá-lo em sua carreira de reflexologista. De minha parte, sem dúvida gostei muito de escrevê-lo.

Ann Gillanders

Ann Gillanders
Diretora da British School of Reflexology

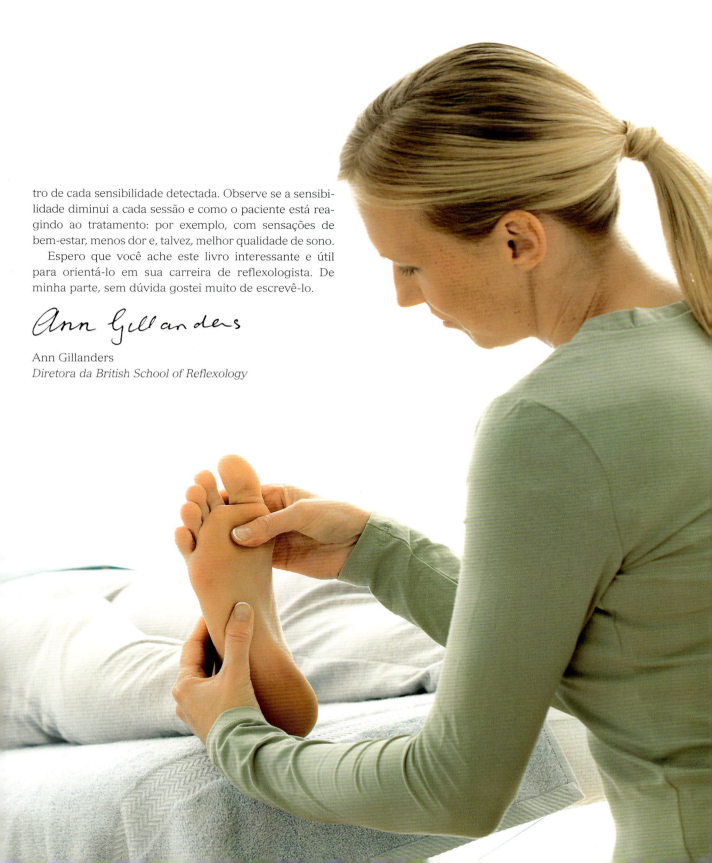

Como Usar Este Livro

Os iniciantes devem estudar minuciosamente cada capítulo, enquanto os profissionais podem usar o índice remissivo para obter o aconselhamento específico de que necessitem no tratamento de seus pacientes.

O primeiro capítulo deste livro, "As Origens da Reflexologia" (pp. 10-23), fornece informações básicas sobre a evolução desta técnica ao longo dos séculos, explorando a natureza holística do poder terapêutico da terapia. Também menciona evidências clínicas de sua eficácia.

"Como Funciona a Reflexologia?" (pp. 24-37) indica as zonas e as normas de procedimento para os pés; nas páginas 32-37, há gráficos detalhados do pé que apresentam essa informação visualmente. Com o tempo, isso se tornará tão familiar para você quanto a palma de sua mão, mas enquanto estiver estudando talvez precise voltar ao desenho algumas vezes.

"Como Tratar com a Reflexologia" (pp. 38-65) conduz o leitor, passo a passo, ao longo dos procedimentos que devem ser seguidos desde a chegada do paciente ao consultório. Esse capítulo discute os vários métodos de determinar as necessidades do paciente, explica como manter registros das sessões e aborda as técnicas essenciais usadas em reflexologia. Também responde a algumas das perguntas mais freqüentes sobre reflexologia.

O capítulo "Os Sistemas Orgânicos" (pp. 66-155) é o mais longo do livro e, percorrendo cada sistema, mostrará a você o funcionamento do corpo inteiro. Explicará também como se pode usar a reflexologia para tratar doenças que comumente afetam os diferentes órgãos e sistemas. Enquanto o iniciante deve estudar o capítulo do começo ao fim, o profissional talvez deseje recorrer a ele sempre que tiver um paciente com problemas graves, a fim de se

APRENDENDO PASSO A PASSO

As rotinas da reflexologia se subdividem numa série de passos, cada qual acompanhado por uma ilustração que mostra a maneira certa de segurar e manipular o pé. Este exemplo explica os diferentes detalhes de informação que você irá encontrar em cada ilustração seqüencial.

A área do fígado
Pé direito – plantar
Medial a lateral – apoio superior

Rápida referência à área do corpo em tratamento, à parte do pé trabalhada, à direção seguida ao longo do pé (ver p. 51) e à parte do pé segurada.

As setas de orientação mostram visualmente qual área do pé está sendo trabalhada e a direção que você deve seguir ao longo do pé.

Este desenho do pé mostra quais zonas do corpo (ver p. 28) são afetadas pelo movimento que se imprime – neste caso, zonas 1-5.

1 Segure o pé direito com a mão esquerda e, usando o polegar direito, percorra toda a área transversalmente, da borda medial à lateral.

COMO USAR ESTE LIVRO 9

lembrar de como tratar os reflexos de sistemas específicos. Fotografias detalhadas e seqüenciais constituem uma explicação visual do modo como a reflexologia funciona, tornando as instruções bem mais fáceis de seguir.

"A Rotina Integral" (pp. 156-161) combina todos os movimentos descritos em "Os Sistemas Orgânicos" numa rotina de tratamento abrangente. "Reflexologia da mão" (pp. 162-187) explica como trabalhar as mãos quando não se pode trabalhar os pés por um motivo qualquer. Você poderá também ensinar aos pacientes a reflexologia da mão como técnica de auto-ajuda, a ser praticada em casa.

Os capítulos seguintes, "Reflexologia para Melhorar a Saúde" (pp. 188-205) e "Reflexologia Especializada" (pp. 206-233), contemplam doenças e condições de saúde especiais, oferecendo conselhos para tratar mulheres grávidas, bebês, pacientes de câncer ou moléstias cardíacas e doentes terminais. Discute-se também uma série de padecimentos comuns que podem ser amenizados pela reflexologia.

Por fim, "A Prática da Reflexologia" (pp. 234-247) mostra como iniciar a prática da reflexologia e atrair pacientes.

Boa sorte nos estudos!

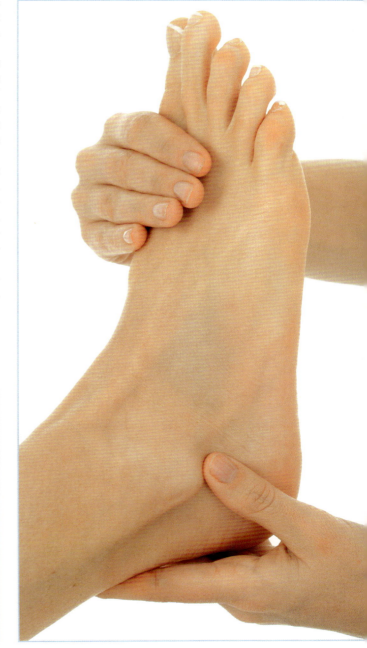

RECOMENDAÇÕES

- Procure aconselhamento profissional com um médico ou um reflexologista experiente antes de cuidar de alguém com diabetes, trombose e flebite ou pacientes com câncer sob tratamento convencional.
- Não trate mulheres nas primeiras catorze semanas de gravidez, particularmente se elas apresentam histórico de aborto.
- Não trate pessoas que estejam na fase aguda de uma doença infecciosa.
- Não tente diagnosticar problemas com base na sensibilidade dos reflexos.

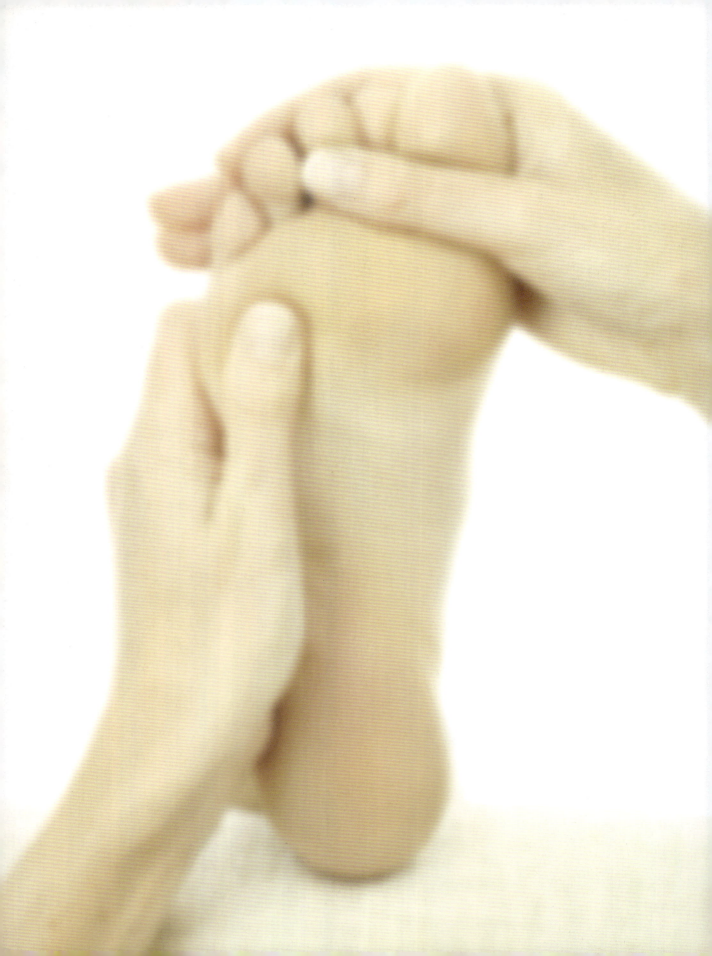

As Origens da Reflexologia

A reflexologia moderna tem menos de cem anos, mas promover a saúde por meio dos pés e das mãos é uma prática que vem sendo exercida há séculos em muitas culturas, remontando mesmo aos antigos egípcios. Desde seu desenvolvimento no curso do século XX a partir da "teoria terapêutica das zonas", nos Estados Unidos, a reflexologia tem sido sempre holística por natureza: não trata o indivíduo como mero conjunto de sintomas e considera o bem-estar algo mais que simples ausência de doença.

Uma história da reflexologia 12
Cura holística e energia universal 16
A quem a reflexologia ajuda? 20
Evidências clínicas 22

Uma história da reflexologia

Há indícios de que a reflexologia vem sendo praticada desde tempos remotos por muitas e diferentes culturas, no mundo inteiro. Embora não possamos de fato determinar a verdadeira relação entre a reflexologia tal qual entendida pelos egípcios há quatro mil anos e a prática tal qual a conhecemos hoje, é ponto pacífico que aquele povo se valia de inúmeras técnicas de cura.

Os arqueólogos escavaram diversos instrumentos cirúrgicos e crânios com sinais de "trepanação". Nessa técnica antiga, abriam-se buracos na caixa craniana para deixar escapar os maus espíritos que haviam penetrado no cérebro do infeliz paciente. O dr. Shelby Riley, pioneiro da reflexologia durante os anos 1930 (ver p. 14), sustentava que foi a partir do Egito que a prática da reflexologia se espalhou pelo Império Romano.

Alguns teóricos acreditam também que um certo tipo de reflexologia foi transmitido aos nativos norte-americanos pelos incas da América do Sul. Sabe-se que o povo cherokee aplicava uma espécie de terapia de pressão aos pés, utilizando muitas vezes sondas de madeira para detectar os pontos reflexos e, assim, desbloquear canais de energia a fim de restaurar o equilíbrio do corpo.

A Tumba do Médico

Numa tumba do vasto cemitério de Saqqara, Egito, há uma famosa pintura mural que data de 2330 a.C. O lugar é às vezes chamado de "Tumba do Médico" porque a pintura interior mostra duas figuras aplicando o que parece ser uma forma de reflexologia a dois pacientes. Um dos profissionais se ocupa dos pés de um paciente, o segundo das mãos do outro. Conforme a tradução dos antigos hieróglifos, um paciente diz: "Não me machuque!", ao que o profissional replica: "No fim você me agradecerá".

Na pintura, o profissional que se ocupa dos pés está sentado de costas para o paciente. A posição teria sido adotada para evitar o constrangimento de uma pessoa aproximar os pés do rosto de outra. A pintura mostra também os dois pacientes com uma das mãos sob a axila. Pensava-se que a energia era liberada do corpo durante a sessão e que colocar uma das mãos sob a axila asseguraria seu retorno ao corpo, impedindo que ela se dissipasse. A perda de energia vital, ao que se acreditava, enfraquecia o organismo.

O SÍMBOLO PIRAMIDAL DA ENERGIA

A representação da pirâmide como um canal de energia aparece em diversas culturas. Os antigos egípcios sempre depositavam seus mortos dentro de uma estrutura piramidal em ordem de importância, com o rei ou a rainha no topo, outros parentes mais embaixo, e os escravos e trabalhadores braçais na base. A clássica espiral das igrejas cristãs também é, em essência, uma pirâmide: sua forma induz uma atmosfera de paz, calma e espiritualidade. Mesmo as feiticeiras são tradicionalmente pintadas com altos chapéus piramidais, próprios para "captar" a energia necessária a seus filtros e encantamentos. A mesma forma reaparece no "chapéu de burro" das antigas escolas, colocado na tentativa de estimular um cérebro tacanho.

Os pictogramas desenhados na parede também enfatizam o conceito de energia: a linha azul em ziguezague simbolizava as águas turbulentas do Nilo e, por extensão, a força vital do universo. A pirâmide que se vê acima das cabeças de cada dupla é outro símbolo de energia (ver janela).

Acupuntura

No século IV, um acupunturista chinês chamado dr. Ko Hung descobriu que, pressionando fortemente com os polegares as solas dos pés, enquanto se aplicavam as agulhas, a energia era liberada e a saúde melhorava. Às vezes, a reflexologia ainda é referida como "acupuntura sem agulhas".

UMA HISTÓRIA DA REFLEXOLOGIA 13

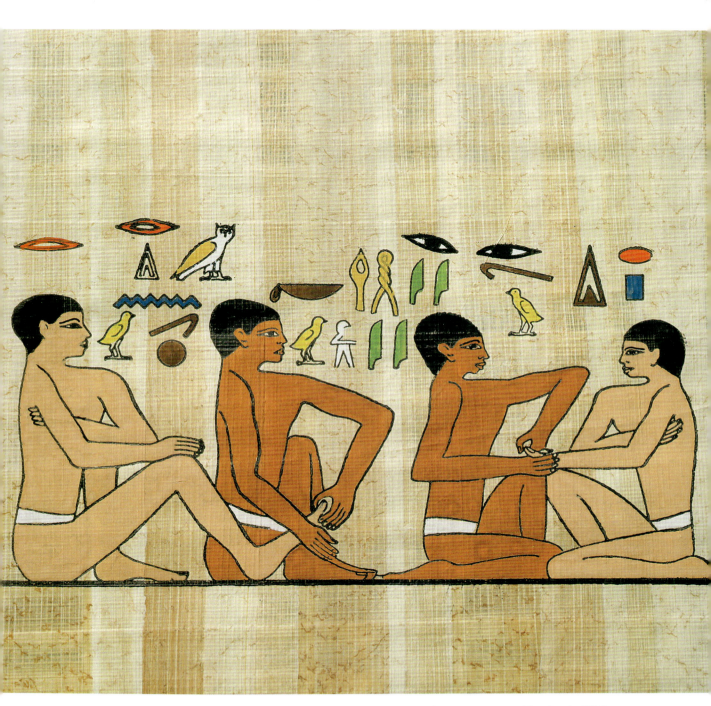

Tratamento de pés e mãos na Tumba do Médico.
As imagens acima das figuras incluem símbolos de energia e "o pássaro branco da paz e do paraíso", que é um símbolo de serenidade, prosperidade e boa vontade.

O surgimento da zonoterapia

A zonoterapia foi a precursora da reflexologia moderna, que renasceu graças ao trabalho do dr. William H. Fitzgerald no início do século XX. O dr. Fitzgerald era especialista em ouvido, nariz e garganta do Boston City Hospital e do St. Francis Hospital em Connecticut, Estados Unidos. Ele descobriu que, pressionando a ponta dos dedos com grampos de metal e atando firmemente a seção mediana de cada dedo com elástico, gerava um efeito anestésico na área da face. Mediante essa intervenção, conseguia fazer operações de ouvido, nariz e garganta sem usar nenhum tipo de anestesia.

O dr. Fitzgerald também instruía seus pacientes com dores a manter um pente em cada mão e pressionar seus dentes com firmeza contra as palmas. A adoção desse procedimento várias vezes ao dia, descobriu ele, aliviava a dor. Também aplicava pressão aos polegares para diminuir o padecimento. Dado o nosso atual nível de conhecimento, podemos dizer por que isso acontece, pois o polegar está relacionado a certas áreas do cérebro e à liberação de endorfinas. As endorfinas produzem uma sensação de relaxamento e alívio das tensões, reduzindo conseqüentemente os níveis de dor no corpo. Fitzgerald determinou ainda pontos de pressão na língua, no palato e na parte posterior da faringe para provocar o alívio da dor ou analgesia.

Trajetos zonais

Fitzgerald chamava seu método de "analgesia zonal". Foi ele quem desenhou o primeiro diagrama para mostrar as linhas longitudinais de energia que atravessam o corpo, às quais deu o nome de "trajetos zonais". Escreveu inúmeros artigos sobre o tema "aplicação de pressão para aliviar dores" e, em 1917, publicou juntamente com o dr. Edwin Bowers um livro intitulado *Relieving Pain at Home*. No prefácio, lia-se: "A humanidade está despertando para o fato de que a doença, na maioria dos casos, constitui um erro do corpo e da mente". Quão verdadeiro isso mostrou ser!

Na seqüência, o dr. Fitzgerald descobriu que a aplicação de pressão nos trajetos de zonas pela via dos pés, mãos ou outras partes do corpo não apenas aliviava a dor como, na maioria das vezes, eliminava também a causa. Os mesmos resultados se obtêm atualmente com a reflexologia, que em parte se baseia na teoria da zonoterapia.

O dr. Shelby Riley, que colaborou estreitamente com o dr. Fitzgerald, desenvolveu ainda mais a teoria zonal. Preceituou zonas horizontais que cortam a superfície das mãos e dos pés, descobrindo ainda que uma pressão forte, sobretudo nos pés, estimula os trajetos zonais, aumenta o suprimento de sangue, estimula os nervos, desintoxica áreas congestionadas e reduz a dor.

Da zonoterapia à reflexologia

Eunice D. Ingham era uma fisioterapeuta que trabalhava com o dr. Riley. Ela ficou fascinada com o conceito de zonoterapia e, no início dos anos 1930, começou a aperfeiçoar sua teoria dos reflexos dos pés. Teve a oportunidade de tratar centenas de pacientes, sempre avaliando com cuidado e minúcia, repetidamente, cada ponto reflexo até se sentir capaz de determinar com segurança que "os reflexos nos pés são a imagem especular fiel dos órgãos, funções e estruturas do corpo humano". Enquanto a zonoterapia se baseava unicamente nas zonas para identificar a área a ser trabalhada, a reflexologia isolava áreas específicas, dentro das zonas, que iriam estimular certas partes do corpo.

O dr. Riley incentivou Eunice Ingham a escrever seu primeiro livro, *Stories the Feet Can Tell*, no qual ela documentou seus casos e mapeou os reflexos dos pés tais quais os conhecemos hoje. Esse livro apareceu em 1938 e foi mais tarde traduzido para várias línguas, disseminando os benefícios da reflexologia além das fronteiras dos Estados Unidos.

Eunice Ingham foi convidada a participar de vários seminários sobre saúde, e percorreu os Estados Unidos dando palestras e resenhando livros. Muitas pessoas reconheciam os benefícios da reflexologia, que ajudava a melhorar todos os tipos de problema de saúde, de dores nas costas a enxaquecas. A notícia se espalhou rapidamente e a reflexologia se tornou mais conhecida tanto entre os médicos quanto entre os leigos. O segundo livro de Eunice Ingham, *Stories the Feet Have Told*, publicado alguns anos depois do primeiro, era uma compilação das histórias de caso mais interessantes.

A reflexologia e o mundo

No final da década de 1950, o sobrinho de Eunice Ingham, Dwight Byers, começou a colaborar com a tia em seus seminários e em 1961, juntamente com sua irmã, Eusebia Messenger, enfermeira diplomada, estudou reflexologia sob a direção de Eunice. A partir daí, passou a dar palestras educativas em tempo integral. Sete anos mais tarde, ambos assumiram o compromisso de continuar ensinando a reflexologia sob os auspícios do International Institute of Reflexology, ainda muito ativo atualmente.

No começo dos anos 1960, a prática da reflexologia se espalhou ainda mais quando Ed Johnstone, Ena Campbell e Laura Kennedy, que haviam freqüentado os seminários de Eunice Ingham, levaram a reflexologia dos pés para Vancouver, Canadá.

Eunice Ingham, já quase ao final da vida, ainda clinicava. Morreu serenamente, em pleno sono, em 1974: tinha 85 anos. Suas indiscutíveis contribuições para o mundo da reflexologia estão bem documentadas e ela jamais deixou de crer que essa técnica podia ajudar a suavizar os sofrimentos da humanidade. Suas crenças podem ser facilmente explicadas:

UMA HISTÓRIA DA REFLEXOLOGIA

- Os reflexos nos pés são uma imagem especular de todos os órgãos, glândulas e outras partes do corpo. O pé direito concentra os reflexos dos órgãos situados no lado direito do corpo, enquanto o pé esquerdo representa o lado esquerdo do corpo.
- Havendo problema com uma parte do corpo, os reflexos correspondentes nos pés se tornam sensíveis quando se aplica ali uma pressão. Trabalhar esses reflexos provoca mudanças no corpo e, conseqüentemente, reduz os sintomas, tanto quanto a sensibilidade dos próprios reflexos.
- Aplicando-se uma forte pressão alternada, ocorre um efeito estimulante que se distribui pelas zonas do corpo. Isso contrasta com o efeito anestésico local demonstrado pelo dr. Fitzgerald quando ele aplicava pressão direta constante, usando grampos ou tiras de elástico.
- A reflexologia mostra-se muito eficaz no alívio de todos os distúrbios relacionados ao *stress* do mundo moderno e pode ser usada para todas as faixas etárias.

Hoje, a reflexologia é uma das formas mais populares de medicina complementar. Um de seus atrativos é a simplicidade: só do que se necessita são duas mãos experientes e o conhecimento obtido deste livro. A reflexologia vem sendo adotada em muitos países porque ela melhora a saúde, promovendo descontração física e mental sem deixar de ser simples e inofensiva.

Reflexologistas de Taiwan. Terapia totalmente segura, simples e eficaz, a reflexologia é hoje popular em diversos países.

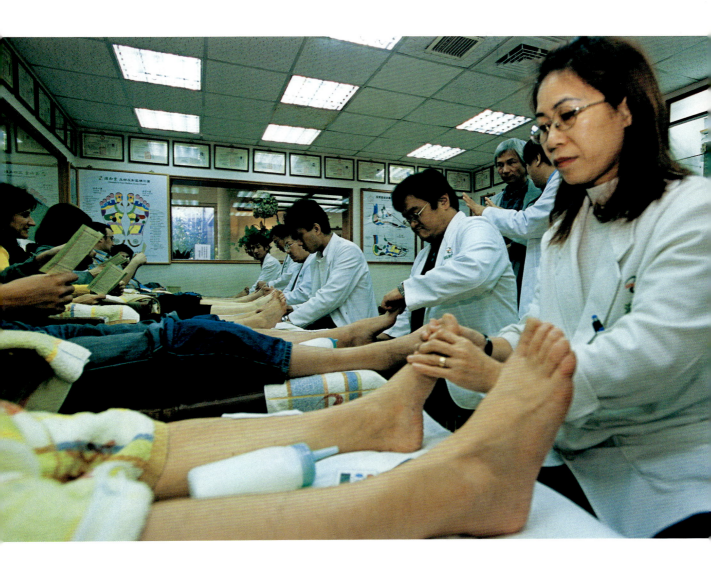

Cura holística e energia universal

Não é fácil definir a cura, embora a maioria das pessoas saiba instintivamente o que ela significa. Para quase todos nós, as noções de cura sem dúvida se baseiam em nossas próprias experiências da doença e dos males físicos.

Em algumas culturas, julga-se que as doenças sejam causadas por espíritos malignos, atraídos talvez pelas más ações das próprias vítimas ou insuflados quer pela ira de um deus, quer pela malícia de outra pessoa. Um xamã, pajé ou curandeiro cura o paciente contrabalançando essas influências malignas, de natureza humana ou espiritual, com seus próprios poderes. Embora se possa considerar isso uma superstição absurda, o fato é que, para quem pertence a uma cultura assim, a experiência é suficientemente real, evidenciando a força da fé e da sugestão.

Na cultura ocidental ortodoxa, a doença é vista em geral como algo puramente físico, por exemplo o ataque de um "germe" ou o mau funcionamento de uma parte do corpo, tal como pode ocorrer numa máquina. Portanto, o que se procura é suprimir os sintomas e tornar a vida do paciente mais cômoda, removendo as partes afetadas e administrando drogas. Cada área do corpo fica a cargo de um especialista; há especialistas em problemas gastrintestinais, respiratórios, circulatórios, renais e por aí além.

Entre essas duas visões extremas da natureza da saúde situam-se as terapias às vezes chamadas alternativas ou complementares, que consideram a doença o resultado de desequilíbrios orgânicos, mentais e espirituais. Para os terapeutas complementares, a saúde e o bem-estar exigem uma abordagem holística.

A abordagem holística

Cura holística significa "tratamento da pessoa como um todo" – mente, corpo e espírito. Isso pressupõe levar em conta o estado físico e emocional do paciente, bem como seu estilo de vida. Cuida-se do corpo como de um todo integrado, entendendo-se que, quando um sistema não estiver em ordem, os demais serão afetados.

Essa é uma abordagem bem diversa de tratar sintomas e partes do corpo isoladamente, que muitas vezes resulta em deixar sem cuidados a causa do problema. Nesses casos, o paciente de fato nunca melhora e até passa a sofrer outros distúrbios, talvez em resultado de medicação tomada por um longo período de tempo. Nenhuma droga é absolutamente segura, todas produzem efeitos negativos em outra função orgânica; elas também debilitam o sistema imunológico, que é a defesa natural do corpo.

Ainda há cinqüenta anos os médicos de família pouco tinham a oferecer para aliviar a doença e o sofrimento: um frasco de xarope antitussígeno, alguns analgésicos e palavras de otimismo à beira do leito eram seus principais recursos. Muitas pessoas com queixas simples melhoravam, embora isso levasse mais tempo que a convalescença rápida proporcionada por medicamentos como os antibióticos hoje disponíveis.

Os médicos honestos costumam dizer que seus pacientes, caso não se submetam a tratamento nenhum, talvez se recuperem de várias queixas em sete dias. É que nosso corpo tem uma capacidade fantástica de curar-se por si mesmo. Na verdade, ele gosta de se sentir bem e faz o possível para reduzir a inflamação, livrar-se da doença e restaurar o equilíbrio. Está incluído no processo de cura o efeito dos padrões mentais, que afetam a moléstia física, bem como os fatores psicológicos, que podem contribuir para a expressão ou a exacerbação da doença.

Há uma grande diferença entre apenas ficar livre de sintomas e gozar de saúde perfeita. Esta significa o funcionamento ideal do corpo, mente e espírito. O indivíduo que está bem é aquele que se sente feliz, saudável e completo, aquele que acha significado e propósito na vida.

Campos de energia

Tudo que está vivo pulsa com energia e toda energia contém informação. Não surpreende que os adeptos da medicina complementar aceitem sem problemas semelhante conceito; mas os estranhos a esse campo talvez achem difícil concordar. Não obstante, convém notar que alguns físi-

CURA HOLÍSTICA E ENERGIA UNIVERSAL **17**

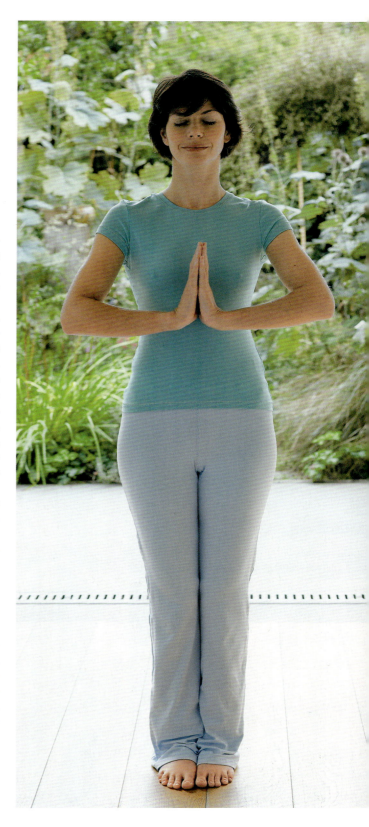

cos reconhecem a existência de um campo eletromagnético gerado pelo processo biológico do corpo. Há mestres espirituais que também se referem ao "corpo etérico", ou seja, o corpo emocional ou espiritual representado pelo equilíbrio dos "campos de energia".

O corpo humano é rodeado por um campo de energia que se estende até a extremidade de nossos braços estendidos e ao longo de toda a nossa estatura. Esse campo de energia atua não apenas como um centro de comunicação, mas também como um sistema de percepção altamente sensível. Estamos o tempo todo recebendo e enviando mensagens durante cada experiência de vida que nos sobrevém. Assim, a mente não se acha apenas em estreita comunicação com o corpo, está também presente em cada célula do organismo. Portanto, o que pensamos e aquilo em que acreditamos afetam poderosamente nosso bem-estar. Ou seja, mente e corpo agem como uma coisa só. Percebemos o bater descompassado de nosso coração quando levamos um susto, sabemos que um desmaio é possível em face de uma situação desagradável: não é, pois, difícil entender que abstrações mentais como a solidão e a tristeza podem igualmente ter um efeito real e perturbador sobre o corpo.

Quando a depressão, o medo, a ansiedade, a dor emocional, a cólera ou o ciúme constituem a porção maior de nossas emoções, eles agridem nosso sistema imunológico, que se enfraquece e abre as portas para a doença. O profissional holístico sabe que as emoções adversas ficam armazenadas como "energia negativa", a qual compromete o equilíbrio do corpo e pode levar a um estado de doença crônica. Os tratamentos complementares, sobretudo a reflexologia, restauram esse equilíbrio e estimulam o poder curativo do corpo.

Uma abordagem holística à saúde. Técnicas de relaxamento como a meditação e o yoga devolvem o bem-estar à mente e ao espírito, tanto quanto ao corpo.

A fotografia Kirlian

Em 1939, o inventor russo Semyon Kirlian descobriu por acaso que, se um objeto é colocado numa chapa fotográfica e esta é submetida a um campo elétrico de alta voltagem, uma imagem surge nela. A imagem lembra um halo colorido ou descarga coronal.

Alguns pesquisadores acham que as fotografias Kirlian revelam uma forma física de energia psíquica e que esse método é a porta de entrada para o mundo paranormal. Segundo outra teoria, elas trazem à luz o corpo etérico, uma das camadas da aura presente em todos os objetos animados ou "força vital" que, conforme se supõe, envolve todas as coisas vivas. Isso abre a perspectiva de promover avanços significativos em medicina, psicologia, cura psíquica e rabdomancia.

Na verdade, as fotografias Kirlian registram as conseqüências de fenômenos bastante naturais como pressão, descarga elétrica, umidade e temperatura. As coisas vivas são úmidas. Quando a carga elétrica penetra no objeto colocado sobre a placa fotográfica, gera uma área de ionização gasosa em volta dele, caso a umidade esteja presente. A umidade passa do objeto para a emulsão que recobre a película fotográfica, provocando uma alteração na carga elétrica desta. Alterações na umidade (que podem refletir mudanças na pressão barométrica e nas emoções, entre outras coisas) produzem diferentes "auras".

Embora haja indícios de que as fotografias Kirlian registram um fenômeno paranormal, elas parecem mudar de acordo com a saúde e o estado emocional das coisas vivas, mostrando variações no brilho, na cor e nos padrões luminosos. No Centro de Ciências da Saúde da Universidade da Califórnia, os pesquisadores demonstraram que a aura de uma folha pode mudar quando uma mão humana dela se aproxima e a toca. Mesmo quando parte da folha é cortada fora, a imagem da porção eliminada aparece na película.

Outros pesquisadores descobriram que mudanças no estado emocional de uma pessoa se traduzem em variações no brilho, na cor e nos padrões morfogenéticos visíveis nas fotografias. Fotografias Kirlian de curadores psíquicos e do entortador de metais psicocinético Uri Geller mostram jatos de luz brotando de seus dedos enquanto eles fazem uso de seus poderes.

Chakras

Algumas religiões ensinam que o corpo humano contém sete centros de energia conhecidos como chakras, cada qual armazenando energia espiritual universal. Os chakras mantêm o corpo em estado de equilíbrio emocional e físico. Eles se alinham verticalmente da base da coluna até o topo da cabeça. O sétimo chakra, relacionado ao alto da cabeça, extrai nossa natureza espiritual e criativa do universo.

Quando ouvimos falar de uma criança que aos 3 anos de idade aprendeu a tocar piano e aos 8 ou 9 já dava concertos, fica claro que ela foi "escolhida" para receber do universo o dom de uma criatividade musical especialíssima e que capta esse poder por intermédio de seu sétimo chakra. A mesma energia criadora é transmitida aos grandes artistas, músicos, escritores e inventores. Dizemos que essas pessoas têm um "dom" – e de fato o têm, pois que o recebem da energia universal. Todos os nossos pensamentos provêm do sétimo chakra.

Quando há desequilíbrio em qualquer dos chakras, doenças podem se manifestar no corpo, porquanto seu escudo de proteção ou apoio foi rompido. Dois exemplos típicos esclarecerão isso. Uma pessoa que reprime há muito tempo a raiva oriunda de experiências infantis armazena-a, segundo se pensa, na área do corpo etérico

Fotografia Kirlian de uma folha de bordo. As coisas vivas captadas nas fotografias Kirlian variam em brilho e cor segundo o seu estado de saúde.

CURA HOLÍSTICA E ENERGIA UNIVERSAL **19**

Os chakras e o campo de energia.
Os sete chakras são vórtices de energias sutis. Localizam-se no corpo sutil, mas cada um está anatomicamente associado a um plexo nervoso ou glândula endócrina importante.

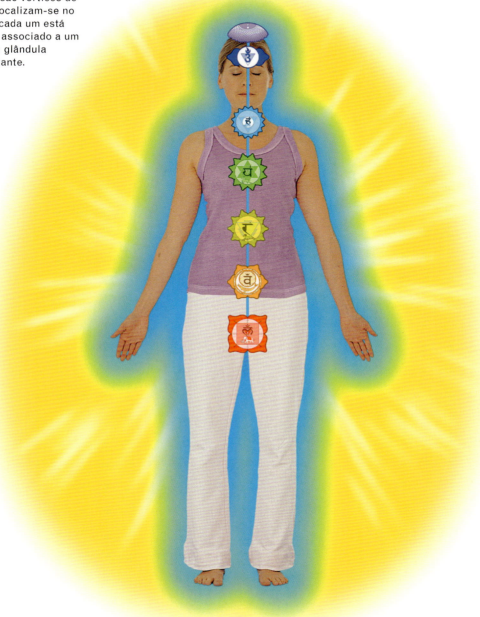

que controla o estômago e o duodeno. O efeito disso, a longo prazo, será o aparecimento de úlceras. Se a raiva for liberada, estas provavelmente se curarão por si mesmas. Do mesmo modo a tristeza, sobretudo quando provocada por uma pessoa muito querida, pode ficar armazenada na parte do corpo etérico que controla o coração. E todos já ouvimos a expressão "ficou com o coração partido".

As medicinas complementares, em particular a reflexologia, restauram o escudo protetor do corpo devolvendo a este o equilíbrio. Como o sétimo chakra está diretamente ligado ao sistema nervoso central e ao sistema endócrino, é fácil compreender que a reflexologia, atuando ao longo dos canais do sistema nervoso e espinal do corpo, pode ativar a energia curativa aí contida.

A quem a reflexologia ajuda?

Todas as pessoas, incluindo bebês e idosos, podem se beneficiar da reflexologia. É importante compreender que a reflexologia não busca apenas fazer com que os doentes se recuperem; ela procura preservar a saúde e manter o corpo na melhor condição possível.

A reflexologia ajuda a desintoxicar o corpo e, assim, colabora com o sistema imunológico. De fato, se as pessoas recorressem a ela logo aos primeiros sintomas, muitas doenças jamais se agravariam.

Os pés são áreas de contato para o corpo inteiro e podem promover grandes mudanças aliviando a dor, aumentando o fluxo nervoso e sanguíneo, e restaurando o equilíbrio do corpo. Os resultados mais impressionantes são o alívio de problemas comuns, incômodos mas muitas vezes sem gravidade que médicos e outros profissionais de saúde gastam tempo demais para tratar.

Crianças e adolescentes

Crianças pequenas com cólicas, distúrbios digestivos e infecções de ouvido, nariz e garganta respondem bem. (Conforme descrito na página 76, várias infecções do trato respiratório se originam de problemas digestivos. Os sistemas respiratório e digestivo incidem exatamente na mesma zona corporal; por isso, ao melhorar e fortalecer a função do sistema digestivo, a reflexologia pode chegar à raiz do problema.) O tratamento é muito eficaz – embora, é claro, crianças muito pequenas não consigam ficar quietas durante o tempo necessário para serem tratadas!

Na puberdade, quando a menstruação e os distúrbios de pele costumam ser um problema, sessões regulares de reflexologia podem aliviar as dores do período menstrual, regular o ciclo e equilibrar a carga hormonal que tanto afeta os cabelos e a epiderme. A reflexologia também é altamente recomendada para promover relaxamento mental durante as épocas de exames escolares.

Dor nas costas

A dor nas costas afasta mais gente do trabalho do que qualquer outra condição médica e, infelizmente, os tratamentos convencionais para ela são muito limitados, não indo além de analgésicos e antiinflamatórios. Em geral, os pacientes são instruídos pelo médico a descansar e mais nada. Às vezes se prescreve a fisioterapia e, em raras ocasiões, a cirurgia espinal, embora isso só seja recomendável quando todas as formas de medicina complementar falharam. Os profissionais da reflexologia costumam tratar mais condições ósseas que quaisquer outras, inclusive dores lombares e cervicais, torcicolos, calcificação de ombros, artrite da coluna, quadris e joelhos, e contusões esportivas. Os resultados obtidos por meio da reflexologia são espetaculares.

Saúde da mulher

Durante a gravidez e antes do parto, um reflexologista pode aliviar os enjôos matinais e, se o peso do bebê que a mulher carrega no ventre provoca dores nas costas, amenizá-las. Muitas parturientes também exigem a presença de seu reflexologista na hora de dar à luz.

Numa fase posterior da vida, a reflexologia também pode ajudar as mulheres a combater os sintomas desagradáveis da menopausa como calores, depressão, alterações de humor e enxaqueca.

Envelhecimento

À medida que envelhecem, tanto homens quanto mulheres podem ser vítimas de pressão alta, angina e problemas cardíacos, bem como de dores reumáticas. Muitos idosos se submetem regularmente a tratamentos de reflexologia não apenas por causa de condições médicas específicas, mas também para preservar a saúde e a vitalidade pelo máximo de tempo possível.

Quando a cirurgia se torna necessária, sobretudo nos casos de prótese do quadril ou do joelho, a reflexologia pode ajudar o corpo a curar-se mais rapidamente. Toda intervenção cirúrgica provoca um choque no corpo e os anestésicos enfraquecem o sistema imunológico, de modo que tratamentos regulares de reflexologia durante o período pós-operatório podem ser de grande valia.

As crianças e a reflexologia. Muitas crianças gostam do tratamento reflexológico, principalmente quando lhes é permitido aplicar pós ou cremes em seus próprios pés!

A QUEM A REFLEXOLOGIA AJUDA? 21

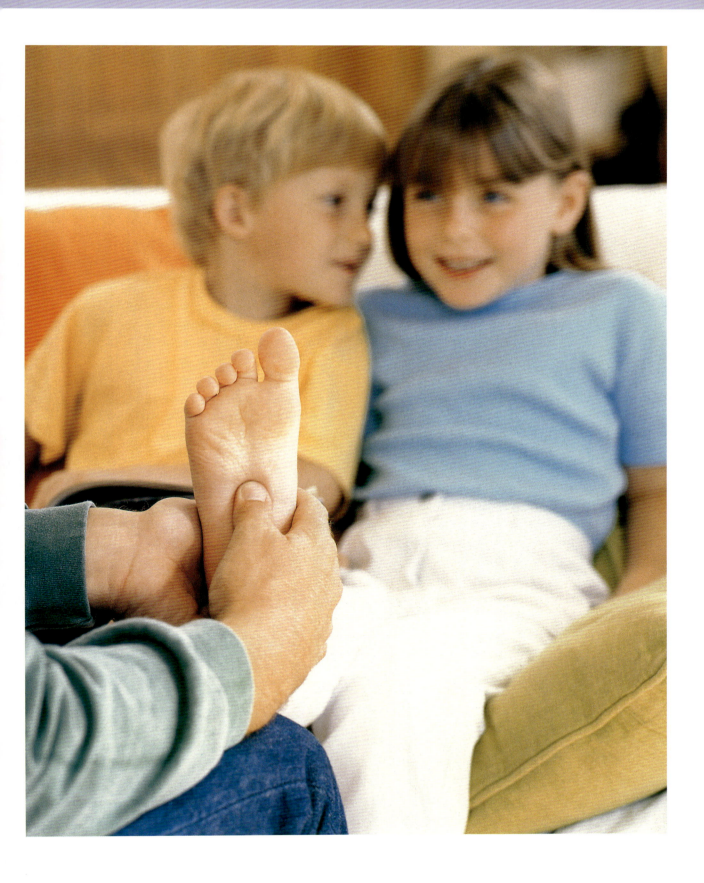

Evidências clínicas

Embora poucas pesquisas clínicas tenham sido feitas para avaliar os benefícios da reflexologia, as que foram publicadas são bastante encorajadoras. Eu própria tenho recebido, ao longo dos anos, relatos de profissionais da área sobre os resultados que obtiveram em suas especialidades. Alguns desses relatos são citados a seguir.

Controle da pressão sanguínea e redução dos níveis de dor em idosos

Um estudo com 48 indivíduos revelou que os adultos mais velhos obtiveram significativa melhora em sua saúde física e mental, inclusive redução da pressão sanguínea e dos níveis de dor. Os sujeitos idosos relataram considerável progresso em sua capacidade de desempenhar as tarefas usuais do cotidiano e um aumento de bem-estar psicossocial. A pressão sanguínea diastólica em repouso baixou.

Câncer (dor e náusea)

A reflexologia mostrou ser capaz de aliviar os sintomas inquietantes de dor e náusea em pacientes hospitalizados com câncer. Num dos estudos, 87 participantes receberam, cada qual, tratamento de dez minutos nos pés. Os resultados do estudo revelaram que o tratamento produziu efeito significativo e imediato na percepção, por parte dos doentes, da dor e da náusea, além de facilitar o relaxamento. Os resultados foram tão positivos que os pesquisadores recomendaram novas pesquisas com um número maior de sujeitos em testes clínicos controlados, para determinar a eficácia da reflexologia no alívio da dor, náusea e ansiedade, além do controle desses sintomas pela família em casa.

Câncer (qualidade de vida)

Um estudo conduzido com pacientes na fase paliativa do câncer (H. Hodgson, "Does reflexology impact on cancer patients' quality of life?", *Nursing Standard 2000*, 14: pp. 33-38) aponta as diversas maneiras pelas quais a reflexologia pode ajudar os pacientes com câncer. Pelos resultados, todos os participantes submetidos à reflexologia se beneficiaram em termos de melhor qualidade de vida, aparência, apetite, respiração, comunicação, concentração, constipação, diarréia, medo do futuro, solidão, micção, mobilidade, humor, náusea, dor, sono e cansaço.

Esse grupo relatou melhora em todos os itens da escala de qualidade de vida, contra 67,5% dos participantes que receberam placebos. O estudo mostra, pois, que a aplicação de reflexologia a pacientes em cuidados paliativos pode ser benéfica. Eles não apenas gostaram do tratamento como se sentiram "relaxados", "reconfortados" e livres de alguns sintomas.

Dispepsia

Numa análise clínica do uso de reflexologia nos pés para tratamento da dispepsia (relatada na Beijing International Reflexology Conference por Gong Zhi-wen e Xin Wei-song, da China Preventive Medical Association e da Chinese Society of Reflexology, Beijing, 1996), dois grupos de pacientes com incômodo na área abdominal superior, gases, eructação, náusea e refluxo ácido [azia] acompanhados de úlcera péptica foram estudados. Um grupo de 132 indivíduos recebeu reflexologia nos pés por trinta minutos uma ou duas vezes ao dia, durante duas semanas, e o outro grupo de 98 indivíduos tomou medicação por duas semanas. A reflexologia dos pés mostrou-se bastante eficaz em 74,2% dos pacientes, eficaz em 22,7% e inócua em 0,3%. A terapia com drogas foi eficaz em 60,4%, eficaz em 14,5% e inócua em 25%.

Fadiga generalizada

Num estudo sobre os efeitos da terapia reflexológica em casos de fadiga generalizada, doze atletas foram divididos em dois grupos: o grupo de reflexologia dos pés e o grupo de controle. O grupo de teste passou por sessões de reflexologia diárias. Ambos tiveram o mesmo treinamento físico e foram observados nos quesitos sono, apetite e reação ao treinamento. O grupo de reflexologia demonstrou melhor qualidade de sono e apetite, além de recuperação mais rápida da fadiga e do desgaste muscular.

Dores de cabeça

As dores de cabeça são um dos problemas de saúde mais comuns em adultos e calculou-se que elas respondem por três milhões de dias de trabalho perdidos anualmente no Reino Unido. Sabe-se que a reflexologia ajuda a relaxar e a acalmar pacientes: por isso, foi considerada uma alternativa terapêutica que valia a pena estudar, tendo em vista o tratamento das dores de cabeça provocadas por *stress* e das enxaquecas.

Um estudo de âmbito nacional realizado na Dinamarca mostrou que a terapia reflexológica tem efeito benéfico em pacientes com quadro de enxaqueca e dores de cabeça provocadas por *stress*. O estudo foi conduzido pela Royal Danish School of Pharmacy's Department of Social Pharmacy em cooperação com cinco associações de reflexologia, confirmando resultados de 78 reflexologistas experientes de todo o país.

Dos 220 pacientes que participaram do estudo dinamarquês, 90% disseram ter tomado medicação prescrita para suas dores de cabeça no mês anterior. Do grupo medicado, 36% apresentaram efeitos colaterais. Os remédios pertenciam predominantemente ao grupo do paracetamol e do ácido acetilsalicílico (81%) e foram tomados pelo menos duas vezes por semana; 72% das drogas para enxaqueca (mais fortes) foram ingeridas pelo menos uma vez a cada quinze dias, o que indica que a maioria dos pacientes apresentava sintomas de moderados a graves.

Três meses após uma série completa de tratamentos reflexológicos, 81% dos pacientes relataram que esses tratamentos ou eliminaram o problema (16%) ou pelo menos aliviaram os sintomas (65%).

Em busca da causa. Dores de cabeça persistentes, por exemplo, podem ser causadas por problemas digestivos, uma condição inflamatória do pescoço ou tensão ao redor dos músculos do olho.

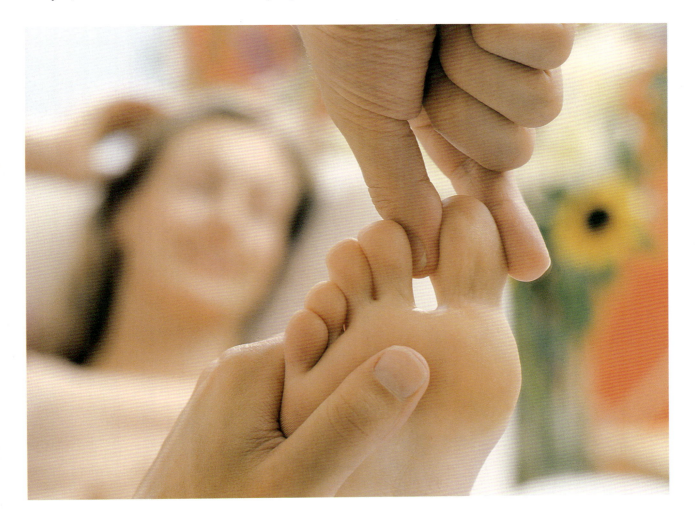

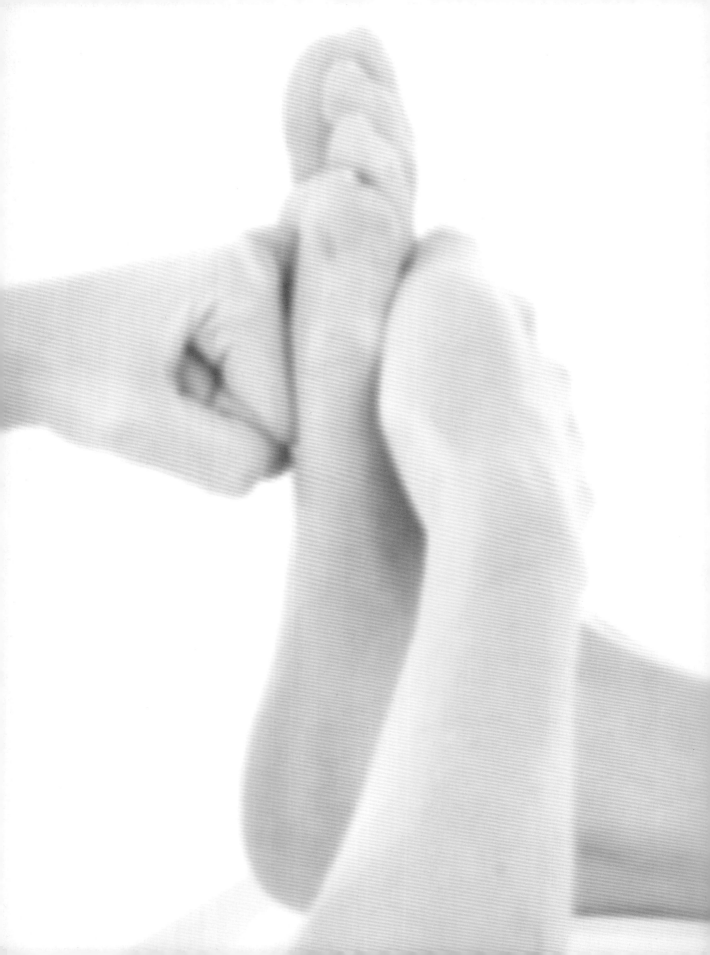

Como Funciona a Reflexologia?

Cada área ou função do corpo é representada por um ponto reflexo correspondente nas extremidades, principalmente os pés, que contêm feixes de terminais nervosos ultra-sensíveis. Ao estimular esses pontos, o reflexologista experiente libera a tensão, elimina bloqueios e ajuda o corpo a combater inúmeras disfunções. Compreender que os pés são um "mapa" do corpo inteiro é fundamental para adquirir proficiência em reflexologia.

Como os pés refletem o corpo 26

Zonas dos pés 28

As linhas básicas dos pés 29

Anatomia do pé 30

Diagramas do pé 32

Como os pés refletem o corpo

Cada parte do corpo e cada função orgânica possuem seu próprio ponto reflexo correspondente no pé. Isso permite que o pé forneça um quadro exato da saúde de um paciente. Se uma área do corpo estiver inflamada, tensa ou congestionada, os pontos reflexos correspondentes nos pés se mostrarão sensíveis quando pressionados.

Os pés são obras-primas miraculosas de *design* que associam e coordenam com perfeição inúmeros componentes. Entre os vários componentes dos pés estão o tecido, 26 ossos, cem ligamentos, vinte músculos, e uma intricada rede de nervos e vasos sanguíneos.

Essas maravilhosas estruturas refletem por inteiro nosso estado de saúde. A condição de nossos pés pode nos fornecer abundante informação sobre nossa saúde física e mental. Do mesmo modo, a maneira como tratamos os pés influencia não apenas seu próprio desempenho como o funcionamento geral do corpo e da mente. Trata-se de uma via de mão dupla, de um vínculo recíproco.

Estimulação nervosa

Trabalhando nos pontos reflexos dos pés, o reflexologista pode estimular, por intermédio dos canais nervosos, qualquer órgão, função ou parte do corpo que esteja tensa, congestionada ou comprometida em resultado de acidente, ferimento ou doença. Se eliminamos a tensão, ajudamos o sistema a desvencilhar-se de toxinas quando necessário, reduzimos em muito a dor e estimulamos o corpo a curar-se por si mesmo. A reflexologia pode também detectar danos antigos, porquanto qualquer resto de tecido cicatricial causará sensibilidade nos reflexos.

O principal objetivo do reflexologista é descobrir e manipular áreas sensíveis dos pés exercendo pressão alternada com o polegar, e às vezes com outros dedos, em todas as partes do pé. A pressão aplicada a um terminal nervoso constitui um estímulo, que funciona como agente ou fator capaz de suscitar uma reação nos tecidos e, mesmo, induzir uma mudança fisiológica. Em reflexologia, o estímulo por contato ou pressão desencadeia um impulso eletroquímico que altera os processos nervosos, transmitindo uma mensagem por meio das fibras nervosas. Os impulsos nervosos podem viajar a uma velocidade média de 435 km por hora, enquanto a eletricidade é tão rápida quanto a luz. Pode-se dizer que nosso corpo é, basicamente, uma usina eletroquímica em funcionamento dia e noite.

A delicadeza da pressão e a segurança do controle são de grande importância para a obtenção dos resultados pretendidos. Pessoas tratadas por profissionais inexperientes ou não-qualificados quase sempre se queixam de que não obtiveram nenhum benefício. E se espantam quando um novo tratamento, ministrado por profissional competente, produz melhora rápida e indiscutível.

Pontos reflexos também são encontrados em outras extremidades do corpo: por exemplo, mãos e orelhas. No entanto, a sensibilidade dos pés (que contêm mais de sete mil terminais nervosos) e seu tamanho tornam-nos a área ideal para o trabalho do reflexologista.

Obstruções nas linhas de energia

A reflexologia ensina que todo órgão e glândula dependem, para sua sobrevivência, de sua capacidade de contração e relaxamento. Quando um obstáculo é colocado num canal de energia – por exemplo, quando cristais ácidos, substâncias residuais ou depósitos excessivos de cálcio se formam nos delicados terminais nervosos dos pés –, o fluxo de energia é interrompido e o órgão que ele irriga é afetado negativamente.

Obstruções nas linhas e campos de energia provocam dor, que deve ser levada na devida conta, e, sob certas condições, limitam o movimento e as funções orgânicas: por exemplo, rigidez no pescoço ou incômodo nas costas. O bloqueio de energia interfere também na circulação do sangue, o que quase sempre se percebe em primeiro lugar nas extremidades. As mãos podem ficar dormentes, frias e muitas vezes doloridas. Os resíduos se acumulam no ponto de gravidade mais baixo, podendo o reflexologista detectá-los claramente ao manusear os pés.

COMO OS PÉS REFLETEM O CORPO **27**

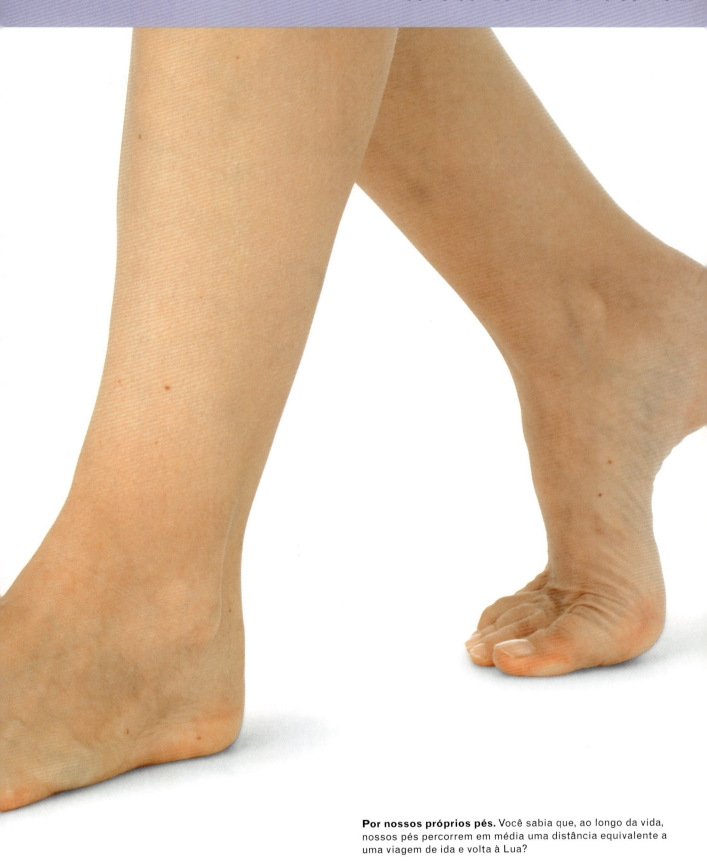

Por nossos próprios pés. Você sabia que, ao longo da vida, nossos pés percorrem em média uma distância equivalente a uma viagem de ida e volta à Lua?

Zonas dos pés

A reflexologia se baseia na teoria da zonoterapia, que postula linhas longitudinais de energia chamadas zonas, as quais sobem dos pés até o cérebro. Quando aplicamos pressão aos pés, estimulamos essas linhas, gerando um efeito rejuvenescedor e terapêutico no corpo inteiro.

Existem dez zonas ao todo, cinco em cada pé, representadas por um sistema de numeração simples. Cada zona começa num dedo:

- **Zona um:** dedo grande
- **Zona dois:** segundo dedo
- **Zona três:** terceiro dedo
- **Zona quatro:** quarto dedo
- **Zona cinco:** quinto dedo

Os dedos das mãos se ligam às zonas da mesma maneira, com o polegar associado à Zona 1 e o mínimo à Zona 5.

As zonas sobem pelo corpo, dos dedos dos pés até o cérebro, ficando o corpo dividido em cinco zonas de cada lado da coluna dorsal. A sensibilidade em qualquer ponto do pé gera desequilíbrio em toda a extensão da zona. Por exemplo, uma sensibilidade no rim direito pode ser a causa de um problema oftalmológico, pois rim e olho estão na mesma zona.

Quando trabalhamos os pés de um lado para o outro, estamos trabalhando sistematicamente a totalidade do corpo humano.

A zona primária

Embora todas as zonas abranjam partes do corpo que podem nos causar problemas, a zona mais poderosa é, de longe, a Zona 1. Quando você manusear os pés de seus pacientes, notará que ela se mostra sempre a mais sensível. Isso ocorre porque a Zona 1 inclui muitos órgãos e partes vitais. Temos aqui, por exemplo:

- O importante sistema nervoso central, a medula espinal e o cérebro, como também a pequenina glândula pituitária e o hipotálamo. Embora do tamanho de uma ervilha, a glândula pituitária é às vezes chamada de "maestro da orquestra" porque regula toda a nossa atividade glandular e afeta enormemente, em conseqüência, quase todas as funções orgânicas.
- O nariz e a boca: sem essas aberturas, não poderíamos respirar nem comer.
- O começo do plexo solar. Esse complexo nervoso situa-se bem na frente do estômago e é responsável por diversas alterações de humor e sensibilidade; de fato, funciona como um barômetro emocional.
- Os órgãos reprodutores, isto é, da procriação.
- O umbigo, vínculo importantíssimo entre a placenta e o feto antes do nascimento. O cordão umbilical que liga mãe e filho canaliza substância vital para o feto, ao mesmo tempo que remove impurezas prejudiciais a ele.

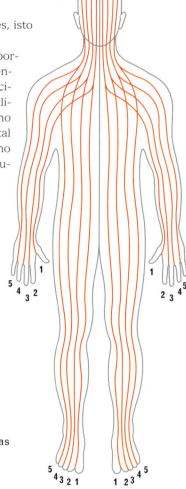

As cinco zonas. Essas linhas longitudinais de energia lembram os meridianos da acupuntura.

As linhas básicas dos pés

Além das zonas, o reflexologista precisa conhecer também o princípio das linhas básicas dos pés e o modo como elas se relacionam com todas as partes do corpo. Como as zonas, as linhas básicas são fundamentais para a compreensão e a prática da reflexologia.

As linhas básicas podem ser facilmente identificadas graças a algumas características bem visíveis dos pés. Há, ao todo, cinco linhas básicas relacionadas ao diafragma, peito, pélvis, ligamento e ombro.

A linha do diafragma
A linha do diafragma encontra-se na base metatársica. Um traço distintivo dessa linha é a cor da pele da área, bem diferente da que recobre a parte inferior do dorso do pé. A cor escura aparece acima da linha do diafragma, a cor clara abaixo, de modo que é como se a natureza houvesse traçado uma linha identificadora para nos ajudar.

A linha da cintura
Você encontra a linha da cintura quando corre o dedo pelo lado externo do pé até sentir uma pequena protuberância óssea a meio caminho. Uma linha traçada transversalmente ao pé, a partir desse ponto, indica a linha da cintura; ela está normalmente na parte mais estreita do pé.

A linha da pélvis
A linha da pélvis (às vezes chamada linha do calcanhar) é encontrada traçando-se uma linha imaginária entre os ossos do tornozelo de cada lado do pé, por cima da base do calcanhar.

A linha do ligamento
A linha do ligamento é aquela que sobe ao longo do ligamento plantar; trata-se da estrutura elástica que você pode sentir quando curva o dedo grande do pé.

A linha do ombro
A linha do ombro encontra-se logo abaixo da base dos dedos; chamamo-la linha secundária.

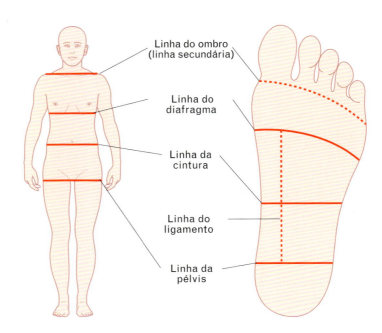

As cinco linhas básicas. Essas divisões lhe permitem detectar mais facilmente os reflexos. Num pé grande, elas são bem separadas; num pé pequeno, mais próximas umas das outras.

Anatomia do pé

A disposição dos ossos no pé é que nos permite permanecer firmes, andar e correr sem perder o equilíbrio. A fim de lhe conferir a máxima flexibilidade, existe uma complicada estrutura de ligamentos, tendões e músculos de apoio que interagem com esses ossos.

Ossos do pé

Os ossos do pé são: sete tarsianos (ossos do tornozelo), cinco metatarsos (que percorrem todo o comprimento do pé) e catorze falanges, duas no dedo grande e três em cada um dos outros.

Arcos do pé

Os ossos do pé se dispõem em arcos flexíveis, apoiados por ligamentos e músculos. Essas estruturas suportam o peso do corpo, dão flexibilidade ao pé e proporcionam equilíbrio durante o ato de andar. Existem três arcos no pé:

- **Arco longitudinal medial**: na borda interna do pé
- **Arco longitudinal lateral**: na borda externa do pé
- **Arco transversal**: de um lado a outro.

Veias e nervos do pé

As principais veias do pé são superficiais (logo abaixo da pele). São as chamadas veias safenas. As menores correm pela borda lateral (externa) e por trás da articulação do tornozelo, subindo depois pela perna a fim de juntar-se à veia poplítea (mais profunda) atrás do joelho. A maior das veias safenas, que é a veia mais comprida do corpo, começa nas proximidades do dedo grande, corre pela borda medial do pé (interna) e sobe pela panturrilha, ultrapassa o joelho, alcança a coxa e une-se à veia femoral na virilha.

O nervo tibial se comunica com os músculos e a pele da sola do pé, ligando-se também aos nervos dos dedos. Desce pela perna a partir do joelho, onde se conecta ao nervo ciático, que percorre toda a extensão da coxa a partir da nádega. O nervo ciático é o mais grosso do corpo humano: tem a espessura de um dedo mínimo, enquanto os demais são finos como um fio de cabelo.

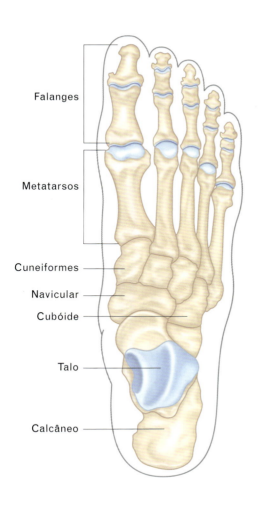

Ossos do pé. Temos mais ossos no pé do que em qualquer outra parte do corpo. É esse arranjo complexo de ossos que nos permite ficar firmes, inclinar, dançar e correr.

ANATOMIA DO PÉ 31

Arcos do pé. O arco longitudinal corre de uma extremidade a outra do pé e tem duas partes: o arco medial e o arco lateral. O medial é o mais acentuado dos dois.

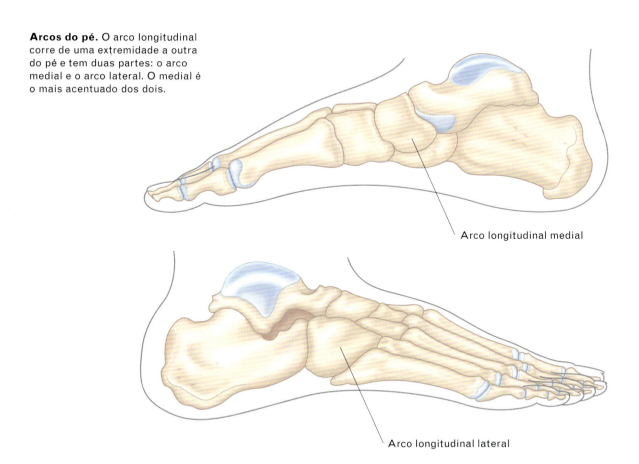

Arco longitudinal medial

Arco longitudinal lateral

Pés e problemas físicos

Além da sensibilidade na área reflexa, problemas de outras partes do corpo podem manifestar-se nos pés de outras maneiras. No próximo capítulo (pp. 48-49), as causas e efeitos de problemas nos pés serão examinados mais detalhadamente; aqui, porém, damos algumas indicações que você pode observar com facilidade.

- Como a área reflexa da coluna cervical se localiza na borda medial do pé, ao lado do dedo grande, uma protuberância semelhante a um joanete nessa região pode indicar problemas no pescoço.
- Uma pessoa com pés chatos tem mais possibilidade de apresentar dores, incômodo e enrijecimento na coluna lombar.
- A área sob o quinto dedo reflete a área do ombro; pele grossa nas laterais do pé pode, aqui, refletir tensão e dores na articulação do ombro, condição às vezes chamada de "calcificação do ombro".
- Calosidades profundas podem bloquear o fluxo de energia e provocar inflamação ou congestão na parte do corpo representada pelos reflexos nessa área.

SENSO DE PROPORÇÃO

É fascinante perceber como os pés refletem integralmente a forma e o tamanho de nosso corpo. Se você é alto e magro, tem pés compridos e afilados, com dedos delicados. Se é magro e de ombros estreitos, a largura do pé junto à linha do diafragma (ver p. 29) também será estreita. As mãos lembram, igualmente, a forma dos pés. Você nunca encontrará uma pessoa de pés longos e afilados com mãos curtas e grossas!

Diagramas do pé

Os diagramas nas páginas seguintes mostram as áreas reflexas dos diferentes órgãos e partes do corpo. Cada área diagramada (por exemplo, coração, fígado ou pulmões) contém muitos pontos reflexos, que são como alfinetes numa almofada. Para simplificar as coisas, eles são mencionados como um ponto único: reflexo do coração, reflexo do fígado, etc. As áreas reflexas também se sobrepõem, de modo que, quando você trabalha uma delas, às vezes faz contato com os pontos reflexos de outra.

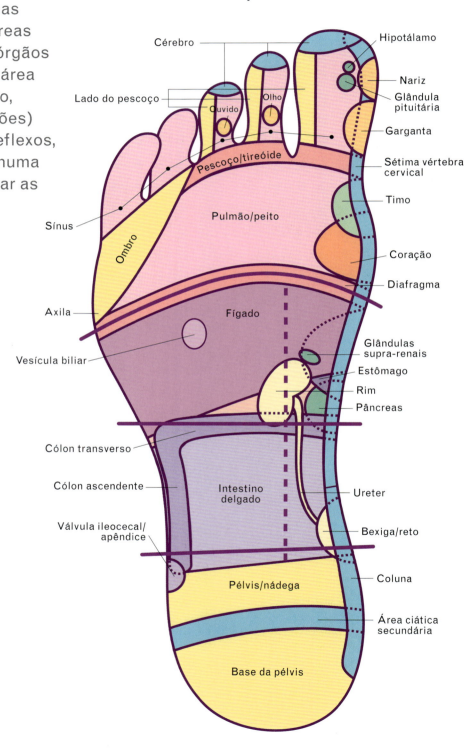

Pé direito plantar

DIAGRAMAS DO PÉ 33

Pé esquerdo plantar

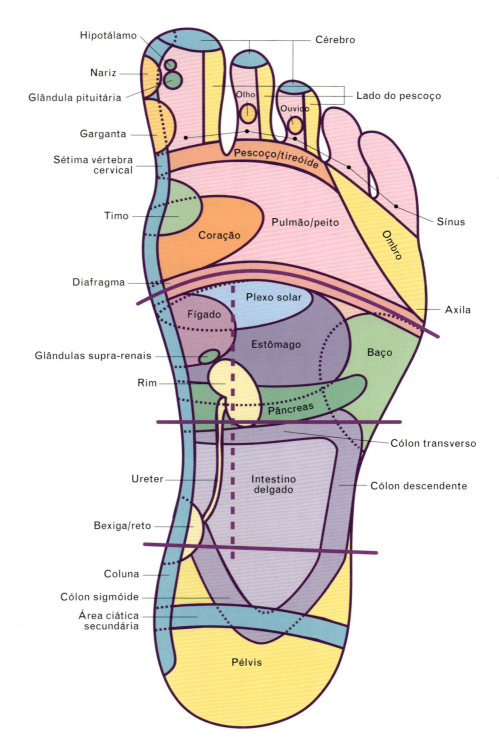

34 COMO FUNCIONA A REFLEXOLOGIA?

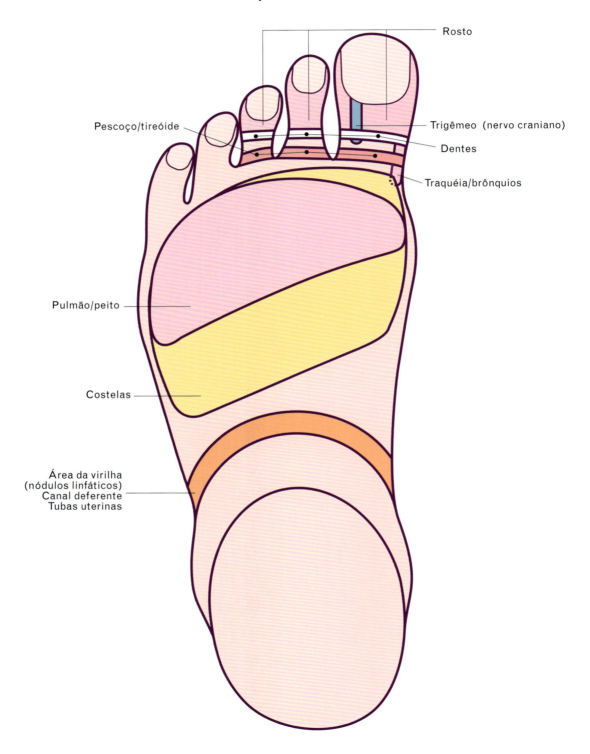

Pé esquerdo dorsal

DIAGRAMAS DO PÉ **35**

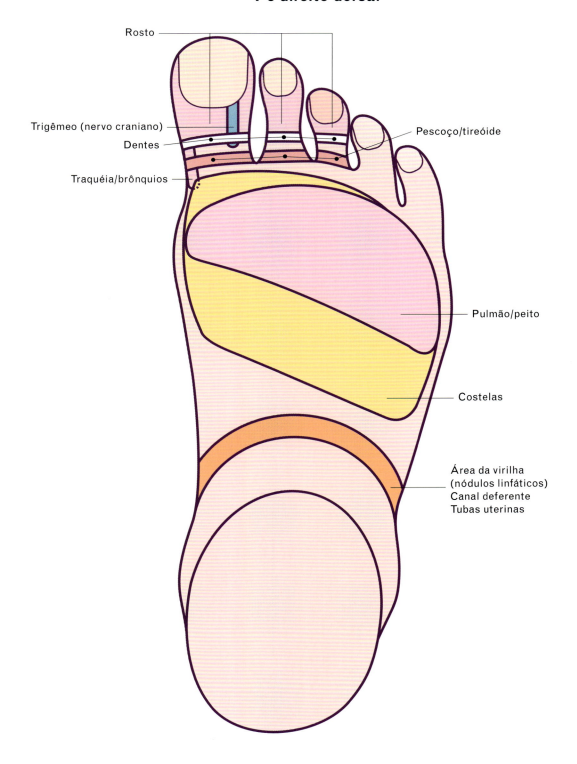

36 COMO FUNCIONA A REFLEXOLOGIA?

Pé direito medial

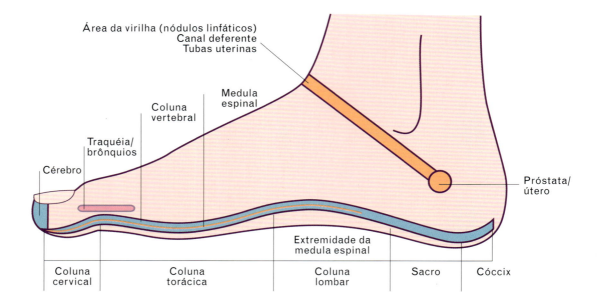

Pé esquerdo medial

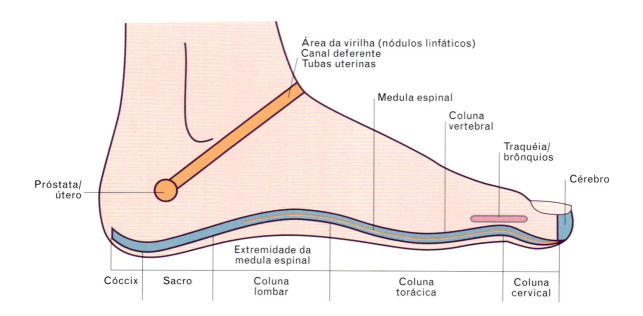

DIAGRAMAS DO PÉ **37**

Pé direito lateral

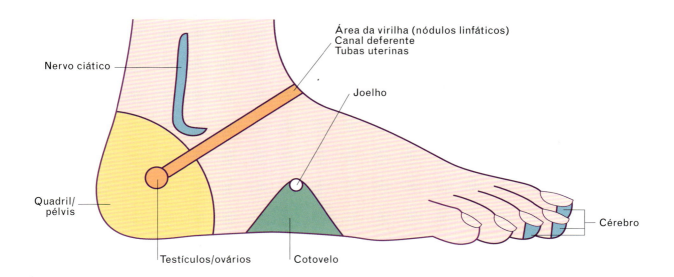

Pé esquerdo lateral

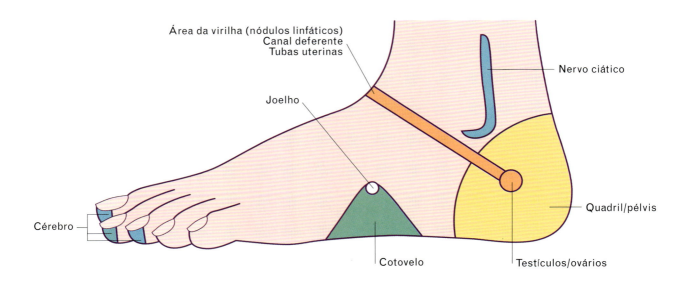

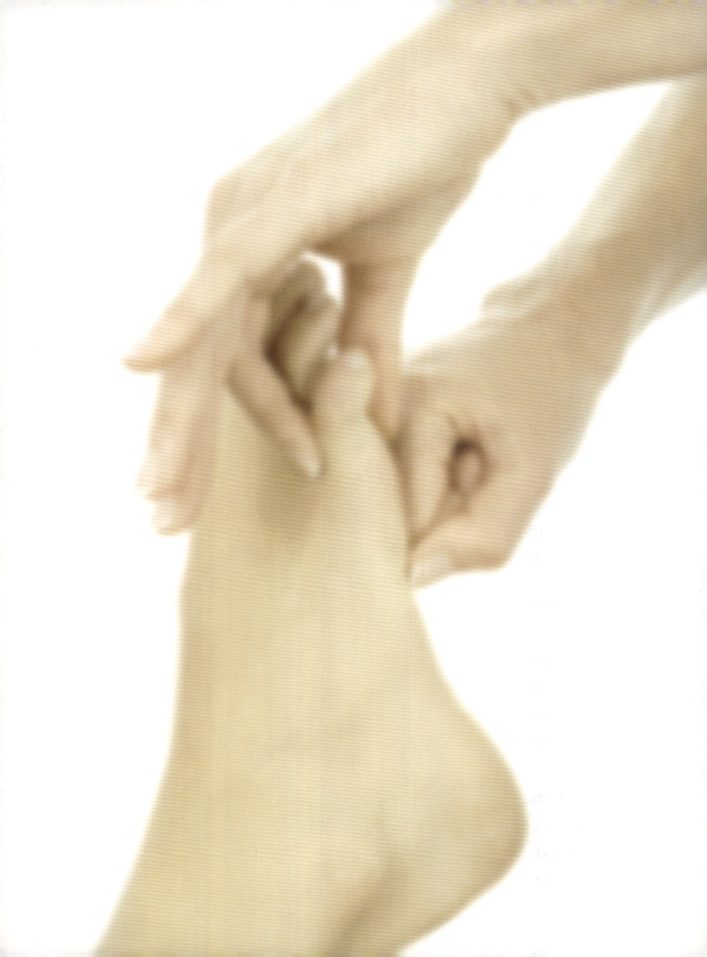

Como Tratar com a Reflexologia

A reflexologia tem por objetivo ajudar o corpo a se sentir perfeitamente bem, de modo que é importante, além de dominar as técnicas usadas no tratamento dos pés, deixar os pacientes à vontade, criando um ambiente tranqüilo que os possa animar. O reflexologista precisará obter e usar o histórico do paciente a fim de discutir com conhecimento de causa as reações normais ao tratamento e saber quando e por que não tratar.

Preparação 40

Como obter o histórico 42

Reações medicamentosas 44

Avaliação do pé 46

Problemas do pé 48

Como trabalhar os pés 50

Técnicas de reflexologia 52

Relaxamento do pé 54

Reações ao tratamento 61

Os objetivos da reflexologia 62

Respostas a algumas perguntas comuns 64

Preparação

A sessão de reflexologia deve ser uma hora de relaxamento tranqüilo para o paciente. Assim, proporcionar um ambiente calmo e confortável, além da garantia da competência, é parte importante do trabalho. Tanto você quanto o paciente devem se sentir sempre descontraídos e à vontade.

Você deve se certificar de que o recinto a ser usado para os tratamentos é suficientemente silencioso e de que ninguém o irá interromper durante as sessões. Os ruídos do dia-a-dia, como o barulho do trânsito, a cacofonia dos telefones que não param de tocar ou conversas em voz alta nas salas contíguas perturbam o tratamento, impedindo que você e o paciente se concentrem no que estão fazendo.

Já uma música de fundo agradável e relaxante ajudará a criar o clima adequado. Você poderá mesmo queimar incenso ou óleos aromáticos, cujo perfume delicioso agradará ao paciente.

O ritmo da sessão

Ao planejar sua agenda, reserve uma hora para cada paciente e uma pequena pausa entre um paciente e outro. Essa pausa lhe dará tempo para lavar as mãos, tomar uma bebida refrescante e preparar-se para o próximo compromisso. Você também ganhará alguns minutos se seu paciente estiver atrasado. O pior que poderá fazer será apressar a sessão; isso anula por completo o princípio da reflexologia, que é uma terapia relaxante.

VISITAS DOMICILIARES

As visitas domiciliares vêm se tornando comuns, particularmente no caso de pacientes idosos ou deficientes físicos impedidos de ir até você. Muitos profissionais estão hoje trabalhando em casas de repouso ou clínicas de recuperação. Uma visita semanal é bem-vinda não apenas para aliviar dores e padecimentos, mas também para dar ao idoso uma oportunidade de conversar com alguém.

A comunicação, em si, é uma terapia maravilhosa.

Quando um paciente chega, o que primeiro faço é pedir-lhe que tire os sapatos e as meias; depois, que se sente na mesa de tratamento ou numa cadeira. Começo por limpar-lhe os pés com produtos medicinais, cubro-lhe as pernas com uma toalha grande e disponho-me a ouvir a sua história. Essa é a oportunidade para avaliar tanto os pés quanto a pessoa como um todo, observar e discutir qualquer problema específico e tomar notas importantes.

Alguns exercícios de relaxamento precedem e concluem o tratamento reflexológico propriamente dito, enriquecendo a experiência. O resto deste capítulo examina mais detalhadamente as várias etapas da sessão de reflexologia e também aborda outras questões, como a maneira de identificar os efeitos colaterais de qualquer medicamento que o paciente porventura esteja tomando. As drogas medicinais às vezes afetam a sensibilidade de diferentes pontos reflexos.

Como se sentar

Seu paciente deve ficar na posição mais confortável possível. Uma espreguiçadeira ou uma mesa de tratamento são muito úteis, pois permitem ao paciente estirar-se e descontrair-se com as pernas em posição elevada. Você também deve sentar-se numa posição confortável. Recomendo-lhe uma cadeira ajustável de terapeuta, que tem cinco rodas e com a qual você pode ir facilmente de um pé a outro.

Outra peça muito útil do equipamento é o escabelo portátil, conhecido como tamborete de reflexo. É ideal para visitas domiciliares. Quando você for dar uma palestra onde uma demonstração se fizer necessária, o tamborete de reflexo é leve e fácil de carregar.

Uma abordagem profissional

Vista-se o mais profissionalmente que puder: calça e blusa brancas, ou uma túnica, dão ótima impressão. Mas você pode vestir-se como quiser; o importante é a impressão de limpeza e asseio. Não use pulseiras, pingentes ou anéis com pedras grandes. Sobretudo, traga as unhas sempre

PREPARAÇÃO 41

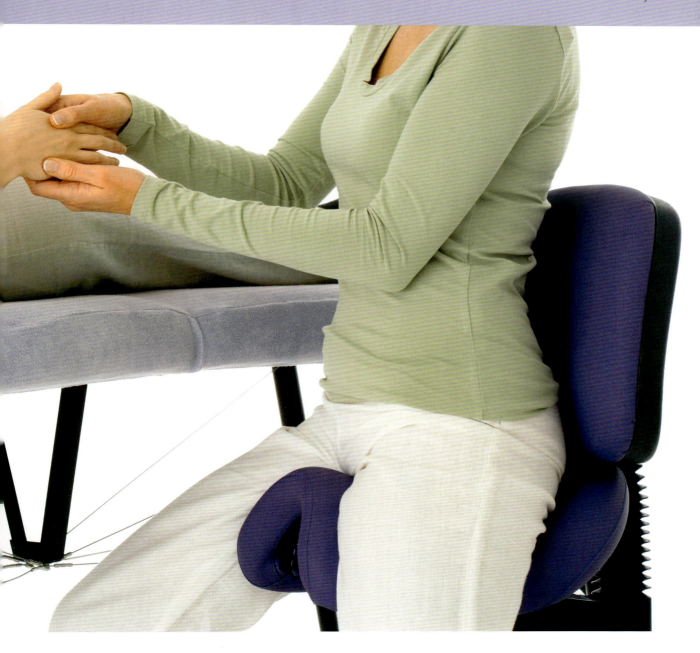

curtas e bem-cuidadas: as mãos são a sua ferramenta de trabalho!

É boa idéia exibir seu diploma de reflexologia na parede do consultório, ao lado de quaisquer outros atestados de associações a que pertence, do certificado de primeiros socorros e da licença para praticar. Os pacientes têm o direito de conhecer suas qualificações e assegurar-se de que pertence a uma associação conceituada, de que possui licença para praticar e de que será capaz de controlar, com competência e segurança, qualquer situação que ocorra durante o tratamento.

Como se sentar. Você passará bom tempo na cadeira, portanto escolha um modelo confortável que possa ser ajustado à sua altura e ao tamanho da mesa de tratamento.

Como obter o histórico

Para ter uma boa idéia do estilo de vida do paciente e de seu histórico médico, você precisa obter dele o máximo de informações possível. Você pode fazer as perguntas e preencher o formulário ou sugerir que o próprio paciente o faça. Uma vez pronto o formulário, peça que ele o assine, dando assim permissão a você para tratá-lo.

Ao iniciar o tratamento, considere sempre quaisquer doenças, cirurgias ou ferimentos que foram mencionados, tomando muito cuidado com a área em volta dos pontos reflexos correspondentes.

Doenças infecciosas

Não é aconselhável tratar um paciente durante a fase aguda de uma doença infecciosa. O efeito estimulante da reflexologia tende a promover a desintoxicação de todas as funções excretoras do corpo: pulmões, rins, intestinos, sínus e pele. Durante uma infecção aguda, o corpo procura desesperadamente livrar-se do acúmulo de toxinas. O estímulo da reflexologia força-o a exceder-se nessa tarefa, fazendo o paciente sentir-se ainda mais inquieto e incomodado que antes.

Recorra a todas as técnicas para deixar o paciente à vontade, mas evite os órgãos excretores em fase de doença aguda. Nos casos de temperatura elevada, é conveniente trabalhar também os reflexos da glândula pituitária, pois isso ajuda a baixar a temperatura. De um modo geral, porém, o melhor é começar a tratar o paciente depois que ele se recuperou da doença, ou seja, quando se encontra na fase "passiva".

Intensidade de tratamento e seus efeitos

Embora a reflexologia seja um tratamento delicado, é também muito forte e pode provocar, sobretudo em idosos ou pacientes pouco saudáveis, reações violentas. Nessas circunstâncias, o paciente não se disporá a voltar para outra sessão.

No caso de pacientes com longa história de medicação constante e que talvez não estejam gozando de boa saúde, recomendo sempre ao reflexologista ir devagar na primeira sessão, para minimizar as chances de reação violenta. Aplique neles uma pressão moderada, não trabalhe os pés por mais de meia hora e aguarde seu relato de como se sentiram no dia seguinte.

Na próxima sessão, pergunte-lhes se acharam que sua condição piorou; se apresentaram problemas de intestinos ou bexiga; se tiveram dores de cabeça forte, etc. Oriente-se por essas reações.

Se tudo correr bem após o tratamento inicial e o paciente relatar uma sensação generalizada de melhora e bem-estar, então você poderá aumentar o tempo da sessão e, talvez, aplicar uma pressão mais forte. Lembre-se: o seu guia é o seu paciente.

Procure, nas páginas 44-45, exemplos de reações medicamentosas que poderá encontrar durante o trabalho com os pés; e, para mais problemas dos pés, consulte as páginas 48-49.

QUANDO NÃO SE DEVE TRATAR OS PÉS DO PACIENTE

Se o paciente apresentar deslocamento do tornozelo, ossos quebrados nos pés ou nas pernas e ulceração devida talvez ao diabetes, trabalhe as mãos em vez dos pés (ver "Reflexologia da mão", pp. 162-187). Havendo infecção por fungos, como pé-de-atleta, cubra a área com um pedaço grande de emplastro para poder trabalhar em segurança.

Exemplo de ficha de registro do cliente. Esta ficha contém as informações básicas de que você necessita para conhecer o histórico médico do paciente e seu estado atual de saúde.

Ficha de registro do cliente

Nome _____ Idade _____ Data de nascimento _____

Sexo M/F _____ Estado civil _____ Profissão _____

Endereço _____

Telefone (casa) _____ Telefone (com.) _____ E-mail _____

Filhos (nº/idades) _____

Encaminhado por (nome do médico) _____

Endereço do médico _____ Tel. _____

Contato para emergência (nome, vínculo, telefone) _____

Histórico médico do paciente

Medicamento/pílula/terapia de reposição hormonal _____ Vitaminas/minerais/suplementos autoprescritos? _____

☐ Anemia ☐ Rubéola ☐ Varicela ☐ Difteria ☐ Sarampo ☐ Caxumba ☐ Pneumonia ☐ Coqueluche

☐ Febre reumática ☐ Abscessos ☐ Mononucleose ☐ Escarlatina ☐ Herpes ☐ Poliomielite ☐ Outras

Operações (apêndice, amígdalas, etc.) incluindo datas _____

Acidentes/ferimentos/quedas incluindo datas _____

☐ Inserções (DIU/marca-passo) ☐ Problemas nas costas

Estado geral de saúde _____

Condições do paciente e dos familiares

☐ Diabetes ☐ Epilepsia ☐ Pressão alta ☐ Trombose ☐ Coração ☐ Peito ☐ Enxaqueca ☐ Rim ☐ Bexiga ☐ Digestão

☐ Constipação ☐ Varizes ☐ Alergias ☐ Hepatite ☐ Febre do feno ☐ Asma ☐ Esclerose múltipla ☐ Câncer ☐ Artrite ☐ Colite

☐ Lúpus ☐ Outras

☐ Gravidez ☐ Períodos regulares ☐ Data do último período ☐ TPM ☐ Sintomas de TPM ☐ Amamentando

☐ Histerectomia ☐ Menopausa ☐ Problemas de pele ☐ Doenças infecciosas/HIV

Estilo de vida

☐ Fuma (nº de cigarros por dia) ☐ Bebe (álcool) ☐ Dieta equilibrada ☐ Come regularmente

☐ Faz exercícios (quais)?

☐ Sono/insônia? ☐ Stress ☐ Depressão

Outras observações (p. ex., deficiências) _____

As informações que forneci sobre minha saúde neste histórico são verdadeiras até onde sei e acredito, portanto consinto em ser eu mesmo/meu filho tratado por terapia natural. Assinatura _____ Data _____

Observações sobre os pés   DIREITO   ESQUERDO

Deformações ósseas _____

Tônus muscular _____

Pé chato ou arqueado _____

Condição das unhas _____

Condição da pele _____

Área/zona de pele grossa _____

Outros comentários _____

Reações medicamentosas

Como sabemos, as drogas provocam efeitos colaterais como inflamação e congestão, que comprometem o funcionamento de outras partes do corpo. É essencial levar em conta os efeitos colaterais de vários medicamentos a fim de perceber como eles aguçam a sensibilidade em diferentes pontos reflexos.

Quando iniciei minha prática, há cerca de 32 anos, detectava às vezes no pé uma sensibilidade que não parecia relacionar-se à condição sob tratamento. Por exemplo, ao cuidar de um paciente com febre do feno grave, notava sensibilidade nos sínus e nas áreas reflexas do pulmão, conforme o esperado; mas também percebia que a área do rim estava extremamente sensível. Isso me confundia. Afinal, que tinham a ver os rins com a febre do feno?

No decorrer dos meses, deparei com muitas outras estranhezas semelhantes. Surgiam nos pés sensibilidades sem nenhuma relação com a queixa apresentada pelo paciente. Talvez o diagrama que eu usava estivesse errado; ou será que havia algum mistério oculto na reflexologia sobre o qual eu ignorava tudo? Nesse caso, devia tentar desvendá-lo por mim mesma.

Descobri então que pacientes com sinais dessas sensibilidades inexplicáveis estavam tomando medicamentos de um tipo ou de outro. Por fim, após consultar uma enciclopédia farmacológica, concluí que estava tocando áreas do corpo congestionadas pela medicação dos pacientes.

Efeitos de medicamentos

A lista seguinte apresenta alguns efeitos dos grupos de medicamentos mais comuns no corpo e nos reflexos dos pés.

- **Anti-histamínicos:** usados para doenças de reação alérgica como febre do feno, exantema, tosse seca e eczema. Os anti-histamínicos provocam sensibilidade na área reflexa do rim.

- **Esteróides:** freqüentemente usados para tratar infecções causadas por artrite, problemas cardíacos, câncer e alergias graves como a asma que deixou de responder a outras medicações. Os esteróides podem provocar insensibilidade no pé, onde você talvez não encontre reação alguma, mas ainda assim deverá continuar aplicando o tratamento porque ele é benéfico para o corpo. Os esteróides diminuem a vitalidade da pessoa.

- **Drogas antiinflamatórias não-esteróides:** usadas no controle de artrite, reumatismo, gota e condições inflamatórias da coluna. Os não-esteróides podem provocar sensibilidade nos reflexos do fígado, rins e estômago.

- **Aspirina:** comumente usada para combater a dor. A aspirina causa inflamação e às vezes úlcera no estômago. Muitas pessoas são alérgicas a ela. Provoca sensibilidade nos reflexos do estômago.

- **Analgésicos:** os remédios analgésicos têm efeito desastroso no intestino e normalmente causam constipação crônica. Podem provocar uma reação nos intestinos, nos reflexos do cólon ascendente, transverso e descendente.

- **Antibióticos:** comumente usados para controlar infecções no corpo. Eles destroem a flora intestinal, abalam o equilíbrio orgânico e podem provocar constipação ou diarréia.

- **Drogas antidepressivas/pílulas soníferas:** costumam provocar grande sensibilidade na área reflexa do cérebro.

- **Beta-bloqueadores:** usados no controle dos problemas cardíacos e na hipertensão, os beta-bloqueadores anulam a sensibilidade do corpo e, assim, agem como depressivos nas glândulas supra-renais e no coração, diminuindo o ritmo das batidas cardíacas. Também têm efeitos no fígado.

- **Estatinas:** amplamente usadas para baixar os níveis de colesterol, alteram os reflexos do fígado.

- **Anfetaminas:** essas drogas ainda são usadas em algumas clínicas particulares de perda de peso, mas, felizmente, não mais com muita freqüência. As anfetaminas

REAÇÕES MEDICAMENTOSAS 45

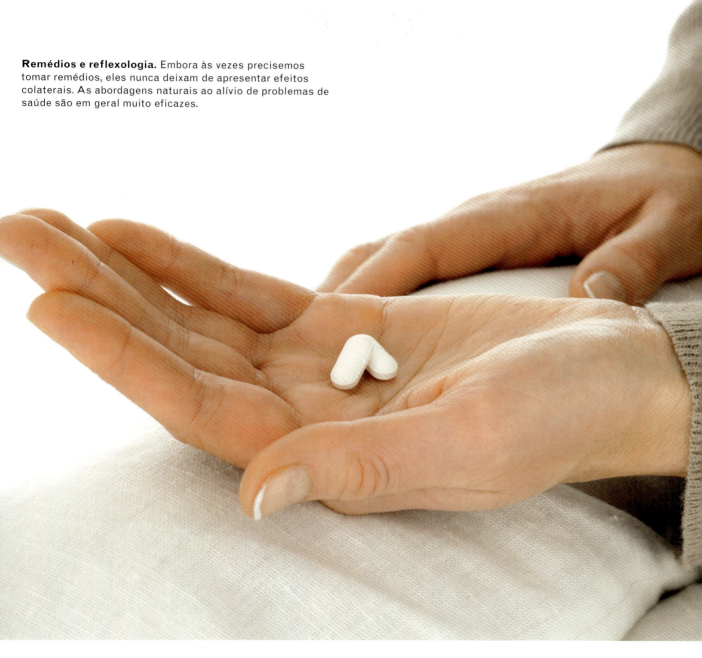

Remédios e reflexologia. Embora às vezes precisemos tomar remédios, eles nunca deixam de apresentar efeitos colaterais. As abordagens naturais ao alívio de problemas de saúde são em geral muito eficazes.

podem viciar e estimulam o corpo a trabalhar em excesso, o que prejudica seriamente o sistema nervoso central. Os reflexos do cérebro e da glândula supra-renal são geralmente bastante sensíveis em pessoas que ingerem anfetaminas.

- **Antiácidos:** são medicamentos com sabor menta e à base de carbonato de cálcio, indicados para distúrbios digestivos. O conteúdo de carbonato de cálcio dos antiácidos afeta os rins e pode provocar cálculos renais se os medicamentos forem tomados em grande quantidade por muito tempo. Às vezes se detectam sensibilidades no reflexo do rim.

- **Quimioterapia:** os pacientes que se submetem à quimioterapia para combater o câncer usualmente apresentam sensibilidades na maioria dos reflexos dos pés.

Avaliação do pé

O toque é importante para nos familiarizarmos com os pés do paciente. Entretanto, você deve prestar atenção aos sinais que podem ser sintomáticos de um problema subjacente. Isso o ajudará a manter um registro de suas observações num simples diagrama do pé.

Enquanto você conversa com o paciente sobre o seu histórico médico, procure sentir delicadamente seus pés a fim de identificar áreas com excrescências granulosas ou pontos reflexos especialmente sensíveis. Não aplique óleos nem cremes. Num pé besuntado de óleo fica difícil isolar os pontos reflexos. Ungüentos não-oleosos às vezes funcionam bem; e, se o pé estiver muito úmido, aplique-lhe uma leve camada de talco.

Não existe substituto para a mão humana. Nenhuma máquina lhe dará a informação que você pode obter pelo toque e por isso sou totalmente contra, em reflexologia, o uso de aparelhos como as máquinas de estimulação elétricas. Já temos máquinas demais em nossa vida. É hora de retomarmos os meios naturais de cura e usarmos nossas mãos. As mãos foram feitas para curar.

A cada sessão, gosto de preencher um diagrama do pé, como o mostrado na página seguinte. Ele também atualiza, de maneira simplificada, a ficha de registro de consulta do paciente (ver p. 43) depois de cada sessão. É boa idéia anotar qualquer informação pessoal importante fornecida pelo paciente, como o primeiro neto que está para nascer, as provas escolares que os filhos estão fazendo ou a preocupação com um parente enfermo. Quando o paciente chegar para a próxima consulta, você poderá conversar a respeito do que ele lhe disse da última vez, ajudando assim a estabelecer um bom relacionamento.

Ficha de registro do cliente

NOME .... DATA ....

ENDEREÇO .... HISTÓRICO
....
....
....

TEL. Nº ....

DATA DE NASCIMENTO .... QUEIXAS

CIRURGIAS
....
....
....

MEDICAÇÃO .... OUTRAS OBSERVAÇÕES
....
....

AVALIAÇÃO DO PÉ **47**

Diagrama do pé

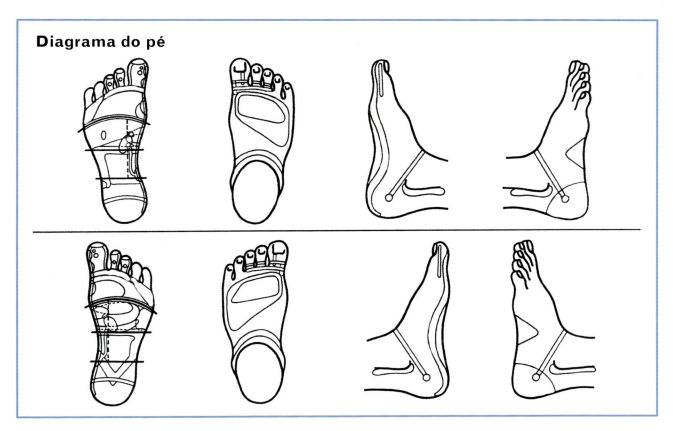

Diagrama do pé. Você poderá tirar várias fotocópias deste diagrama em branco e usá-las como seu "raio-x" durante cada tratamento reflexológico, registrando nelas seus achados.

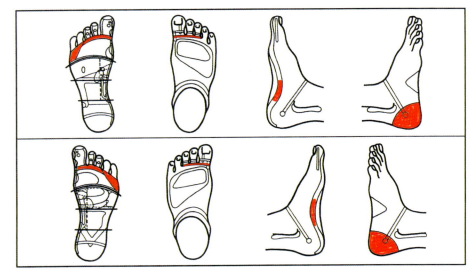

Sensibilidades. Este exemplo de diagrama do pé preenchido mostra um paciente com sensibilidades no ombro, no pescoço, no coluna lombar e áreas do quadril/pélvis.

Ficha de registro simplificada. Uma versão simplificada da ficha de registro completa é útil para atualizar as informações do paciente a cada consulta. Você poderá tirar fotocópias desta ou reproduzi-la em seu computador.

Problemas do pé

As estatísticas médicas revelam que duas em cada três pessoas sofrem de algum tipo de problema no pé, o que pode ser causa ou conseqüência de distúrbios mais sérios.

O uso incorreto dos pés e os problemas conseqüentes à sua má colocação podem provocar bolhas, joanetes, calos e excrescências. Isso, por sua vez, costuma levar à fadiga geral e a dores no corpo. O inverso também é verdadeiro: distúrbios orgânicos crônicos ou generalizados como artrite, diabetes, esclerose múltipla e alguns tipos de moléstia cardíaca se manifestam nos pés. Às vezes é nestes que aparecem primeiro, bem antes de os órgãos afetados exibirem outros sintomas.

Dores nos pés podem camuflar doenças graves, de modo que qualquer incômodo nessa área exige atenção imediata, não apenas ao problema local, mas ao resto do corpo. O que à primeira vista parece um simples problema do pé pode de fato ser sintoma de uma doença sistêmica. É altamente recomendável consultar um quiropodista (podólogo) para remover a pele grossa e tratar dos calos ou excrescências antes de começar um tratamento reflexológico.

Seguem-se alguns dos problemas mais comuns que o reflexologista costuma enfrentar:

Pé-de-atleta

Embora não seja em si uma doença, o pé-de-atleta representa todo um conjunto de sintomas que em geral inclui escamação entre os dedos, coceira e enfraquecimento do tecido. Pode ser de início resultado de fungos, mas, quando se torna crônico, engrossa a pele, processo a que se dá o nome de hiperceratomicose. O pé-de-atleta ocorre mais freqüentemente nos homens que nas mulheres; às vezes não passa de um problema local, mas também pode ser conseqüência de alergia, overdose de drogas ou queimadura solar.

Os médicos naturopatas acreditam que o pé-de-atleta seja exacerbado pela incapacidade do corpo de eliminar resíduos; ou seja, pele, pulmões, intestinos e rins não estão cumprindo à risca seu deveres excretores. Em resultado, os pés passam a ser usados como área de eliminação, por meio da transpiração. O suor contém normalmente alto teor de proteína, na qual o vírus responsável pelo pé-de-atleta se desenvolve em abundância. Muitas vezes uma atenção maior aos processos excretores do corpo, na forma de exercícios, banhos quentes e frios, e fricções dão ao corpo a oportunidade de eliminar seus resíduos pelos canais adequados, fazendo com que o problema desapareça.

Joanetes

A predisposição a desenvolver joanetes talvez seja hereditária, mas eles também costumam aparecer em conseqüência do uso de calçados mal-ajustados. Em alguns, mas não em todos os casos, a bolsa localizada acima da articulação do dedo grande se inflama e incha, empurrando esse dedo para debaixo dos dois mais próximos. Não convém pressionar áreas inchadas e doloridas; portanto, quando os joanetes estiverem muito sensíveis, você deve trabalhar de preferência a área correspondente na mão.

Calos e excrescências

Milhões de pessoas sofrem de calos e excrescências nos pés. Eles podem ser o resultado de atrito, estrutura anormal do pé, problemas sistêmicos e mesmo desequilíbrio mental ou crises emocionais. O quiropodista ou pedicuro prescreverá normalmente emplastros com ácido salicílico para removê-los.

Óleo de castor esfregado duas vezes por dia na área afetada amacia os calos ou excrescências, de modo a se poder arrancá-los com os dedos. Outros remédios domésticos incluem a aplicação de fatias bem-finas de limão ou um chumaço de algodão embebido em óleo de nogueira. As fatias e o chumaço precisam ser mantidos no local durante a noite com esparadrapo ou fita adesiva. Depois de várias aplicações, a pele usualmente amolece ao fim de alguns dias, podendo-se remover os calos ou as excrescências aos poucos.

Verrugas

Um amigo meu, bom quiropodista, informa-me que um ótimo remédio caseiro para a remoção de uma verruga é cortar um pedacinho quadrado de casca de banana, aplicar a parte interna à verruga e firmá-la com esparadrapo. Substitua o quadradinho todos os dias e, em uma semana, a verruga se desprenderá. Acho que vale a pena tentar esse expediente.

Arcos pouco acentuados

Muitas pessoas nascem com predisposição a pés com arcos pouco acentuados. Sapatos com suporte para arco podem ser úteis em certas circunstâncias, mas exercícios especiais me parecem preferíveis. É interessante observar que, ao longo dos séculos, desenvolveram-se mitos e superstições sobre os arcos dos pés. Um deles é que arcos acentuados são indício de descendência aristocrática. Arcos pouco acentuados podem ser uma característica étnica, mas não provocam dor. Já se disse que arcos fortes são importantes para pés saudáveis e para um bom apoio à coluna.

Artrite reumatóide

Em suas fases iniciais, a artrite reumatóide pode se manifestar como dor, dormência ou inchaço nas articulações dos pés. O surgimento de pequenos caroços por baixo da pele, conhecidos como nódulos subcutâneos, constitui um sinal de advertência dessa condição grave. Você poderá sentir esses nódulos, que causam incômodo quando pressionados muito vivamente, sobretudo durante a primeira sessão de tratamento reflexológico. Quando a doença atinge a fase degenerativa, crônica, deformidades como dedos achatados e esporões podem surgir.

Gota

Essa condição dolorosa é mais comum em homens que em mulheres. Talvez se deva a uma predisposição genética. Seu aparecimento é freqüentemente assinalado por uma alteração súbita no dedo grande, que fica lustroso, inchado, inflamado e extremamente dolorido. O ponto inicial de irritação é quase sempre a articulação na base do dedo grande (conhecida como articulação metatarsofalangeal), mas outras articulações do pé também podem ser afetadas.

A gota costuma às vezes ser confundida no início com um simples problema do pé, mas na verdade é causada por um distúrbio no metabolismo do ácido úrico, que resulta em níveis elevados dessa substância no sangue. Devido à permanência de resíduos no sistema, os sais insolúveis de ácido úrico se acumulam nas articulações e nos tecidos sob a forma de depósitos cristalinos que podem ser sentidos quando apalpados.

Doenças cardiovasculares

Elas afetam o coração e o sistema circulatório, podendo provocar dor, inchaço e sensação de ardência nos pés quando a circulação sanguínea fica comprometida. Inchaço e edema nos pés ou pernas podem ser causados por insuficiência cardíaca. Os fluidos do corpo, impedidos de circular livremente, acumulam-se então nas extremidades.

Arteriosclerose

Trata-se do endurecimento e estreitamento das artérias, que reduzem drasticamente o fluxo de sangue com conseqüente perda de oxigênio para os tecidos dos pés e remoção do sangue desoxigenado. Isso diminui a troca gasosa nos tecidos. Dificuldades para andar, dor nos pés em repouso, úlceras e infecções, perda de pêlos nas pernas e endurecimento das unhas, sobretudo nos dedos grandes, são indícios da presença do mal.

Diabetes

Um dos primeiros sintomas do diabetes é uma sensação de dormência e formigamento nos pés. Podem aparecer úlceras nas solas e, em caso de infecção, a cura é muito lenta.

Distúrbios neurológicos

Sintomas de problemas neurológicos, distúrbios nervosos e mesmo lesões cerebrais podem se manifestar nos pés sob a forma de perda de coordenação e fraqueza muscular.

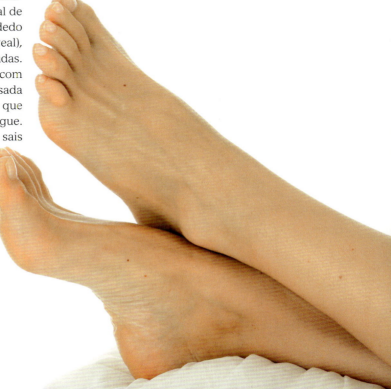

Barômetros de nossa saúde. Muitas queixas, inclusive algumas formas de moléstia cardíaca e diabetes, refletem-se nos pés mesmo antes de o paciente se dar conta do problema.

Como trabalhar os pés

Embora as queixas do paciente e os achados do próprio reflexologista tendam a privilegiar certas áreas reflexas, é imprescindível trabalhar todas as áreas de cada pé. Siga a rotina para que nenhum reflexo (que é do tamanho de uma ponta de alfinete) passe despercebido.

A fim de que os procedimentos práticos sejam bem compreendidos e corretamente aplicados, ao longo deste livro algumas perspectivas dos pés são referidas de maneira específica. As perspectivas são: plantar (sola do pé), dorsal (peito do pé), medial (borda interna do pé) e lateral (borda externa do pé).

Como trabalhar cada lado do pé

As ilustrações seguintes mostram o procedimento básico para trabalhar cada área. "A rotina integral" (pp. 156-161) explica como integrar tudo numa rotina completa utilizando as técnicas descritas nas páginas 52-53.

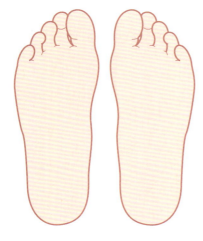

Plantar (a sola do pé)

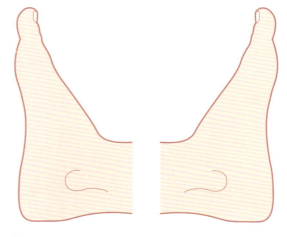

Medial (a borda interna do pé, alinhada com o dedo grande)

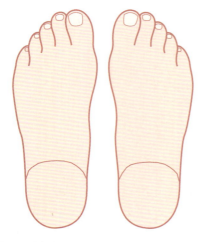

Dorsal (o lado frontal ou superior do pé)

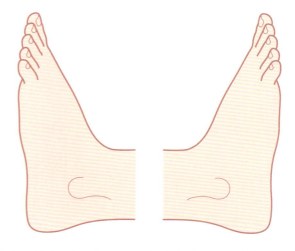

Lateral (a borda externa do pé, alinhada com o dedo menor)

COMO TRABALHAR OS PÉS **51**

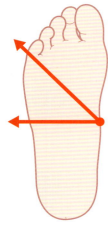
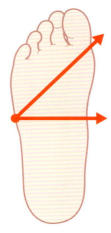
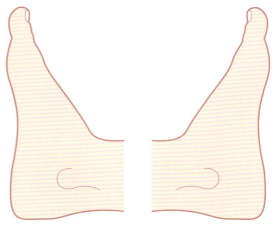

Pé direito – medial a lateral. Quando você começar a trabalhar o pé direito, segure-o com a mão esquerda e, usando o polegar direito, vá da borda medial à lateral.

Pé esquerdo – medial a lateral. Quando você começar a trabalhar o pé esquerdo, segure-o com a mão direita e, usando o polegar esquerdo, vá da borda medial à lateral.

Borda medial do pé. Para trabalhar a borda medial do pé, mantenha-o voltado para cima enquanto segura a borda lateral.

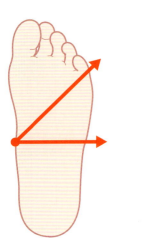
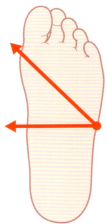
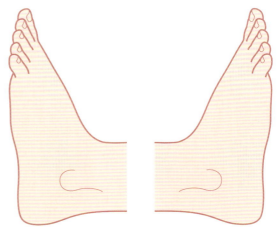

Borda lateral do pé. Para trabalhar a borda lateral do pé, mantenha-o voltado para cima enquanto segura a borda medial.

Pé esquerdo – lateral a medial. Quando mudar de sentido, segure o pé direito com a mão direita e, usando o polegar esquerdo, volte da borda lateral à medial.

Pé esquerdo – lateral a medial. Quando mudar de sentido, segure o pé esquerdo com a mão direita e, usando o polegar direito, volte da borda lateral à medial.

COMO SEGURAR O PÉ
- Segure a ponta do pé quando trabalhar áreas acima da linha da cintura.
- Segure o calcanhar quando trabalhar áreas abaixo da linha da cintura.

Técnicas de reflexologia

Há quatro técnicas básicas usadas em reflexologia: arrastamento do polegar, "gancho", rotação e fricção espinal. A prática fortalecerá suas mãos, especialmente os polegares, que serão solicitados a trabalhar de um modo pouco usual.

Chegar ao nível de pressão correto é simples questão de experiência. O reflexologista deve pressionar até o paciente sentir uma reação nos pontos reflexos, mas não tanto que provoque dor. Como é necessário trabalhar o ponto reflexo, você procurará exercer uma pressão firme e consistente com o polegar ativo e, ao mesmo tempo, proporcionar um apoio confortável ao pé.

Não se cogita de aplicar a técnica do "toque de pluma"; você deve apenas ajustar a intensidade da pressão a seu paciente. Uma pessoa saudável geralmente suporta mais pressão que o idoso ou alguém que não esteja bem. Quando for tratar, por exemplo, os pés de um homem alto e forte, a pressão deverá ser mais firme do que no caso de uma criança de 5 anos. É mera questão de bom senso.

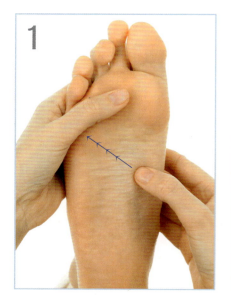
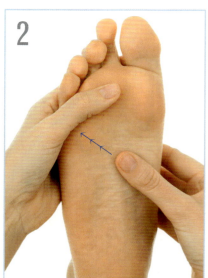
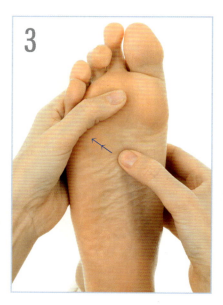

Arrastamento do polegar. Trata-se de um movimento deslizante para a frente com o polegar dobrado na primeira articulação. O domínio dessa técnica exige tempo porque não é comum, para o polegar, trabalhar dessa maneira. Só com a prática se adquire força suficiente para que o polegar exerça a pressão certa.

O arrastamento é sempre para a frente, nunca para trás. Trabalhe com a polpa do dedo, mas mantenha-o flexionado e depois relaxado à medida que percorre o pé em movimentos curtos e metódicos (a ação lembra o deslocamento da lagarta). Não gire o polegar em círculos nem pressione demais um ponto reflexo qualquer por muito tempo.

TÉCNICAS DE REFLEXOLOGIA

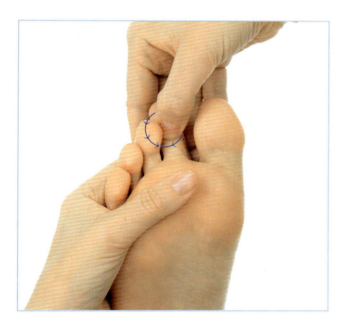

Rotação. Usa-se quando certos pontos reflexos precisam de um pouco mais de estimulação. Coloque a polpa do polegar no ponto reflexo e gire-o para dentro, em movimentos curtos mas firmes. Mantenha a pressão por alguns segundos para maior benefício.

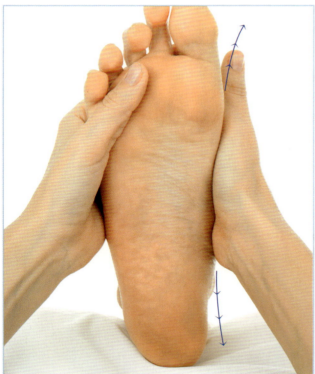

Flexão espinal. É uma técnica especial para estimular e aquecer a coluna vertebral. Coloque a palma da mão na borda medial do pé, alinhada com o dedo grande. Esfregue a mão vigorosamente para cima e para baixo.

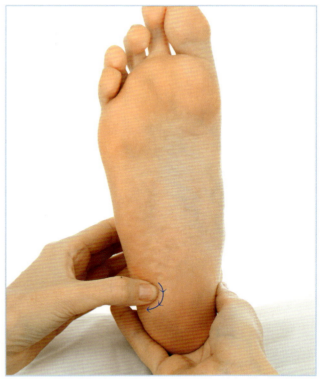

Gancho. Use esta técnica para estimular o reflexo da válvula ileocecal (a válvula que une os intestinos grosso e delgado). O ponto reflexo situa-se apenas na borda lateral do pé direito. Com o polegar esquerdo, pressione firmemente esse ponto e em seguida use a polpa do polegar para executar um movimento em curva para fora, à semelhança da letra J.

Relaxamento do pé

Estes exercícios são usados para promover um melhor relaxamento e dar ao pé a capacidade máxima de movimentação. São ótimos para iniciar e concluir uma sessão de tratamento, mas, no curso desta, podem funcionar como uma pausa de descontração quando um sistema qualquer do corpo gera sensibilidade extra nos pés, provocando incômodo no paciente. Estes exercícios são bons também para aprendizes, pois acostumam-nos ao manuseio dos pés e ao contato com o paciente durante o tratamento.

Relaxamento de lado a lado

Pé direito

Pé esquerdo

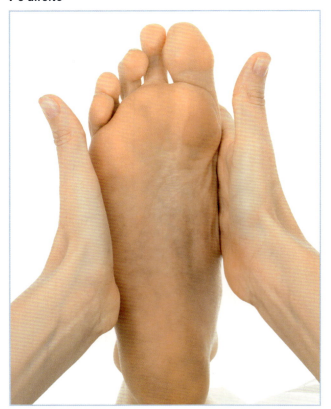

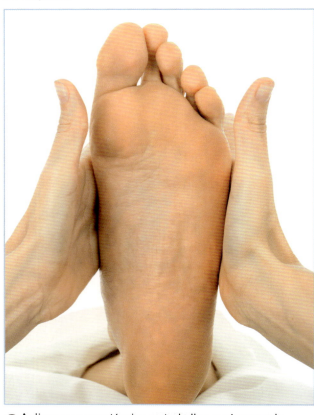

1 Segurando o pé direito pela ponta, faça um movimento de rotação de um lado para o outro – o pé deve movimentar-se ligeiramente.

2 Aplique a mesma técnica ao trabalhar o pé esquerdo, segurando-o pela ponta e executando o movimento de rotação.

Relaxamento do diafragma

Eis uma técnica muito relaxante para o músculo do diafragma, pois proporciona uma respiração lenta e rítmica. É recomendada para o início da sessão.

Pé direito
Medial a lateral

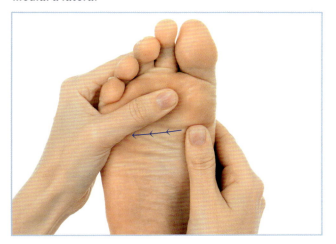

1 Segurando o pé direito com a mão esquerda, coloque o polegar direito no começo da linha do diafragma. Ao mover o polegar da borda medial para a lateral, curve os dedos para baixo, na direção de seu polegar.

Pé direito
Lateral a medial

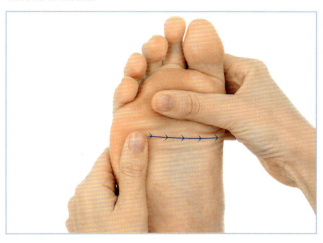

2 Coloque o polegar esquerdo na linha do diafragma, conforme indicado. Ao mover o polegar da borda lateral para a medial, curve os dedos para baixo, na direção de seu polegar. Em nenhum momento afaste o polegar da superfície do pé.

Relaxamento do diafragma
Pé esquerdo
Medial a lateral

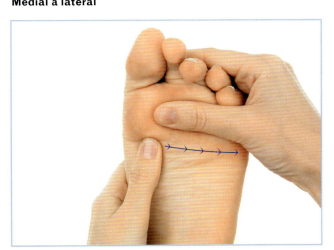

1 Segurando o pé esquerdo com a mão direita, coloque o polegar esquerdo na borda medial da linha do diafragma e mova-o para a borda lateral, curvando os dedos para baixo, na direção de seu polegar.

Pé esquerdo
Lateral a medial

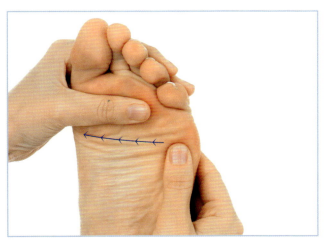

2 Segurando o pé esquerdo com a mão esquerda, coloque o polegar direito na linha do diafragma, conforme indicado, e mova-o para a borda medial, curvando os dedos para baixo, na direção de seu polegar.

Massagem metatársica

Este é um movimento combinado de ambas as mãos, que devem trabalhar em harmonia.

Pé direito

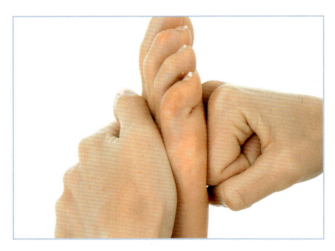

1 Coloque seu punho direito no lado plantar do pé direito e apóie a mão esquerda no lado dorsal do pé; em seguida, empurre a partir do lado plantar.

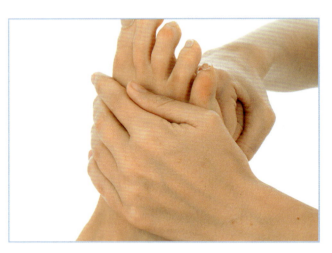

2 Ao empurrar o pé a partir do lado plantar, faça um leve movimento de compressão no lado dorsal para criar uma técnica de massagem.

Massagem metatársica
Pé esquerdo

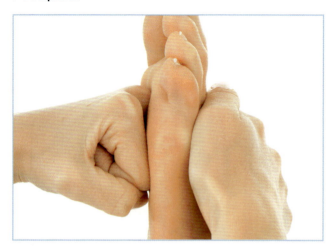

1 Coloque seu punho esquerdo no lado plantar do pé esquerdo e apóie a mão direita no lado dorsal do pé; em seguida, empurre a partir do lado plantar.

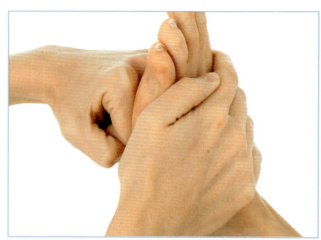

2 Ao empurrar o pé a partir do lado plantar, faça um leve movimento de compressão no lado dorsal para criar uma técnica de massagem.

RELAXAMENTO DO PÉ 57

Descontração do calcanhar
Este é um excelente exercício para descontrair os calcanhares rígidos do paciente.

Pé direito

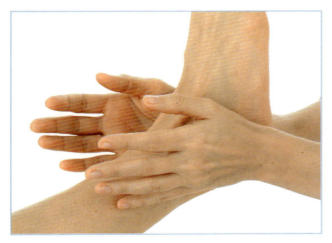

Pé esquerdo

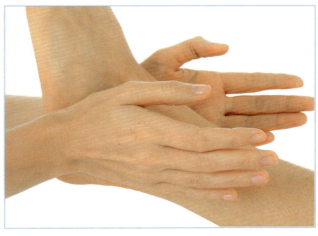

1 Posicione as polpas das articulações de seu polegar na frente dos ossos do calcanhar do pé direito e faça o pé girar de um lado para o outro.

2 Posicione as polpas das articulações de seu polegar na frente dos ossos do calcanhar do pé esquerdo e faça o pé girar de um lado para o outro.

Torção por baixo
Esta técnica proporciona grande alívio a pacientes com pernas e calcanhares inchados.

Pé direito

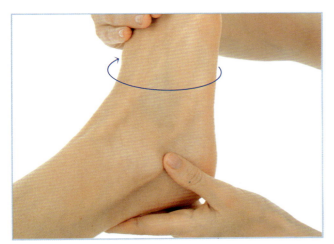

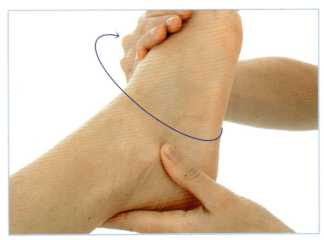

1 Coloque sua mão esquerda sob o calcanhar, com o polegar na borda lateral do pé.

2 Trabalhando com a mão direita, vire o pé para dentro num leve movimento de torção.

Torção por baixo
Pé esquerdo

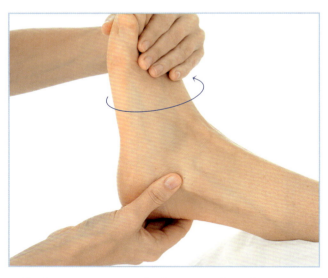

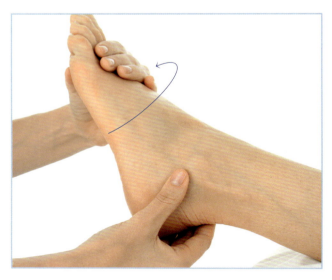

1 Repita o mesmo exercício, desta vez colocando sua mão direita sob o calcanhar e trabalhando com a esquerda.

2 Vire o pé esquerdo para dentro, num leve movimento de torção.

Torção por cima
Esta técnica é outra maneira excelente de aliviar pernas e calcanhares inchados.

Pé direito

Pé esquerdo

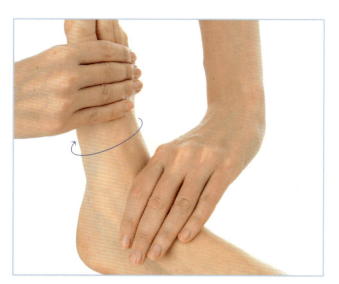

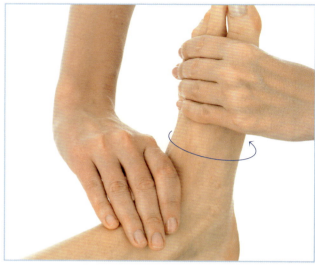

1 Coloque sua mão esquerda na parte superior do calcanhar direito, mantendo o polegar na borda lateral do pé. Vire o pé para dentro, num leve movimento de torção.

2 Inverta o procedimento, colocando a mão direita na parte superior do calcanhar esquerdo. Vire o pé para dentro, num leve movimento de torção.

RELAXAMENTO DO PÉ **59**

Modelagem do pé
Pé direito

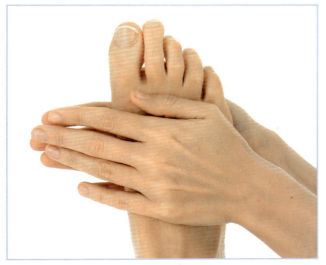 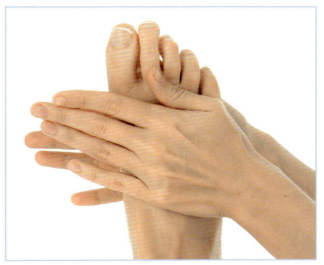

1 Sustente o pé direito pela borda lateral e comprima-o entre as mãos.

2 Gire delicadamente as mãos. Elas devem estar bem coordenadas para que o movimento lembre o das rodas de um trem.

Modelagem do pé
Pé esquerdo

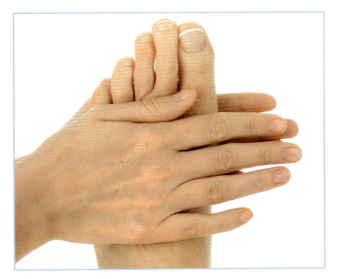 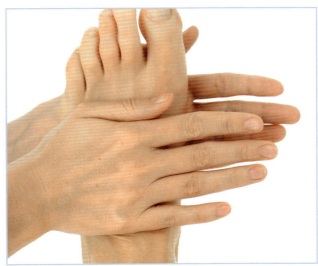

1 Sustente o pé esquerdo pela borda lateral e comprima-o entre as mãos.

2 Gire delicadamente as mãos. Elas devem estar bem coordenadas para que o movimento lembre o das rodas de um trem.

Relaxamento da caixa torácica
Pé direito

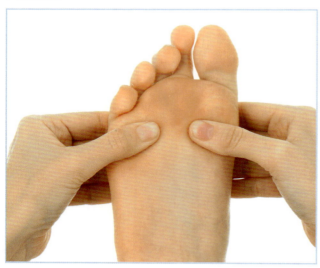

1 Pressione o lado plantar do pé com os dois polegares.

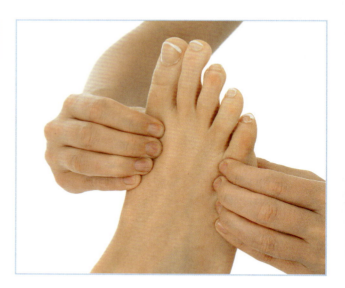

2 Ao mesmo tempo, use todos os dedos de ambas as mãos para deslizar ao longo do lado dorsal do pé.

Relaxamento da caixa torácica
Pé esquerdo

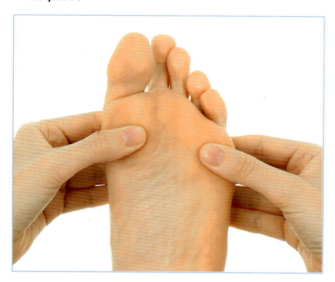

1 Pressione o lado plantar do pé esquerdo com os dois polegares.

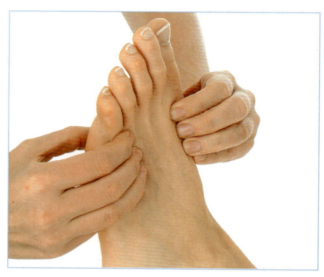

2 Ao mesmo tempo, use todos os dedos de ambas as mãos para deslizar ao longo do lado dorsal do pé.

Reações ao tratamento

Efeitos colaterais não são raros após, ou mesmo durante, uma sessão de tratamento reflexológico. É necessário que tanto você quanto o paciente saibam exatamente o que está ocorrendo no corpo quando esses sintomas aparecem.

Sensações durante o tratamento

Quando você pressiona os pontos reflexos dos pés, o paciente pode sentir uma espécie de picada, como se uma unha muito fina estivesse "penetrando-lhe a carne" (embora, é claro, reflexologistas nunca tenham unhas compridas!). Essa reação aguda mostra que nem tudo está bem naquela parte do corpo; há congestão, inflamação ou tensão, que despertam os reflexos.

Algumas pessoas sensíveis acusam mesmo um "formigamento" no corpo quando os reflexos são estimulados, enquanto outras sentem calor ou prurido nas mãos. Às vezes, pacientes muito tensos cedem às emoções e chegam a derramar lágrimas; outros se põem à vontade, não sendo incomum que os níveis de dor baixem logo na primeira sessão de tratamento.

Quando se tratam pacientes com problemas de sínus, ocorre com freqüência a liberação imediata de muco do nariz graças ao trabalho com os reflexos correspondentes, o que promove alívio instantâneo da dor e da congestão no local.

Efeitos colaterais após o tratamento

De início, convém ressaltar que não há perigo algum no tratamento com a reflexologia e não é possível piorar com ele, permanentemente, a condição de um organismo.

Os sintomas são sinais de mudança e, após o tratamento, não é incomum o paciente perceber uma exacerbação deles. As dores nas costas, por exemplo, podem se intensificar; e pode ocorrer aumento de freqüência no funcionamento dos intestinos. Se o paciente sofrer de infecção no peito, grandes quantidades de muco são às vezes expelidas pela tosse. Esses são, todos, sinais excelentes de uma "crise de cura".

Que é uma crise de cura? Qualquer excrescência ou resíduo de toxinas no corpo provoca uma "estagnação" em uma ou outra área vital e isso, por sua vez, leva à congestão. A fim de melhorar a circulação e ajudar o corpo a livrar-se dessas substâncias indesejáveis, os reflexologistas estimulam os sistemas orgânicos. Isso às vezes agrava por um curto espaço de tempo os sintomas antigos ou provoca sintomas novos. As mesmas reações ocorrem com os preparados à base de ervas, os tratamentos homeopáticos complementares, os jejuns e as lavagens intestinais.

> **AJUDE A ATENUAR AS REAÇÕES**
>
> Você pode recomendar a seu paciente que tome bastante água mineral pura e grandes doses de vitamina C (1g não será demais nessa circunstância) depois de uma sessão de tratamento, sobretudo se ele sofre de síndrome de intestino irritável, artrite, asma, enxaqueca ou sinusite. A vitamina C ajuda a desintoxicar e o líquido extra faz com que os resíduos tóxicos sejam eliminados pelo sistema urinário. Isso abrandará os possíveis efeitos colaterais do tratamento.

De nenhum modo a condição do paciente piora. Ocorre apenas que a crise de cura se realiza enquanto o corpo, sob estimulação, joga fora as toxinas em ritmo acelerado. Já vi pacientes com erupções cutâneas após uma sessão, porquanto a pele, grande órgão excretor, proporcionou os meios pelos quais o corpo começou a se livrar das toxinas. A crise de cura é prova suficiente de que a reflexologia funciona; contudo, não deve demorar mais de 48 horas.

Alguns efeitos colaterais são muito bem-vindos. Por exemplo, o paciente pode dormir por muitas horas depois da sessão, ou seu próprio padrão de sono pode melhorar significativamente.

Quando tomamos remédios, apenas camuflamos o problema, que pode "reaparecer" sob outra forma. Recorrer a medicamentos ou práticas complementares, em especial a reflexologia, significa combater a causa da doença, restaurar a harmonia e o equilíbrio natural do corpo, melhorar o suprimento nervoso e sanguíneo, e ajudar o corpo a livrar-se das toxinas. Após a limpeza e o relaxamento, o corpo pode curar-se a si próprio.

Não é comum que os efeitos colaterais persistam depois das primeiras sessões de tratamento. Daí por diante a condição do paciente deverá melhorar aos poucos, o que geralmente ocorre entre seis e oito sessões.

Os objetivos da reflexologia

A reflexologia é muito mais que pressionar da maneira certa o lugar certo. O profissional precisa ter bom senso e – o que em geral se consegue com a experiência – critério. É preciso saber o que se pode e o que não se pode conseguir, bem como estar em condições de responder a qualquer pergunta do paciente.

Primeiro, é preciso ter em mente certas coisas que se podem e não se podem fazer. Seja sempre realista quanto ao que espera alcançar; nunca prometa curas nem tente diagnosticar condições clínicas.

Tenha metas realistas

Se você é um profissional da reflexologia que trabalha regularmente, terá de decidir por si mesmo quais são seus objetivos específicos e a que ponto se considera capaz de aliviar cada um de seus pacientes. É óbvio que, se um deles está há muitos anos confinado a uma cadeira de rodas, sofrendo de esclerose múltipla e, talvez, de infecções de bexiga agudas e freqüentes, o máximo que você poderá fazer será estimular sua circulação geral, reduzir a freqüência das infecções, proporcionar-lhe uma sensação de bem-estar geral e melhorar sua qualidade de vida. De maneira alguma um reflexologista, por mais talentoso que seja, conseguirá fazer com que esse paciente volte a andar ou que a esclerose múltipla desapareça.

De igual modo, seria muitíssimo improvável que um paciente de meia-idade, com longa história de asma e acostumado desde a infância a inalações à base de esteróides para ter alguma qualidade de vida, recuperasse plenamente a saúde. De um modo geral, as pessoas que padecem há muito tempo de asma apresentam atrofia da função pulmonar e freqüentemente inchaço do coração, que esteve durante anos às voltas com um suprimento limitado de oxigênio durante as crises agudas. Mas é lícito esperar uma redução na freqüência das crises, e crises menos severas. Por outro lado, se estiver tratando um jovem que ficou com problemas nas costas depois de carregar um peso excessivo, é claro que poderá antecipar uma cura total.

Encare com realismo o tratamento dos pacientes e entenda que, embora a reflexologia seja uma técnica maravilhosamente benéfica para inúmeras condições físicas, ela não é de modo algum uma panacéia.

Não prometa curas

Declarar-se capaz de "curar" seja lá o que for é uma promessa um tanto quanto arrojada. O objetivo do profissional da reflexologia é aliviar a dor, melhorar as funções orgânicas e ajudar o corpo a eliminar com mais eficiência seus resíduos, sobretudo por intermédio do fígado. "Curar" significa, na verdade, restituir um corpo permanentemente à sua condição quase ideal. Mas isso nenhum tratamento, ortodoxo ou complementar, pode oferecer.

Não diagnostique nem prescreva

Existe muita confusão com respeito à diagnose. A reflexologia não tem condições de *diagnosticar* doenças internas. No entanto, o reflexologista pode descobrir que determinada parte do pé mostra sensibilidade, a qual, por sua vez, indica a presença de congestão, inflamação e tensão na parte correspondente do corpo. Com freqüência, tratando as áreas sensíveis, consegue-se combater a inflamação, remover a tensão e melhorar bastante o funcionamento do sistema comprometido.

Quando se detecta uma sensibilidade no pé, é absolutamente errado tirar daí conclusões quanto ao que ela porventura indica. Por exemplo, se os pontos reflexos do fígado de uma determinada paciente revelam grande sensibilidade, não presuma de imediato que ela está sofrendo de uma moléstia daquele órgão. Isso já é diagnosticar, sobretudo quando você extrapola para "Acho que ela está com hepatite ou cirrose do fígado". Uma sensibilidade no reflexo do fígado pode derivar de muitos fatores, como consumo excessivo de álcool ou comidas gordurosas (entre outras coisas, é tarefa do fígado processar o álcool e a gordura). Também pode indicar nível elevado de colesterol, o que é geralmente a causa mais provável quando você trata de um paciente com angina ou moléstia coronariana.

Outro exemplo é quando você detecta grande sensibilidade na área reflexa do coração. A localização, no pé, dos pontos reflexos do coração também se liga aos músculos do tórax (como os peitorais), tanto quanto ao músculo car-

OS OBJETIVOS DA REFLEXOLOGIA 63

Após a sessão você pode oferecer ao paciente um copo de água mineral para apressar a eliminação das toxinas liberadas graças ao tratamento.

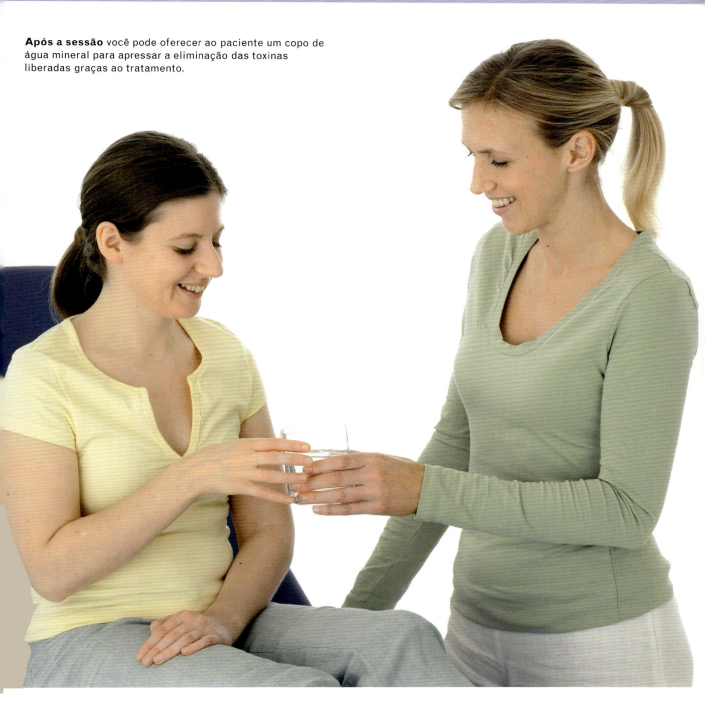

díaco em si. Os músculos do tórax podem ficar distendidos simplesmente por se levantarem grandes pesos, pela prática da jardinagem ou até por se carregar um bebê num dos lados durante muito tempo. Não seria nada profissional concluir desde logo que o paciente "sofre do coração"; e menos profissional ainda, tanto quanto antiético, comunicar isso ao paciente.

Nunca se esqueça de que o profissional da reflexologia não está em condições de diagnosticar esses problemas específicos. Só médicos o podem fazer, pois só eles têm acesso a aparelhos de raios-x, equipamentos para exames de sangue, tomógrafos, etc.

Respostas a algumas perguntas comuns

Os profissionais, bem como os pacientes, precisam estar seguros quanto a determinados aspectos da reflexologia. Em minha longa experiência, descobri que as seguintes perguntas sempre ocorrem.

Com que freqüência devem os pacientes ser tratados?

É absolutamente seguro tratar os pacientes todos os dias, embora, por razões práticas e financeiras, a média das pessoas não consiga freqüentar sessões diárias. Mas talvez um parente ou amigo seu esteja em condições de fazê-lo, o que é particularmente benéfico para combater problemas agudos nas costas como ciática, lumbago, lesões de disco, etc. Também é conveniente tratar pacientes asmáticos todos os dias, para relaxar seus pulmões, regular sua função cardíaca e melhorar sua saúde geral.

Quase sempre as pessoas respondem muito bem a seis sessões conduzidas semanalmente. Algumas precisam de mais tempo, sabendo-se que os estados crônicos demoram mais a reverter que os agudos. A abordagem mais sensata é recomendar sessões semanais até que o paciente relate alívio significativo da dor ou dos sintomas; a partir daí, marque consultas de duas em duas semanas. Se os bons resultados persistirem, convém esperar um mês até a próxima sessão. E se, depois desse prazo, a dor e os sintomas não reaparecerem, teremos aí um claro indício de que os resultados foram satisfatórios.

Mesmo então muitos pacientes preferem voltar – digamos, a cada seis semanas – para "manutenção do tratamento" e para certificar-se de que continuarão bem por anos a fio. Outros optam por submeter-se às sessões, melhorar o máximo possível e interromper o tratamento para ver se sua saúde persiste. Os pacientes podem procurar o reflexologista que os tratou, depois de alguns anos. Cabe a eles decidir.

A reflexologia pode ser perigosa?

Não. Não há perigos associados à reflexologia, pois o profissional apenas trata o ponto reflexo no pé (ou na mão) ligado à parte correspondente do corpo. Ele não pressiona indevidamente nenhuma outra área do corpo nem a manipula seja de que modo for. Não prescreve medicamentos ao paciente e sequer aplica, nos pés, óleos que possam irritar a pele. Embora a reflexologia seja eficaz, não há necessidade, para iniciar o tratamento, de solicitar permissão ao médico do paciente ou a qualquer outro profissional da área médica, pois os métodos são muito seguros.

Pode-se tratar sem riscos qualquer pessoa, independentemente de idade. Eu própria já cuidei de crianças de menos de um ano e meu paciente mais velho tinha 99.

É seguro tratar de uma mulher grávida?

Sim. A gravidez é uma função natural, não uma doença, e muitas mulheres acham a reflexologia de grande utilidade para evitar retenção de fluidos, que provocam inchaço nos pés e nas mãos, para manter a pressão sanguínea normal e para evitar ou aliviar dores nas costas.

Recomendo não tratar de uma mulher, nas primeiras semanas de gravidez, que apresente história de abortos freqüentes. Melhor será esperar que ela ultrapasse a 14ª semana. Quando ocorre um aborto, a paciente passa por um período de sofrimento e com muita facilidade procurará alguém a quem responsabilizar pelo episódio; e seria um grande infortúnio associar erroneamente a reflexologia à causa do aborto. Consulte as páginas 208-213 para saber mais sobre o tratamento reflexológico durante a gravidez.

E quanto aos pacientes em fase pós-operatória?

A reflexologia é muito eficaz para combater a aflição e a angústia associadas à cirurgia. Esta produz também um efeito debilitante no sistema imunológico, que a reflexologia pode ajudar a restaurar.

Deve-se tratar pacientes com câncer?

Muitos livros de reflexologia advertem contra o tratamento de pessoas com câncer, mas eu os tratei durante anos com ótimos resultados. A reflexologia não cura o câncer;

RESPOSTAS A ALGUMAS PERGUNTAS COMUNS 65

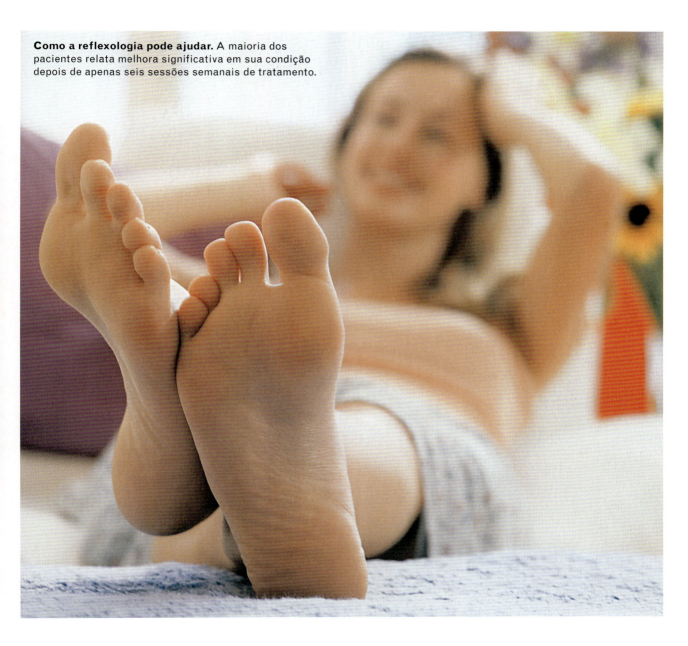

Como a reflexologia pode ajudar. A maioria dos pacientes relata melhora significativa em sua condição depois de apenas seis sessões semanais de tratamento.

mas, pela minha experiência, os pacientes que a ela se submetem sempre declaram sentir-se muito melhor. Ficam aliviados e, penso eu, livres de ansiedade. Consulte as páginas 220-223 e 228-229 para conselhos sobre como tratar pacientes com câncer e formas de doenças terminais.

A reflexologia funciona sempre?

Ela pode ajudar em quase todos os casos. Descobri, em anos de experiência com pacientes dos mais variados tipos de doenças, que apenas 6%, aproximadamente, deixam de responder favoravelmente ao tratamento.

Ignora-se por que não ocorrem melhoras nesses casos. Sucede, muitas vezes, que você esteja diante de uma condição que já tratou muitas vezes antes e, no entanto, o paciente simplesmente não reage. (O contrário também ocorre: uma doença longa e complicada pode responder surpreendentemente à reflexologia após uma ou duas sessões.) Parece não haver realmente explicação para essas singularidades.

Em geral, as pessoas que passam por pelo menos seis sessões semanais obtêm bons resultados. Poucas são as que, honestamente, podem alegar ao fim do tratamento que a reflexologia nada fez por elas.

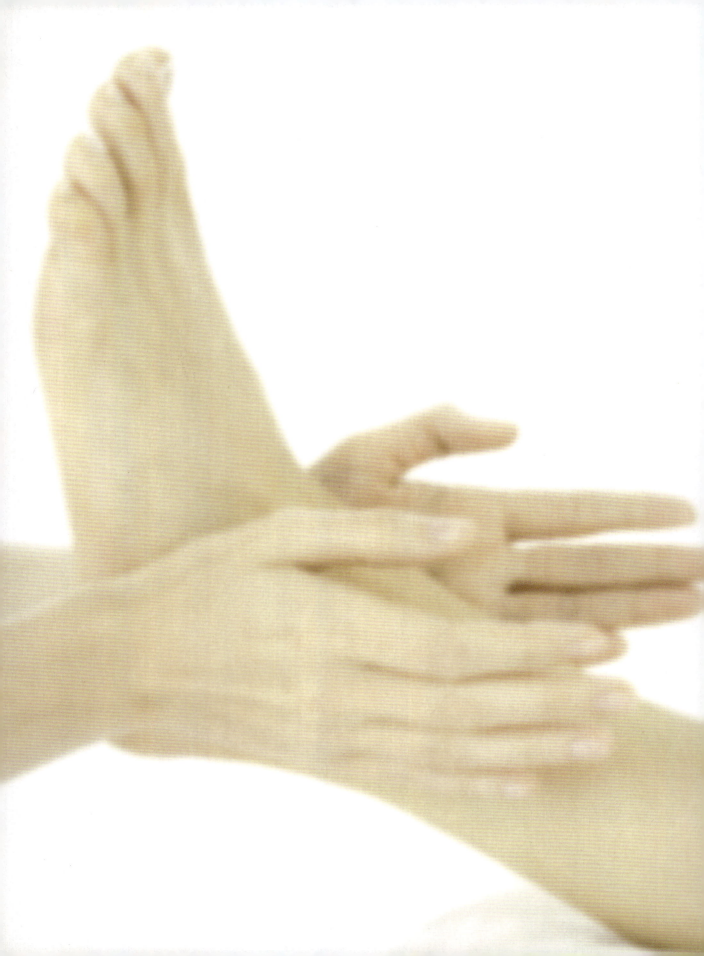

Os Sistemas Orgânicos

É essencial, para os reflexologistas, entender a anatomia e a fisiologia do corpo humano, bem como a localização, nos pés, dos reflexos de todos os órgãos, glândulas, estruturas e funções. Também devem ter conhecimento da doença e da desarmonia, dos remédios e de seus efeitos no corpo. Este capítulo explica como trabalham as diversas funções orgânicas e como cada sistema do corpo pode ser tratado pela reflexologia.

Células, tecidos e pele 68

O sistema digestivo 72

O sistema respiratório 82

O sistema circulatório 88

O sistema linfático 94

O sistema endócrino 98

O plexo solar 108

O sistema nervoso 110

Ouvidos, olhos e face 118

O sistema músculo-esquelético 126

O sistema urinário 140

O sistema reprodutor 146

Células, tecidos e pele

As células são a base a partir da qual a vida se desenvolve. Elas se dividem e se juntam para formar tecidos de funções específicas, dando origem a sangue, ossos, músculos e pele. Os tecidos se unem para formar os órgãos, como o coração, o estômago e o fígado. Cada órgão integra um sistema. Por exemplo, o coração funciona como uma bomba para o sistema circulatório do corpo.

Células

A célula é a menor estrutura do corpo humano, mas ainda assim controla todos os processos que definem a vida, inclusive movimento, respiração, digestão e reprodução. É espantoso que tudo em nosso corpo, como por exemplo cor de olhos e cabelos, estatura aproximada, e mesmo forças e fraquezas genéticas, seja influenciado por nossa constituição celular.

Cada um de nós, indivíduo único, começa como uma simples célula que depois se divide e se multiplica, passando a assumir formas e funções especializadas. As células são tão diminutas que escapam à percepção do olho humano. A célula sexual feminina, a maior do corpo humano, não tem mais que a dimensão do ponto ao final deste parágrafo.

A célula consiste de um material gelatinoso chamado citoplasma, encerrado numa membrana de plasma. Essa membrana protetora regula a passagem de substâncias para dentro e para fora da célula.

O núcleo

Dentro do citoplasma está o núcleo da célula, cercado por uma membrana mais escura que o citoplasma à sua volta. O núcleo é o centro de controle da célula e contém cromatina, responsável pela formação dos cromossomos durante a divisão celular. Uma célula humana contém 46 cromossomos. Cada qual é uma molécula comprida e espiralada de DNA e todas juntas encerram cerca de trinta mil genes. Cada gene possui um minúsculo segmento de DNA que preside à função celular promovendo a síntese ou manufatura de proteína. As proteínas desempenham inúmeras funções vitais no corpo; algumas catalisam reações bioquímicas para produzir energia ou crescimento, outras são responsáveis por processos estruturais, transmissores ou imunológicos. Toda célula do corpo tem um núcleo, com exceção das hemácias (células do sangue) maduras.

As organelas

A célula contém ainda uma ampla variedade de unidades menores chamadas estruturas citoplasmáticas ou organelas. Elas desempenham papéis específicos que asseguram o adequado funcionamento do corpo. Eis alguns tipos de organelas:

- Mitocôndria: extrai energia das moléculas do alimento num processo chamado respiração celular.
- Retículo endoplasmático: ocupa-se da manufatura e transporte de enzimas, atividade química e proteínas no interior da célula.
- Aparelho de Golgi: essa organela produz glicoproteínas e enzimas de secreção, além de transportar e armazenar lipídios. Também processa as proteínas e outros produtos da célula a fim de armazená-las, transportá-las para outro ponto da célula ou secretá-las.
- Cílio: essa organela da espessura de um fio de cabelo se projeta da superfície de diversas células, inclusive as que recobrem os trajetos respiratórios, e ajuda a eliminar substâncias das células.

Como a reflexologia pode ajudar

Toda doença do corpo pressupõe algum distúrbio das células correspondentes. No entanto, a rotina reflexológica não visa especificamente às células, porquanto faz contato constante com células e tecidos sempre que um reflexo é trabalhado.

O câncer é consequência de um distúrbio celular. A Associação Britânica de Reflexologistas já relatou dados muito positivos sobre o modo como a reflexologia pode melhorar a qualidade de vida dos que sofrem dessa doença, reduzindo a dor e a náusea (ver "Evidências clínicas", p. 22). Para mais informações sobre a maneira de ajudar pacientes de câncer, consulte as páginas 220-223.

CÉLULAS, TECIDOS E PELE **69**

Célula. A unidade básica de todo organismo vivo pode se reproduzir exatamente como é. Cada célula é envolvida por uma membrana de lipídios e proteínas que controla a passagem de substâncias para dentro e para fora da célula.

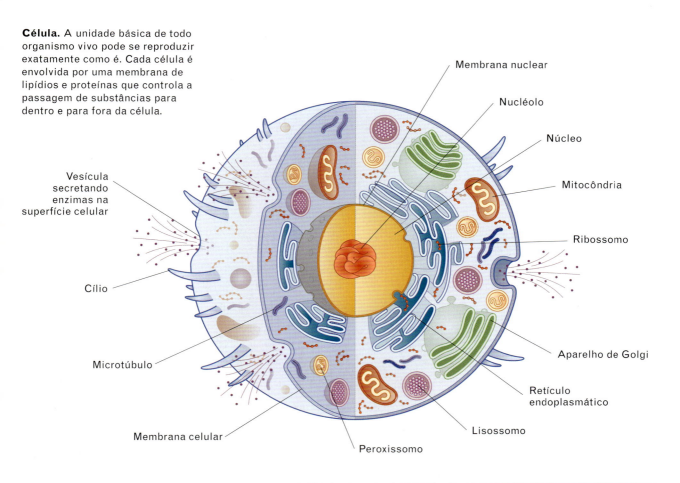

OS CONSTITUINTES DA VIDA

As células se agrupam numa estrutura hierárquica que, em complexidade crescente, formam o corpo humano:

Estrutura
Tecido: grupo de células com estrutura e função similares.

Exemplo
Tecido dos músculos e dos nervos.

Órgão: conjunto de diferentes tecidos.

O estômago, constituído de músculos involuntários, sangue, nervos e epitélio que se agrupam para desempenhar uma fase distinta da função digestiva.

Sistema orgânico: grupo de órgãos que trabalham juntos e desempenham uma série complexa de funções.

O sistema digestivo, no qual a boca, o esôfago, o estômago, o intestino delgado, o intestino grosso e as glândulas associadas trabalham em conjunto para processar tudo aquilo que ingerimos.

Organismo: conjunto de sistemas orgânicos que assegura a vida de um ser individual.

O corpo humano, que é vivo e ativo graças às complexas funções inter-relacionadas dos sistemas circulatório, nervoso, músculo-esquelético, digestivo, respiratório e outros.

Tecidos
Os tecidos do corpo são formados por grande número de células, mas variam muito em forma e função. Há quatro tipos principais de tecidos: epitelial, conectivo, muscular e nervoso.

Tecido epitelial
Esse tecido, também chamado epitélio, cobre superfícies e reveste cavidades. Sua função é proteger, absorver e secretar. No sistema respiratório, por exemplo, o tecido epitelial reveste as vias aéreas. As células, aqui, estão equipadas com cílios que expelem dos pulmões o muco contaminado por pó e outras partículas. Também as papilas gustativas da boca consistem de epitélio, como os túbulos dos rins.

Tecido conectivo
Forma o tamponamento entre os órgãos e, como o nome indica, liga uma parte do corpo a outra. Ele também dá suporte e protege. Os principais tipos de tecido conectivo são:

- **Tecido conectivo propriamente dito:** liga estruturas orgânicas, preenche espaços entre partes do corpo, e atua como reservatório de água e sal.
- **Tecido adiposo (gorduroso):** consiste de células de gordura e faz as vezes de isolante. É responsável por 20-25% do peso corporal. Quando estamos com excesso de peso, acumula-se principalmente nas nádegas, nas coxas, no abdome, nos seios e nos braços. É também o tecido adiposo que amortece os glóbulos oculares e os órgãos vitais.
- **Sangue e linfa**

TIPOS DE FIBRAS DE TECIDO CONECTIVO
As células do tecido conectivo são separadas por uma espessa camada de gelatina, onde se entranham fibras microscópicas. Estas podem ser de três tipos:

- **Fibras de colágeno:** as mais abundantes. Fibras de proteína, fortalecem as estruturas.
- **Fibras reticulares finas:** dão suporte a inúmeros tecidos e órgãos como rins, cérebro e gânglios linfáticos.
- **Fibras elásticas:** componente importante de estruturas flexíveis como alvéolos e artérias.

- **Tecido linfóide:** encontra-se nos tecidos linfáticos como baço, gânglios linfáticos, amígdalas e adenóides, apêndice e paredes intestinais.
- **Cartilagem:** tecido conectivo mais denso, reforçado por colágeno e fibras elásticas (ver janela). Há três tipos de cartilagem. A cartilagem hialina reveste a superfície de ossos e articulações, conecta as costelas ao esterno (cartilagem costal) e constitui parte da laringe, brônquios e traquéia. A fibrocartilagem localiza-se entre as vértebras sob a forma de discos intervertebrais. A cartilagem elástica é rígida, mas maleável, e forma a estrutura para a aurícula (parte externa do ouvido) e a epiglote (aba que cobre a traquéia e evita que o alimento entre pelas vias aéreas).
- **Osso:** é também uma forma de tecido conectivo. O esqueleto proporciona apoio, proteção e, juntamente com os músculos, movimenta o corpo. Os ossos produzem ainda células do sangue (ver p. 126).

Tecido muscular
Esse tipo de tecido compõe-se de células especializadas na função de contrair. Temos controle sobre alguns tecidos musculares, mas não sobre todos.

- **Músculo esquelético:** tem aparência estriada e compreende o grosso do sistema muscular do corpo. Prende-se ao esqueleto e é voluntário. Sua função será descrita em "O sistema músculo-esquelético", às páginas 128-129.
- **Músculo liso:** recebe esse nome por não ser estriado. Encontra-se nos órgãos internos e seu movimento é involuntário. Cobre as paredes do trato digestivo, vasos sanguíneos, vasos linfáticos, útero e outros órgãos internos. Sua função será descrita com mais detalhes em outras seções, particularmente "O sistema digestivo" (pp. 72-75), "O sistema circulatório" (p. 88) e "O sistema linfático" (p. 94).
- **Músculo cardíaco:** encontrado na parede do coração, é estriado na aparência, mas seu movimento é involuntário (ver p. 88).

Tecido nervoso
Constituído de dois tipos de células, o tecido nervoso compreende os neurônios, que recebem e transmitem informação, e células gliais, que as nutrem e sustentam.

Como a reflexologia pode ajudar
Como ocorre com as células do corpo (ver p. 68), os tecidos não são, em si, o alvo da rotina reflexológica porque estão sempre se contraindo quando um reflexo é trabalhado.

Pele

A pele é o maior órgão do corpo e suas propriedades são notáveis. Ela dá proteção às delicadas estruturas internas e, por meio de seus receptores sensoriais, nos torna conscientes do mais leve toque.

Quando sentimos frio ou medo, os músculos que eriçam o cabelo se contraem para nos alertar; e, se colocamos a mão ou um dedo numa superfície quente, a ação reflexa imediata é desfechada pelos sensores de nossa pele.

A pele, quando necessário, pode se estirar até um grau surpreendente (como no caso da gravidez) e depois voltar às dimensões normais em pouco tempo. É capaz de restaurar-se com rapidez e eficiência; e os óleos secretados pelas glândulas sebáceas mantêm-na macia e flexível.

Camadas da pele

A pele possui duas camadas principais. A externa – epiderme – é constituída por sobreposições de células de tecido epitelial, as quais, estando perto da superfície, encarregam-se da proteção, absorção e secreção. Por baixo da primeira camada está a derme, que contém tecido fibroso e elástico, vasos sanguíneos, glândulas sudoríparas, fibras nervosas, folículos capilares e terminais nervosos que captam o estímulo do toque, pressão, dor e temperatura. Abaixo da pele há uma camada subcutânea, a hipoderme.

A pele elimina grandes quantidades de fluidos diariamente, sob a forma de transpiração, mas sua porosidade é de mão única: embora tenha propriedades absorventes, não permite que a água penetre quando nos banhamos ou nadamos, por exemplo.

Como a reflexologia pode ajudar

A aparência da pele de uma pessoa quase sempre é um indício acurado de sua saúde geral. Muitos problemas de pele, afora queimaduras e reações a produtos químicos, têm sua causa no interior do corpo. Assim, distúrbios como eczema, furúnculos, acne e erupções alérgicas precisam ser combatidos tratando-se o corpo inteiro e procurando-se a causa dentro, e não fora dele.

Vários problemas de pele originam-se no sistema digestivo e são provocados por alergias a alimentos ou sensibilidade a fatores ambientais como pó, pêlos de animais ou pólen. Quer essas substâncias sejam absorvidas pelo trato digestivo ou pela pele, os resultados são os mesmos. Quem sofre de eczema em geral apresenta também tendência à asma.

A reflexologia em bases regulares ameniza os problemas de pele ao fortalecer o sistema digestivo, ativar a eliminação intestinal e descontrair o corpo (ver pp. 76-77). O tratamento diminui a hipersensibilidade interna, melhorando a condição da pele e a asma.

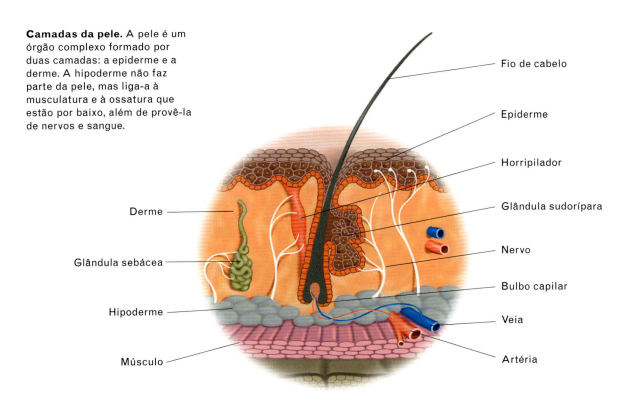

Camadas da pele. A pele é um órgão complexo formado por duas camadas: a epiderme e a derme. A hipoderme não faz parte da pele, mas liga-a à musculatura e à ossatura que estão por baixo, além de provê-la de nervos e sangue.

O sistema digestivo

Toda a energia de que o corpo precisa vem dos alimentos e bebidas ingeridos. Os complexos processos digestivos, que começam antes mesmo de mastigarmos o primeiro bocado de comida, trituram e dissolvem o alimento até deixá-lo pronto para a absorção e o uso do organismo.

O processo da digestão começa na boca e termina no ânus. Entre os dois pontos, tudo o que comemos e bebemos passa pelo trato alimentar, o qual, embora incorpore diversos órgãos com nomes distintos, é em termos de estrutura notavelmente homogêneo ao longo de seu trajeto. Os principais elementos são a boca, a faringe, o esôfago, o estômago, o fígado, o intestino delgado, o intestino grosso, o reto e o canal anal. As glândulas salivares, o fígado e o pâncreas não integram diretamente o sistema digestivo, mas lançam nele os sucos digestivos que secretam e são, por isso, vitais para a função digestiva.

Boca, faringe e esôfago

Tão logo entra na boca, o alimento é triturado pelos fortes dentes de trás, os molares, e misturado com saliva. Isso o transforma numa massa tenra, o bolo, que é fácil de engolir. Há três glândulas salivares que formam pares: parótida, submandibular e sublingual.

Enquanto o alimento ainda está na boca, temos controle consciente dele, podendo cuspi-lo ou engoli-lo. Mas, uma vez engolido, ele passa ao controle do sistema nervoso autônomo. O sistema digestivo inteiro recorre a uma poderosa função muscular para forçar o alimento a descer pelo trato digestivo. Essa atividade é chamada peristalse.

Ao ser engolido, o alimento penetra na faringe e é levado para o esôfago. Como a faringe também se comunica, por intermédio da laringe, com a traquéia, há o risco de o alimento ou a bebida "entrar pelo caminho errado". A fim de evitar isso, uma aba cartilaginosa conhecida como epiglote fecha a entrada da laringe quando engolimos, bloqueando a via aérea. O alimento é empurrado ao longo do esôfago, pela força muscular, até o estômago.

Estômago

O estômago é uma bolsa elástica em forma de C, capaz de fortes contrações musculares. A parte superior do estômago (fundo gástrico) situa-se logo abaixo do coração e a inferior junta-se ao começo do intestino.

A parede do estômago é constituída de várias camadas:

- Mucosa ou revestimento do estômago
- Submucosa ou camada de tecido conectivo, por baixo da mucosa
- Camada mista de músculo longitudinal, circular e oblíquo que provoca as ondas de ação peristáltica (responsável pela movimentação do alimento ao longo de todo o trato digestivo)
- Serosa ou túnica externa

Pequenas quantidades de água, sais e álcool são absorvidas pela mucosa do estômago, mas a grande absorção só ocorre numa etapa posterior do processo digestivo. A principal função do estômago é transformar o alimento e a bebida ingeridos numa forma digestível. Para tanto, glândulas na parede do estômago secretam os sucos gástricos. O fluxo desses líquidos se inicia antes mesmo de o alimento chegar ao estômago, o que se deve ao estímulo do nervo vago, ativado pela visão, pelo olfato e pelo paladar. Um forte músculo circular, situado na porção inferior do esôfago, guarda a entrada do estômago e impede que os sucos gástricos, de altíssimo teor ácido, subam para o esôfago.

Os sucos gástricos são constituídos por ácido clorídrico e enzimas. O ácido clorídrico mata bactérias e rompe os tecidos conectivos presentes na carne. A principal enzima é a pepsina, que inicia a digestão das proteínas. Uma glicoproteína chamada fator intrínseco, necessária para a absorção da vitamina B, também é lançada no estômago.

O tempo que o estômago leva para digerir seus conteúdos depende do tipo de alimento que se ingere. Carnes gordurosas permanecem no estômago por mais tempo.

Depois que o alimento foi suficientemente digerido no estômago, um anel muscular forte chamado esfíncter pilórico, situado na base do estômago, estira-se e contrai-se para permitir que o alimento saia do estômago e penetre na porção inicial do intestino delgado, o duodeno.

O SISTEMA DIGESTIVO **73**

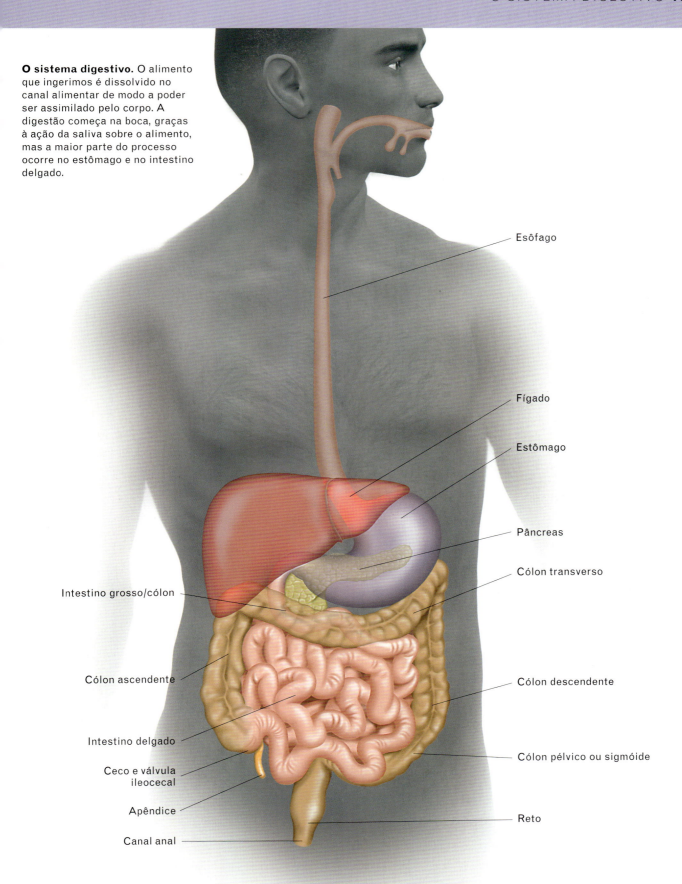

O sistema digestivo. O alimento que ingerimos é dissolvido no canal alimentar de modo a poder ser assimilado pelo corpo. A digestão começa na boca, graças à ação da saliva sobre o alimento, mas a maior parte do processo ocorre no estômago e no intestino delgado.

O pâncreas. Essa glândula é composta de agregados de células (ácinos) que secretam o suco pancreático repleto de enzimas necessárias à digestão. Tem também papel importante no sistema endócrino, produzindo hormônios como a insulina.

O fígado. Grande instrumento de desintoxicação, o fígado tem papel de destaque sobretudo no processo digestivo. As toxinas prejudiciais insolúveis em água combinam-se no fígado com enzimas naturais e tornam-se solúveis, podendo passar aos rins ou intestinos para eliminação.

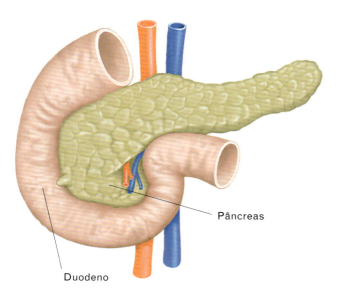

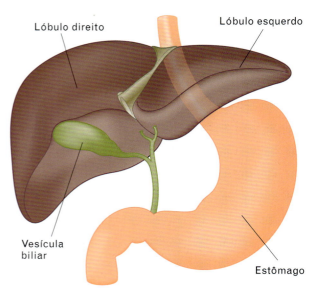

Pâncreas

O pâncreas e o fígado têm papel decisivo, durante essa fase, no processo de digestão. O pâncreas é uma glândula marrom-clara com cerca de 12-15 cm de comprimento, cabeça grande, corpo e cauda afilados. Situa-se atrás do estômago, com a cabeça na curva da primeira porção do intestino delgado, o duodeno.

O pâncreas produz enzimas secretadas num líquido alcalino que passa para o duodeno através do canal pancreático e ajudam na digestão de carboidratos, proteínas e gorduras.

Outra função muito importante do pâncreas é a produção de hormônios em suas áreas endócrinas (ver "O sistema endócrino", pp. 98-101), chamadas ilhotas de Langerhans. Aqui, as células alfa secretam glucagon e as células beta produzem insulina. Esses hormônios trabalham em oposição para controlar o nível de glicose no sangue. A produção inadequada de insulina resulta no diabetes melito.

Fígado e vesícula biliar

O fígado se situa no lado direito do corpo e é um de seus órgãos mais importantes. Tem forma de cunha e dois lóbulos, o esquerdo menor que o direito. Sua estrutura interna compõe-se de tubos finos e bilhões de células.

O fígado possui impressionantes habilidades químicas. Produz bile, colesterol e vitamina B_{12}, além de armazenar vitaminas A, D, E e K, bem como ferro, cobre e algumas vitaminas solúveis em água como ácido fólico, vitamina B, piridoxina e niacina. Transforma a glicose em glicogênio, fazendo o mesmo às gorduras armazenadas de um modo que elas possam ser usadas pelo corpo para gerar energia e calor.

O fígado trabalha eficientemente na desintoxicação de drogas e toxinas, além do etanol contido no álcool. Também produz a bile, vital para a digestão, pois emulsifica as gorduras e fornece lubrificação aos intestinos. A bile é composta de água, pigmento e sais biliares, colesterol, sais minerais e muco. Cerca de 1.000 ml de bile são secretados pelo fígado diariamente e armazenados na vesícula biliar.

A vesícula biliar é uma bolsa pequena, em forma de pêra, com cerca de 10 cm de comprimento e situada embaixo do fígado. Quando a parede muscular da vesícula se contrai, a bile é empurrada pelo canal biliar até o duodeno.

Intestino delgado

O intestino delgado é na verdade uma continuação do estômago. A primeira parte, o duodeno, tem cerca de 25

ALIMENTOS QUE DESINTOXICAM

O sistema digestivo do corpo, especialmente o fígado, é um eficiente sistema de desintoxicação natural, mas o que comemos também é importante para a boa saúde. Podemos contribuir reduzindo o consumo de toxinas como álcool, cafeína, nicotina, gorduras saturadas e outras prejudiciais, e açúcar. Convém ingerir alimentos que ajudem o processo de desintoxicação. Estes incluem:

- **Maçã:** contém os antioxidantes quercetina e vitamina C, além da pectina que ajuda a expelir metais pesados.
- **Abacate:** contém glutationa, um antioxidante que combate os radicais livres.
- **Beterraba:** contém metionina, que ajuda a eliminar os resíduos do corpo.
- **Vegetais crucíferos:** neutralizam as toxinas e contêm glucosinolatos que estimulam a produção de enzimas.
- **Kiwi:** contém o antioxidante vitamina C.
- **Ameixa:** é antioxidante e laxante natural.
- **Alga marinha:** contém alginatos que, misturando-se aos metais pesados, preparam-nos para a excreção.

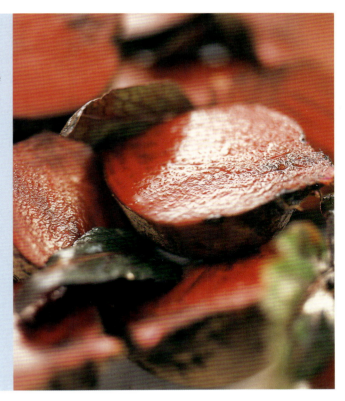

cm de comprimento e envolve a parte superior do pâncreas; a parte mediana, o jejuno, tem cerca de 2 m de comprimento; e a final, o íleo, tem cerca de 3 m. O íleo termina na válvula ileocecal, que junta o intestino grosso ao delgado. Essa pequena válvula impede o refluxo de material residual depois que ele deixa o intestino delgado.

Boa parte da absorção do alimento ocorre no intestino delgado, que secreta o fluido intestinal para ajudar a completar a digestão química de carboidratos, proteínas e gorduras, e depois absorve todos os nutrientes necessários através de suas paredes.

O estiramento físico das paredes intestinais, à medida que o alimento semiprocessado passa por elas, juntamente com a ação dos hormônios, induz as glândulas intestinais a secretar seu fluido digestivo, que também ajuda a impedir a invasão de bactérias. Milhões de projeções no revestimento do intestino delgado, chamadas vilos, aumentam em muito a área superficial, favorecendo o processo de absorção dos nutrientes.

Intestino grosso, reto e canal anal

O intestino grosso forma um arco em volta do intestino delgado e recebe vários nomes ao longo de seu trajeto: ceco, cólon ascendente, cólon transverso, cólon descendente e cólon pélvico ou sigmóide (ver ilustração do sistema digestivo na página 73). O comprimento total do intestino grosso é de aproximadamente 1,5 m, mas, embora ele seja bem mais curto que o intestino delgado, o espaço que ocupa é maior.

O revestimento do intestino grosso não tem vilos e não produz enzimas digestivas. Sua função consiste em absorver sódio e água, incubar bactérias que produzem vitamina K e algumas do complexo B, e eliminar resíduos sob a forma de alimento não-digerido e não-absorvido, e pigmentos biliares. A matéria fecal movimenta-se pelo intestino grosso a passo lento, permitindo a reabsorção de aproximadamente 1,3 litro de água por dia.

Bem no interior da pélvis, o cólon sigmóide termina no reto, parte ligeiramente dilatada do cólon com cerca de 12 cm de comprimento que, por seu turno, leva ao canal anal. Este tem apenas 3,8 cm de comprimento no adulto e lança para fora a matéria fecal. Dois esfíncteres controlam o ânus: o músculo liso do esfíncter interno obedece ao sistema nervoso autônomo, mas o músculo estriado do esfíncter externo é voluntário.

Distúrbios digestivos que podem melhorar com a reflexologia

Mais que qualquer outro sistema do corpo humano, o digestivo nos informa quando as coisas vão bem ou mal, necessitando neste último caso de atenção.

Indigestão

A indigestão faz o estômago se sentir (e soar) como que em revolta, com seus roncos e gorgolejos. Acrescente-se a isso a desagradável ação de refluxo ácido e uma crise de indigestão significará que nos sentimos realmente péssimos.

Em geral, essa crise se deve ao fato de o estômago ter de trabalhar em excesso para digerir alimentos muito gordurosos ou muito temperados, que ele só com dificuldade tritura, ou de se haver com uma refeição ingerida às pressas. O estômago também é muito sensível a problemas emocionais, de modo que nosso humor e sentimentos afetam o delicado equilíbrio da atividade desse órgão.

Constipação e problemas intestinais

Quando os resíduos alimentares permanecem por muito tempo no corpo, podem se tornar compactos e difíceis de eliminar. O cólon, então, fica constipado. A dieta moderna, abundante em alimentos processados com alto teor de gordura, açúcar e sal – pão branco, bolos, biscoitos e tortas –, não estimula a mastigação e a trituração, de sorte que mesmo a primeira fase da digestão, na boca, deixa de funcionar apropriadamente. A constipação é um indício comum de que a alimentação carece das fibras necessárias. A tendência a consumir alimentos pobres em fibras e altamente processados reflete-se no aumento, durante os últimos trinta anos, de distúrbios e moléstias intestinais, sobretudo o câncer. Quanto mais tempo os resíduos permanecem nos intestinos, mais probabilidade há de que alguma doença ocorra. Uma famosa escola de medicina à base de ervas acredita que "a morte começa no cólon" – e também a cura!

O *stress* e a falta de exercício têm igualmente efeitos desastrosos no cólon. Todos os integrantes do mundo médico vêm constatando um surto da síndrome do intestino irritável. Não se trata de um distúrbio simples, mas de um conjunto de diferentes sintomas que podem ter uma série de causas.

Alergias alimentares

Quem sofre de alergia apresenta uma constituição mais delicada que as pessoas capazes de comer o que bem entendem, a qualquer hora, sem nenhuma reação física adversa. Observei que alguns indivíduos têm a constituição de um Fusca, outros a de um Rolls Royce – e sabemos que se pode exigir um desempenho bem melhor do último.

Infelizmente, nem sempre é fácil saber o que estamos pondo dentro do nosso organismo. Os alimentos processados contêm uma incrível quantidade de substâncias químicas que os preservam, além de lhes dar cor e sabor. Mesmo frutas e legumes frescos, a menos que produzidos organicamente, crescem em solo tratado com produtos químicos e borrifado com inseticidas poderosos, para que os supermercados tenham legumes e frutas intactos. As substâncias químicas se tornaram parte da dieta comum.

Há indícios de que, quando crianças são nutridas à base de leite de vaca ou trigo, uma reação alérgica pode se manifestar nas membranas mucosas do corpo. Quem está mais sujeito a alergias são os bebês com histórico familiar de doenças alérgicas. As reações podem assumir diversas formas, algumas aparentemente sem nada a ver com o sistema digestivo, como a enxaqueca (80% das enxaquecas são causadas por alergia), a febre do feno, o eczema, a urticária e outras erupções de pele. Alguns bebês já nascem com eczema, provocado por um alimento ou alimentos ingeridos pela mãe, talvez em excesso. (Muitas mulheres grávidas têm um estranho apetite por toda sorte de comidas, não raro aquelas a que são alérgicas.)

A introdução de determinados alimentos no sistema digestivo em idade muito tenra pode provocar um estado inflamatório no corpo, sobrecarregando o estômago, pâncreas, fígado e intestinos. A criança então passa a sofrer de infecções de ouvido, corrimento nasal constante, garganta irritada ou erupções cutâneas. É a Mãe Natureza tentando desesperadamente avisar que nem tudo vai bem no corpo da criança. Somos aquilo que comemos e aquilo a que ficamos expostos. Quando ocorre uma condição inflamatória no sistema digestivo, normalmente devido a intolerâncias alimentares, o corpo tenta reduzir a inflamação produzindo muco. Todos os órgãos excretores, inclusive a pele, nariz e intestinos, são acionados para livrar o corpo da infecção.

Quando examinam uma criança que apresenta repetidos episódios de inflamação de pele, ouvido, nariz e garganta, os médicos naturopatas logo atentam para a dieta, acreditando que a causa do problema reside no trato digestivo. A amamentação é o que há de melhor para o bebê. Crianças alimentadas ao peito não sofrem de constipação; a qualidade e a quantidade do leite mudam conforme as demandas do bebê à medida que ele cresce. Não obstante, existem hoje alguns produtos alimentícios de muito boa qualidade.

Como a reflexologia pode ajudar

Quando um bebê apresenta infecção aguda de ouvido, a mãe obviamente procura a ajuda de um médico: dores de

O SISTEMA DIGESTIVO 77

BOA DIGESTÃO, BOA SAÚDE

Aqui vão alguns conselhos para ajudar você a evitar a indigestão, o refluxo ácido, o inchaço abdominal e os gases:

- O vinagre de maçã contém muitas vitaminas e sais minerais. Para estimular a digestão, beba devagar um copo de água morna com três colheres de chá de vinagre de maçã, meia hora antes da refeição.
- Não beba nada às refeições, pois os líquidos diluem as enzimas digestivas do estômago.
- Limite as porções. Os médicos chineses afirmam que nunca devemos comer mais do que aquilo que cabe na palma de nossas mãos, em qualquer refeição.
- Não coma se estiver tenso. Antes de sentar-se à mesa, procure acalmar-se dando um passeio, meditando ou ouvindo música suave.
- Evite frutas depois de peixe ou carne, pois isso pode provocar fermentação no estômago.
- Tome a última refeição até as 7 h da noite, para permitir que seu corpo digira o alimento antes de você ir para a cama.
- Evite alimentos muito salgados ou doces à noite: o sal e o açúcar são estimulantes do corpo.

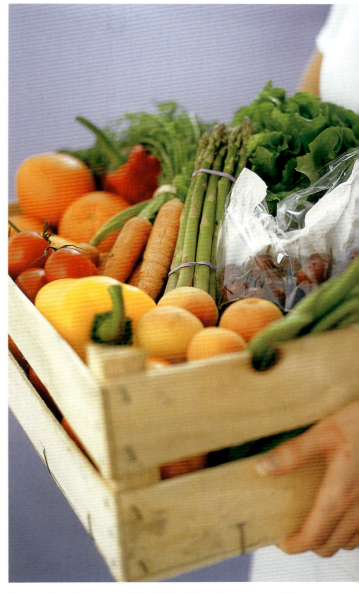

Uma alimentação saudável. Escolher alimentos orgânicos é a única maneira de você garantir que não está ingerindo pesticidas alergênicos junto com os nutrientes contidos em frutas e legumes.

ouvido são incômodas e debilitam a criança. O médico quase sempre tratará a infecção com antibióticos. Infelizmente, porém, os antibióticos produzem um efeito desastroso no sistema digestivo, pois eliminam a flora bacteriana benigna que mantém o trato intestinal saudável. O perigo está em que isso inicia um círculo vicioso de problemas: mais infecções de ouvido, mais antibióticos e mais danos à própria área que de início apresentou sensibilidade.

Um naturopata ou herbalista, por outro lado, procurará ajudar o sistema digestivo e considerará a inflamação ou congestão causadora da dor de ouvido originária de uma reação a certos alimentos. A remoção desses alimentos, o mais das vezes laticínios ou produtos à base de trigo, dará à inflamação ou congestão no sistema tempo para curar-se, diminuindo a possibilidade de futuras reações alérgicas a eles. Inúmeras crianças apresentam intolerância a derivados do leite de vaca, que produzem excesso de muco no corpo. Também o trigo às vezes tem efeito inflamatório sobre o sistema digestivo.

A reflexologia toma o mesmo caminho, razão pela qual o trabalho com o sistema digestivo é parte tão importante das sessões de tratamento.

Como trabalhar os pontos reflexos associados

Esta rotina enfatiza a seção mediana do pé, entre a linha do diafragma e a linha da pélvis (quadril), que reflete a concentração dos órgãos digestivos no centro do corpo. Estão aí incluídos os reflexos do fígado, do estômago e do intestino.

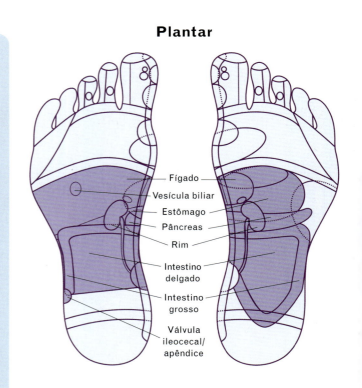

Plantar
- Fígado
- Vesícula biliar
- Estômago
- Pâncreas
- Rim
- Intestino delgado
- Intestino grosso
- Válvula ileocecal/apêndice

ESTUDO DE CASO
SÍNDROME DO INTESTINO IRRITÁVEL

PERFIL DO CLIENTE
Malcolm era executivo de uma grande empresa internacional e vinha tendo problemas no sistema digestivo, que lhe causavam dores e incômodo. Queixava-se de freqüentes crises embaraçosas de diarréia ou de constipação crônica em certos dias. Isso interferia com seu trabalho, pois viajava muito de avião ou automóvel, quando então precisava dirigir horas a fio. Às vezes, não podendo fazer uma parada como deveria, o almoço se limitava a um sanduíche rápido. Ele parecia extremamente tenso e alegava ter dificuldade para dormir, pois não conseguia se desligar dos problemas do trabalho.
Os reflexos intestinais de Malcolm eram dos mais sensíveis, como seria de esperar. Também apresentava fortes reações na região do plexo solar, o que é comum em estados de muita tensão.

REGULARIDADE DO TRATAMENTO REFLEXOLÓGICO
Semanalmente por seis semanas e depois por mais seis meses em base mensal.

REFLEXOS

Principais	Assistência
Toda a área intestinal	Aliviar a irritação do intestino
Estômago e pâncreas	Fortalecer o processo digestivo
Plexo solar	Ajudar a aliviar o *stress*

RESULTADO DO TRATAMENTO
Após o primeiro tratamento, ele confessou que não dormia tão bem há meses e que o funcionamento de seu intestino no dia seguinte fora normal. Após oito sessões, Malcolm recuperou os movimentos normais do intestino, estava mais relaxado e conseguia dormir bem durante pelo menos oito horas todas as noites.

A área do fígado
Pé direito – plantar
Medial a lateral – apoio em cima

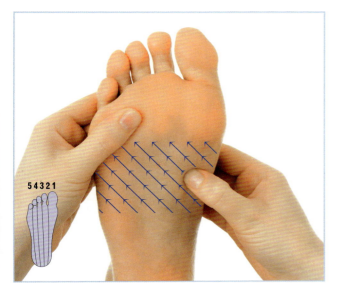

Pé direito – plantar
Lateral a medial – apoio em cima

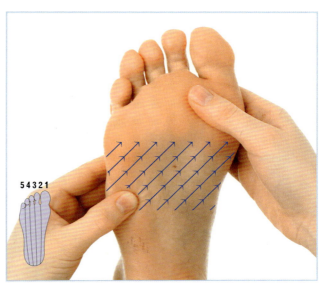

1 Segure o pé direito com a mão esquerda e, usando o polegar direito, trabalhe toda a área em sentido oblíquo, da borda medial à lateral.

2 Segure o pé direito com a mão direita e, usando o polegar esquerdo, trabalhe toda a área em sentido oblíquo, da borda lateral à medial.

As áreas do estômago e do pâncreas
Pé esquerdo – plantar
Medial a lateral – apoio em cima

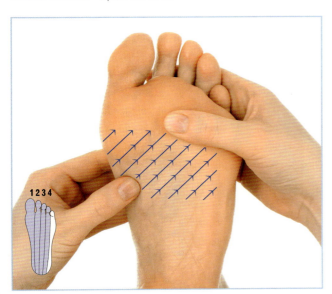

Pé esquerdo – plantar
Lateral a medial – apoio em cima

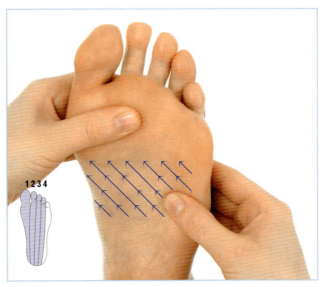

1 Segure o pé esquerdo com a mão direita e, usando o polegar esquerdo, trabalhe toda a área em sentido oblíquo, da borda medial à lateral.

2 Segure o pé esquerdo com a mão esquerda e, usando o polegar direito, trabalhe toda a área em sentido transversal, da borda lateral à medial.

A válvula ileocecal
Pé direito – plantar
Técnica do gancho lateral – apoio no calcanhar

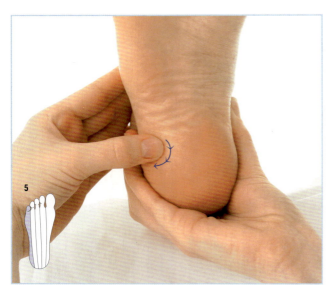

> **TODOS OS REFLEXOS INTESTINAIS SÃO TRABALHADOS**
>
> Esta rotina trabalha toda a área intestinal, inclusive os intestinos ascendente, transverso e delgado. Ela trabalha também as nádegas e a parte posterior da pélvis, que se situam abaixo da linha do quadril. A zona 3 do pé esquerdo só se relaciona com a parte inferior do intestino grosso.
>
> Para se trabalhar com o reflexo ileocecal, temos de recorrer à técnica menos usual do "gancho", descrita na página 53.

Segure o pé direito pela base do calcanhar com a mão direita, coloque o polegar esquerdo na linha do calcanhar e aplique a técnica do "gancho".

A área intestinal
Pé direito – plantar
Medial a lateral – apoio no calcanhar

Pé direito – plantar
Lateral a medial – apoio no calcanhar

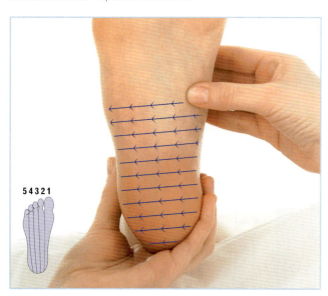

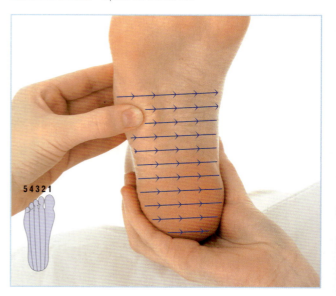

1 Segure o pé direito pela base com a mão esquerda e, com o polegar direito, trabalhe em linhas retas da borda medial à lateral.

2 Segure o pé direito pela base com a mão direita e, com o polegar esquerdo, trabalhe em linhas retas da borda lateral à medial.

A área intestinal

Pé esquerdo – plantar
Medial a lateral – apoio no calcanhar

Pé esquerdo – plantar
Lateral a medial – apoio no calcanhar

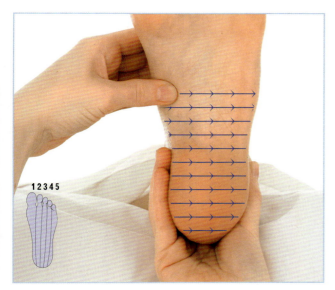
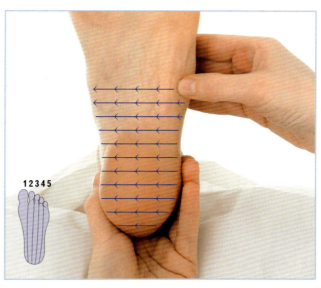

1 Segure o pé esquerdo com a mão direita, pela base, e com o polegar esquerdo trabalhe em linhas retas da borda medial à lateral.

2 Segure o pé esquerdo com a mão esquerda, pela base, e com o polegar direito trabalhe em linhas retas da borda lateral à medial.

O cólon sigmóide ou pélvico

Pé esquerdo – plantar
Ponto médio a medial – apoio do calcanhar

Pé esquerdo – plantar
Ponto médio a lateral – apoio no calcanhar

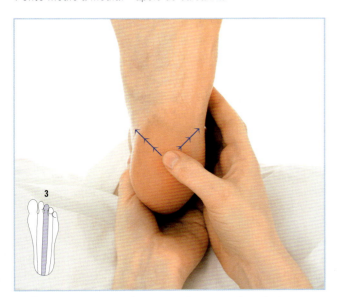
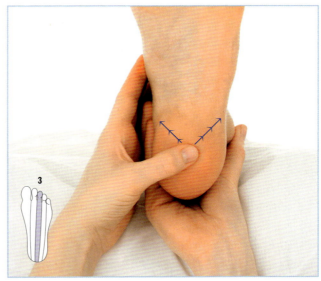

1 Segure o pé esquerdo com a mão esquerda, pela base, coloque o polegar direito no ponto médio e trabalhe na direção da borda medial, passando daí para a lateral conforme mostrado.

2 Segure o pé esquerdo com a mão direita, pela base, e trabalhe com o polegar esquerdo na direção da borda lateral, passando daí para a medial conforme mostrado.

O sistema respiratório

Os pulmões e o coração fornecem ao corpo sangue oxigenado, necessário para a sobrevivência de cada célula. Como o corpo é incapaz de armazenar oxigênio, precisamos respirar continuamente para continuar vivos. A respiração é, pois, um reflexo automático que persiste mesmo quando estamos adormecidos ou inconscientes.

O sistema respiratório compreende o nariz, a faringe, a laringe, a traquéia e os dois pulmões com seus brônquios, bronquíolos e alvéolos. As costelas e o músculo diafragmático também fazem parte do mecanismo respiratório. O ar que absorvemos supre todas as células do corpo com oxigênio. Quando expiramos, lançamos fora o gás carbônico residual, que foi transportado pelo sangue das células até os pulmões.

Narinas, faringe e traquéia

Quando inspiramos pelo nariz, nossas narinas aquecem ou resfriam o ar. Pêlos minúsculos interceptam partículas de pó e sujeira que poderiam irritar as vias aéreas inferiores.

No fundo da garganta existe uma área compartilhada pelos sistemas digestivo e respiratório, o que torna possível respirar também pela boca. Isso é necessário quando o nariz fica obstruído por um resfriado; mas se você costuma respirar pela boca, o ar contorna o sistema de filtragem das passagens nasais, deixando-o mais sujeito a infecções de garganta. Também é provável que você ronque.

Na deglutição, uma aba de tecido, a epiglote, fecha automaticamente a laringe, impedindo que o alimento penetre no sistema respiratório. Da faringe, o ar aquecido desce à traquéia por dois tubos bronquiais e chega aos pulmões.

Os pulmões

Os pulmões têm forma cônica, com uma base ligeiramente côncava que repousa sobre o diafragma, músculo localizado acima da área abdominal que se estende de lado a lado do corpo. Os pulmões são protegidos pela caixa torácica, muito flexível e com músculos intercostais entre as costelas.

Envolve os pulmões a pleura, uma membrana cheia de fluido pleural. Isso impede a fricção quando os pulmões se dilatam e contraem.

A intricada rede de passagens aéreas que suprem os pulmões lembra uma árvore invertida, com a traquéia formando o tronco. Os galhos se projetam para fora e são chamados brônquios e bronquíolos. Existem aproximadamente trinta mil bronquíolos em cada pulmão. Os bronquíolos terminam em bolsas alveolares, agrupamentos de pequenas câmaras chamadas alvéolos.

Os alvéolos são estruturas expansíveis, de revestimento fino, que suportam uma rede de capilares repletos de sangue. O oxigênio e o gás carbônico atravessam por turnos essas finas paredes. O oxigênio do ar inalado se difunde dos alvéolos para o sangue, enquanto o gás carbônico sai do sangue e passa para os alvéolos, voltando aos bronquíolos, brônquios e traquéia a fim de ser expelido.

Os alvéolos lembram cachos de pequenas uvas sem sementes. Em sua superfície interna há células brancas que ingerem e destroem substâncias irritantes trazidas pelo ar, como bactérias e pólen ainda não-filtrados.

TODOS OS SONS QUE FAZEMOS

A expiração não apenas livra os pulmões do gás carbônico como nos permite falar e cantar. O ar emitido flui pela laringe, vasta porção da parte superior da traquéia protegida por sólida cartilagem que forma o pomo-de-adão. Duas fitas de tecido, as cordas vocais, abrem-se em forma de V na frente da laringe. Quando falamos, as cordas vocais se contraem, estreitando a abertura. O ar, passando por elas, fá-las vibrar e produz sons.

Graças à quase infinita variação de posições da língua, lábios e dentes, geramos os diferentes sons que constituem a fala e o canto. O volume da voz é controlado pela força da respiração, as cavidades nasais dão ressonância e o comprimento das cordas vocais determina a altura: quanto mais longas são as cordas, mais baixa é a voz.

O SISTEMA RESPIRATÓRIO 83

O sistema respiratório.
O oxigênio é inalado sob a forma de ar pelo nariz e pela boca, sendo em seguida levado para os pulmões onde passa através da parede dos alvéolos para as células do sangue. Ao mesmo tempo, o gás carbônico retorna do sangue para os alvéolos e é em seguida expelido.

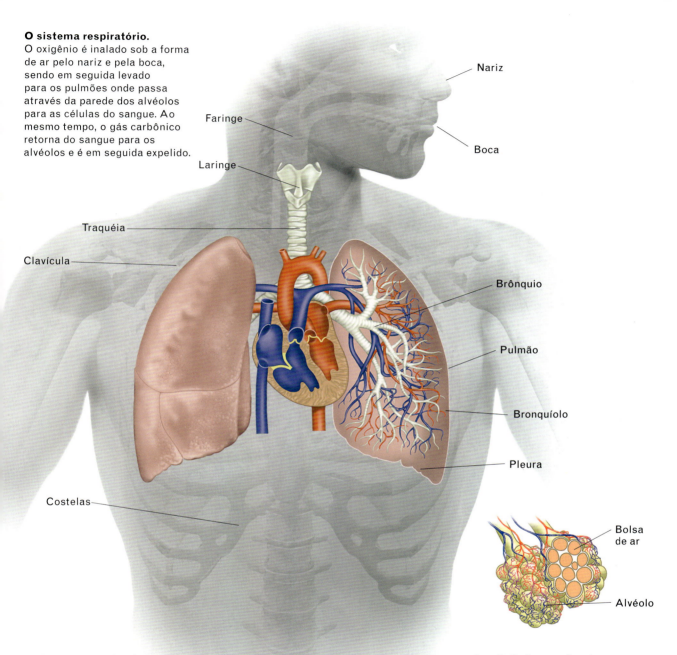

A bolsa alveolar é pequena; mas, se fossem todos distendidos, os alvéolos dos dois pulmões cobririam meia quadra de tênis. Quando a doença destrói alguns alvéolos, resta menos superfície para a troca gasosa. Isso resulta em dificuldade crônica de respiração, que pressiona o músculo cardíaco.

A mecânica da respiração

Quando inspiramos, o diafragma (que se estira para os lados entre as cavidades torácica e abdominal) desce e a caixa torácica se expande graças aos músculos intercostais situados entre as costelas. O diafragma funciona como um fole para os pulmões, descendo para ajudá-los a expandir-se e depois subindo para expelir o ar. Normalmente inspiramos e expiramos cerca de 10-17 vezes por minuto, mas a taxa respiratória pode variar muito. Abaixa durante o sono e chega a oitenta vezes por minuto quando corremos ou subimos uma montanha, pois então é necessário fazer um grande esforço e o corpo vai exigindo cada vez mais oxigênio. A taxa respiratória também pode subir bastante quando há dificuldade de inalar, já que vias aéreas congestionadas reduzem a capacidade de absorção de oxigênio.

Distúrbios respiratórios que podem melhorar com a reflexologia

Quando o sistema respiratório é afetado por um corpo irritante – vírus, pó ou substância tóxica –, a membrana mucosa reage inflamando-se e secretando muco. Isso se manifesta sob a forma de distúrbios variados.

Doenças do pulmão

Os distúrbios respiratórios são hoje muito comuns no mundo inteiro. As principais causas são o fumo e os ambientes empoeirados. O tecido pulmonar dos fumantes crônicos e das pessoas que trabalham em fábricas onde o ar é poluído apresenta vastas áreas escurecidas por partículas de carbono. Esse tecido não se expande e restringe em muito o funcionamento dos pulmões.

Até há pouco tempo, o câncer de pulmão era uma doença masculina, mas um número crescente de mulheres passou a fumar e a incidência da moléstia, relacionada a esse vício, está aumentando. Se o tabagismo fosse abolido, desapareceriam 90% dos casos de câncer de pulmão. (Embora a nicotina seja a substância responsável pelo vício, o que causa o câncer é o alcatrão e a mistura química contida no tabaco.) A qualidade do ar também é um fator. O tráfego aéreo e rodoviário cada vez mais intenso, além do uso de sprays químicos, enche o ar de toxinas que atacam os tecidos delicados de nosso sistema respiratório.

Asma e bronquite

Por uma série de razões, a incidência de asma no mundo ocidental dobrou nas duas últimas décadas. A dieta é um fator importante (ver janela), para não falar no *stress* e na poluição atmosférica. As vias respiratórias das crianças pequenas são muito suscetíveis a substâncias irritantes, e tratamentos convencionais podem exacerbar o problema existente. Uma das maneiras de tentar aliviar as infecções é remover as amígdalas e os adenóides. Mas amígdalas e adenóides são glândulas linfáticas, a primeira linha de defesa do corpo (ver p. 96). Sua remoção pode amenizar infecções do ouvido, do nariz e da garganta, mas, sem adenóides ou amígdalas para absorver as bactérias, o próximo alvo são os pulmões.

É bem provável que a criança vá então sofrer crises do que os médicos chamam de "bronquite asmática". O tratamento exigirá mais antibióticos e, quando estes deixarem de funcionar, serão prescritos diversos inaladores para dilatar os tubos bronquiais inflamados e infectados. Essas drogas costumam deixar a criança tensa e com problemas comportamentais, dificultando-lhe o sono e tornando-a agressiva. Toda essa tensão provoca crises asmáticas.

Como a reflexologia pode ajudar

Os tipos de problemas respiratórios que o reflexologista pode aliviar e controlar são a bronquite, a asma, o enfisema e todas as demais infecções do trato respiratório. (Não convém que o paciente suspenda o uso das drogas broncodilatadoras prescritas sem antes consultar seu médico.) A reflexologia busca as causas das doenças respiratórias e o tratamento direto das áreas respiratórias como os pulmões. Vale lembrar que o sistema digestivo de uma pessoa com problemas respiratórios precisa ser tratado com a mesma atenção dada às áreas respiratórias (ver p. 76).

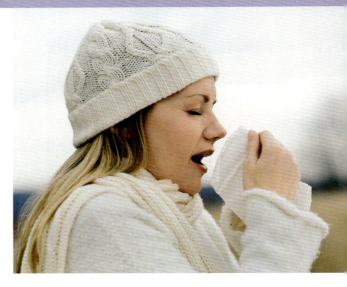

Deixe a natureza agir. Fluxo de muco, tosse e espirros são meios pelos quais o corpo se livra da infecção. Antibióticos que suprimem sintomas não devem ser usados em excesso.

O VÍNCULO DIGESTIVO-RESPIRATÓRIO

As membranas mucosas que revestem todo o sistema digestivo também recobrem o sistema respiratório. Uma causa comum de reação alérgica é o alimento (ver p. 76), de modo que, se as membranas mucosas do sistema digestivo estão tentando combater a reação a uma substância alergênica, as do sistema respiratório também poderão reagir, motivo pelo qual dificuldades respiratórias às vezes resultam de reações alérgicas. De fato, o mau funcionamento do sistema respiratório não raro tem sua origem na digestão.

O SISTEMA RESPIRATÓRIO 85

Como trabalhar os pontos reflexos associados

Os reflexos do pulmão são detectados na planta do pé entre as linhas do ombro e do diafragma, bem como na mesma área da borda dorsal.

Plantar

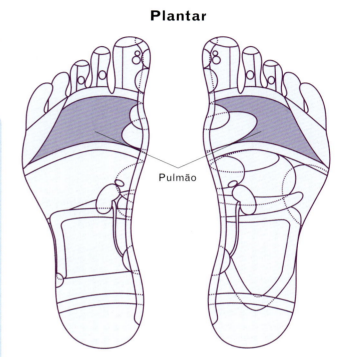

Pulmão

ESTUDO DE CASO **ASMA**

PERFIL DO CLIENTE

Jane tinha 8 anos quando sua mãe a trouxe ao meu consultório com um histórico de graves crises asmáticas. Em diversas ocasiões sua respiração se tornou tão difícil que ela teve de ir para o hospital. O problema começou quando Jane tinha 3 anos, depois de um episódio de bronquite. Jane fez inalações e tomou vários remédios, que aliviavam as crises, mas despertavam na mãe o receio de que a filha ficasse dependente dos medicamentos. Jane era uma menina muito tímida, que não praticava esportes na escola e não participava de nenhuma outra atividade, isso durante tanto tempo que acabou por perder a autoconfiança.

Inúmeros problemas respiratórios começam no sistema digestivo sob a forma de alergias alimentares (ver p. 76). Meu objetivo era regularizar a respiração de Jane e fortalecer-lhe o sistema digestivo, a fim de ajudar seu corpo a enfrentar as alergias. Também aconselhei a mãe a excluir laticínios e corantes de sua alimentação.

REGULARIDADE DO TRATAMENTO REFLEXOLÓGICO

Jane passou por tratamentos semanais regulares de reflexologia durante três meses e, depois, submeteu-se a uma sessão por mês durante um ano.

REFLEXOS

Reflexos principais	Assistência
Áreas do estômago e intestinos	Ajudar a combater alergias alimentares potenciais
Pulmão	Regularizar a respiração
Costelas/coluna torácica	Corrigir a postura e regularizar a respiração
Plexo solar	Promover relaxamento

RESULTADOS DO TRATAMENTO

Depois de três meses, os resultados foram encorajadores. As crises de Jane se tornaram menos graves, ela se mostrou fisicamente mais ativa e passou a fazer menos inalações.

Dorsal

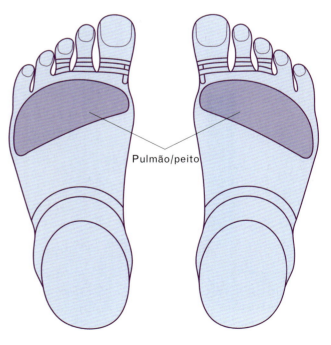

Pulmão/peito

A área do pulmão

Pé direito – plantar
Medial a lateral – apoio em cima

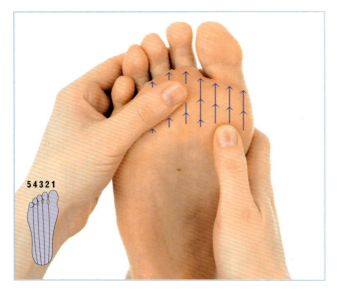

1 Segure o pé direito com a mão esquerda e, usando o polegar direito, trabalhe em linhas retas, da borda medial à lateral.

Pé direito – plantar
Lateral a medial – apoio em cima

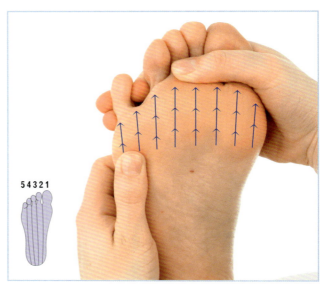

2 Segure o pé direito com a mão direita e, usando o polegar esquerdo, trabalhe em linhas retas, da borda lateral à medial. Vá separando os dedos à medida que avança.

Área do pulmão/peito

Pé direito – dorsal
Medial a lateral – apoio em cima

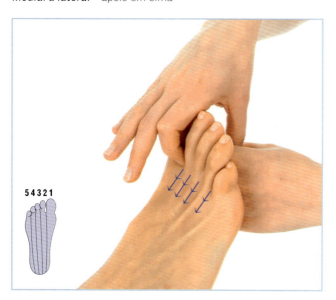

1 Apóie o pé direito com o punho esquerdo e, usando o indicador direito, trabalhe em sentido descendente, da borda medial à lateral.

Pé direito – dorsal
Lateral a medial – apoio em cima

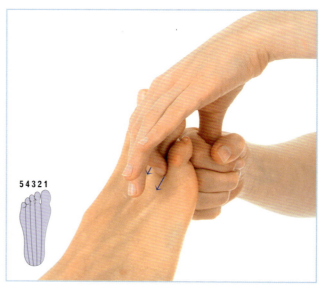

2 Apóie o pé direito com o punho direito e, usando o indicador esquerdo, trabalhe em sentido descendente, da borda lateral à medial.

O SISTEMA RESPIRATÓRIO **87**

A área do pulmão

Pé esquerdo – plantar
Medial a lateral – apoio em cima

Pé esquerdo – plantar
Lateral a medial – apoio em cima

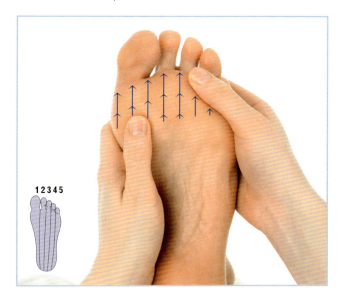

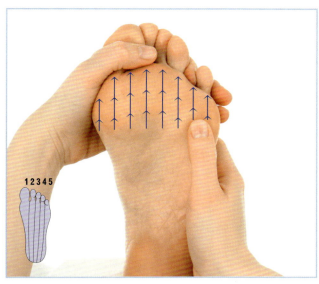

1 Segure o pé esquerdo com a mão direita e, usando o polegar esquerdo, trabalhe em linhas retas, da borda medial à lateral.

2 Segure o pé esquerdo com a mão esquerda e, usando o polegar direito, trabalhe em linhas retas, da borda lateral à medial. Vá separando os dedos à medida que avança.

A área do pulmão/peito

Pé esquerdo – dorsal
Medial a lateral – apoio em cima

Pé esquerdo – dorsal
Lateral a medial – apoio em cima

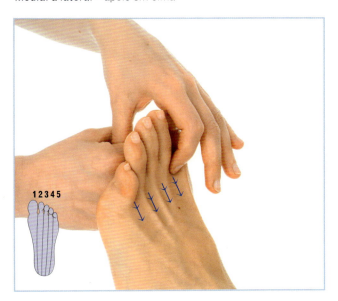

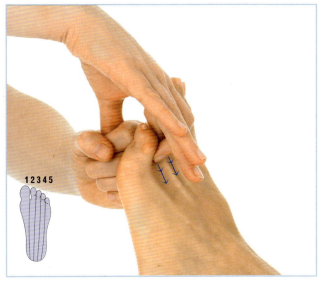

1 Apóie o pé esquerdo com o punho direito e, usando o indicador esquerdo, trabalhe em sentido descendente, da borda medial à lateral.

2 Apóie o pé esquerdo com o punho esquerdo e, usando o indicador direito, trabalhe em sentido descendente, da borda lateral à medial.

O sistema circulatório

Como bomba dinâmica, o coração é um aparelho impressionantemente sofisticado. Nenhuma bomba fabricada consegue trabalhar tão contínua, eficiente e silenciosamente como o coração humano, que pode continuar cumprindo sua função durante cem anos ou até mais, sem precisar de manutenção nem atenção.

O sangue leva oxigênio e energia vital a todas as partes do corpo, transportando resíduos para onde eles podem ser purificados, como o fígado, ou expelidos, como os pulmões e os rins. O coração bombeia esse sangue doador de vida pelo corpo inteiro, valendo-se de uma rede de vasos sanguíneos que inclui as artérias, as veias e os capilares – cujo comprimento combinado daria a volta à Terra quase duas vezes e meia!

O coração

O coração se forma no feto como dois tubos pulsantes que podem ser ouvidos por meio de equipamento de monitoração sofisticado já no 16º dia após a concepção. Desenvolve-se num órgão cônico mais ou menos do tamanho do punho do dono e situa-se na cavidade torácica entre os pulmões, um pouco mais para a esquerda do que para a direita.

A parede do coração consiste de três camadas. A partir do interior, são elas: endocárdio (revestimento liso), miocárdio (músculo cardíaco) e pericárdio (a forte bolsa que envolve o órgão).

O termo miocárdio deriva do grego *myos*, "músculo", e *kardia*, "coração". Trata-se de um músculo especializado que controla os batimentos cardíacos. O miocárdio pode continuar trabalhando incansavelmente no curso de uma vida longa sem exigir nenhuma intervenção médica.

O coração é uma bomba dupla, com os lados direito e esquerdo completamente separados por uma parede ou septo. Cada metade se divide em duas câmaras, superior e inferior. As duas câmaras superiores são chamadas átrios e as duas inferiores, ventrículos.

O átrio e o ventrículo de cada metade são separados por uma válvula que se abre e se fecha conforme as mudanças de pressão nas câmaras, permitindo que o sangue flua numa única direção. A válvula entre o átrio direito e o ventrículo direito recebe o nome de válvula tricúspide. A válvula do lado esquerdo chama-se válvula bicúspide.

As válvulas também vigiam as saídas dos ventrículos para a artéria principal ou veia. Entre o ventrículo esquerdo e a aorta acha-se a válvula aórtica; e, entre o ventrículo direito e a artéria pulmonar, a válvula pulmonar. De novo, essas válvulas só permitem o fluxo de sangue numa direção.

Artérias, veias e capilares

As artérias conduzem o sangue do coração para todas as partes do corpo por meio de uma rede intricada. Uma vez que transportam o sangue sob pressão, possuem paredes fortes e grossas que podem dilatar-se para absorver a golfada de sangue e depois contrair-se até a próxima batida cardíaca. Quando uma artéria é seccionada, o sangue jorra a altíssima pressão.

As artérias menores (arteríolas) ramificam-se em vasos minúsculos chamados capilares. Suas paredes consistem de uma única camada de células, por isso são frágeis. Sua construção, mais ou menos à maneira de um saquinho de chá, permite aos nutrientes e ao oxigênio contidos no sangue difundir-se facilmente pelo tecido contíguo.

Em troca, os capilares retiram gás carbônico e outros resíduos dos tecidos, transportando-os para as vênulas, os menores ramos de uma outra rede igualmente vasta que se comunica com o coração.

O sangue desoxigenado que volta ao coração pelas veias está sob pressão baixa: se uma veia é seccionada ou perfurada, ele escorre num fluxo lento e contínuo. O sangue é empurrado pelas veias graças a uma sucessão de válvulas de mão única que impedem o refluxo. Existem válvulas em abundância nas veias dos membros inferiores, onde o sangue tem de percorrer considerável distância enfrentando a força da gravidade.

SUPRIMENTO DE SANGUE PARA O CÉREBRO

As ramificações das artérias carótidas internas e a artéria basilar formam um círculo de artérias na base do cérebro, conhecido como círculo de Willis. Daí, os vasos sanguíneos fornecem ao cérebro sangue oxigenado.

O SISTEMA CIRCULATÓRIO 89

Artéria temporal	Veia temporal superficial
Veia facial	Artéria facial
Artéria carótida	Veia jugular interna
Aorta torácica	Veia braquiocefálica
Veia cava superior	Veia subclávia
Artéria subclávia	Veia axilar
Aorta ascendente	Veia cefálica
Artéria braquial	Veia basílica
Veia porta	
Artéria mesentérica superior	Veia cava inferior
Artéria mesentérica inferior	Veia cubital mediana
Artéria ulnária	Veia radial
Artéria radial	Veia ulnária
Arcos palmares	
Aorta abdominal	Veia ilíaca comum
Artéria ilíaca	Veia safena longa
Artéria ilíaca interna	Veia femoral
Artéria femoral	
	Veia poplítea
Artéria poplítea	Veia tibial anterior
	Veia tibial posterior
	Veia safena curta
Artéria tibial anterior	Arco venoso dorsal
Artéria dorsal do pé	

O sistema circulatório. Uma rede complexa de veias, artérias e capilares permite que o sangue circule pelo corpo inteiro. Isso faz com que os nutrientes e o oxigênio cheguem a todas as partes do corpo, além de remover os resíduos.

Circulação

A cada batida do coração, sangue oxigenado é bombeado para todas as partes do corpo e sangue desoxigenado é bombeado do coração para os pulmões, a fim de ser reoxigenado. As duas maiores veias do corpo são as veias cavas superior e inferior. Elas esvaziam seu conteúdo (sangue desoxigenado proveniente do corpo) no átrio direito. A válvula atrioventricular (tricúspide) então se abre ante o aumento de pressão no átrio direito e o sangue passa daí para o ventrículo direito.

Do ventrículo direito, o sangue é bombeado para a artéria pulmonar, a única no corpo que transporta sangue desoxigenado. Ela se divide em artérias pulmonares direita e esquerda a fim de conduzir sangue para os pulmões. Nestes, ocorre uma troca de gases e o oxigênio inalado se difunde pelo sangue. (Ver mais detalhes em "O sistema respiratório", p. 82).

As veias pulmonares, cada qual se projetando de um pulmão, levam o sangue recém-oxigenado para o átrio esquerdo do coração. Essa etapa, do ventrículo direito para os pulmões e daí para o átrio esquerdo, chama-se circulação pulmonar.

A chegada do sangue no átrio esquerdo abre a válvula atrioventricular esquerda (bicúspide) para o ventrículo esquerdo. Daí, o sangue é bombeado diretamente na aorta, que é a maior artéria do corpo. Trata-se da primeira artéria de circulação geral, que desce por trás do coração ao longo da cavidade torácica e por trás do diafragma, terminando na cavidade abdominal. Ali, ela se divide para formar as artérias ilíacas direita e esquerda, continuando pelo corpo no que é chamado de circulação sistêmica.

O ritmo das batidas do coração é controlado pelo nervo vago. A taxa de repouso é em geral de setenta batidas por minuto, mas sobe consideravelmente durante o exercício ou em situação de *stress*. Um coração saudável apresenta ritmo uniforme e ambas as partes bombeiam a mesma quantidade de sangue após cada batida, sendo iguais as quantidades que entram e saem.

CÉLULAS VERMELHAS DO SANGUE

As células vermelhas do sangue (ou eritrócitos) armazenam o conteúdo de oxigênio do sangue e são responsáveis por sua cor vermelha. A média de vida de uma célula vermelha é de 120 dias e novas células são produzidas continuamente na medula óssea para substituir as mortas. Isso assegura um número suficiente de células vermelhas para fornecer um suprimento constante de sangue oxigenado.
A deficiência de eritrócitos resulta em anemia, que, quando não tratada, causa cansaço e sobrecarrega o coração.

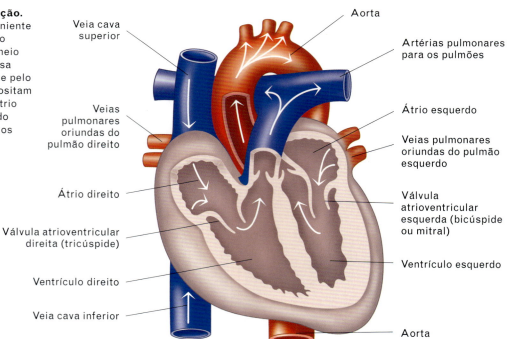

Fluxo de sangue no coração.
O sangue oxigenado proveniente dos pulmões chega ao átrio esquerdo do coração por meio das veias pulmonares, passa para a aorta e dissemina-se pelo corpo. As veias cavas depositam sangue desoxigenado no átrio direito, de onde é bombeado pelas vias pulmonares até os pulmões.

Distúrbios circulatórios que podem melhorar com a reflexologia

O coração é tão eficiente que costumamos julgá-lo infalível; mas quando ele falha, as repercussões no corpo são graves.

Doença cardíaca coronariana

A doença cardíaca é, hoje, um dos maiores assassinos do mundo ocidental. Deve-se à alimentação pobre, ao fumo, ao excesso de álcool, ao sedentarismo e ao *stress*. A genética também contribui, caso em que as mudanças no estilo de vida se tornam ainda mais importantes.

A doença cardíaca coronariana é causada pelo estreitamento das artérias coronarianas que levam oxigênio para o coração. A gordura se deposita nas paredes arteriais (aterosclerose) e limita o fluxo de sangue para o músculo cardíaco, privando o miocárdio de oxigênio. O coração recebe uma quantidade insuficiente de oxigênio e também não consegue se livrar de seus resíduos, o que provoca dor e incômodo no peito, no pescoço, no braço e às vezes na região em volta da porção inferior do diafragma.

Se depósitos de gordura se desprenderem das paredes arteriais, um coágulo poderá se formar no interior da artéria, obstruindo o fluxo sanguíneo e privando o coração de seu combustível. Uma artéria bloqueada leva freqüentemente ao ataque cardíaco (infarto do miocárdio).

A doença cardíaca coronariana é de três a seis vezes mais comum em homens do que em mulheres porque o hormônio feminino estrogênio protege as paredes arteriais. O estrogênio também ajuda a impedir o endurecimento das artérias periféricas. Apesar disso, a diferença vai diminuindo porque as mulheres estão hoje fumando e bebendo mais.

Arritmia

Embora a *taxa* cardíaca (batidas por minuto) varie, sendo lenta em repouso e mais rápida quando ocorre maior demanda física e emocional, ela quase sempre permanece regular. Às vezes, porém, pode desenvolver irregularidades como aceleração (taquicardia) ou redução (bradicardia) de ritmo inesperadas. A arritmia costuma causar batidas ectópicas (extras) ou fibrilação (contrações fracas). Embora a maioria das pessoas experimente essas palpitações de vez em quando (coração acelerado em conseqüência da ingestão excessiva de cafeína, por exemplo), um ritmo irregular pode ser sinal de que algo não vai bem, talvez no músculo cardíaco ou numa válvula.

Hipertensão (pressão sanguínea alta)

A pressão sanguínea é determinada pela força com que o sangue flui ao longo das artérias, pela elasticidade destas e pelo volume de sangue no corpo. Uma hemorragia (perda volumosa de sangue) abaixa a pressão, ao passo que uma função renal reduzida eleva-a. A pressão alta (o "assassino silencioso") às vezes passa despercebida por anos. Quem tem pressão alta corre sérios riscos de doença cardíaca, derrame cerebral e outros problemas graves.

Derrame cerebral

O derrame cerebral é um bloqueio ou uma ruptura de vaso sanguíneo no cérebro, usualmente associados à pressão alta. As artérias do cérebro não são tão fortes quanto as outras. Pode suceder que a pressão constante leve a um coágulo ou protuberância na parede arterial, que se rompe e provoca um "sangramento no cérebro", afetando o suprimento nervoso para o corpo. Um dos resultados típicos é a paralisia (permanente ou temporária) de um braço ou perna, bem como a perda da fala.

Aneurisma

O aneurisma é o inchaço anormal de uma parede arterial enfraquecida, formado em conseqüência de ferimento ou doença. Quando ele se rompe, ocorre uma hemorragia que com freqüência provoca a morte. Os fatores de risco para o aneurisma são o diabetes, a obesidade, a pressão alta e o fumo.

Como a reflexologia pode ajudar

A reflexologia pode ser muito útil nos cuidados pós-operatórios de pacientes que sofreram ataques cardíacos, e também alivia sintomas como angina e batimentos cardíacos irregulares. O tratamento de condições cardíacas com a reflexologia é seguro e eficiente; lembre-se de que o coração é um músculo muito semelhante a outros músculos e órgãos.

A reflexologia demonstrou ser bem-sucedida no auxílio a pessoas que sofreram derrame cerebral, desde que aplicada o mais rápido possível depois do episódio. As sessões devem ser diárias, para se obter o máximo de benefício.

Toda forma de disfunção circulatória pode ser amenizada pela reflexologia. Muitos pacientes relatam melhora na circulação, e pés frios freqüentemente se tornam coisa do passado.

REFLEXOLOGIA E DIABETES

As pessoas que sofrem de diabetes costumam apresentar cada vez mais problemas circulatórios. Não é raro que passem a sofrer de doença coronariana. O suprimento de sangue para as pernas às vezes diminui drasticamente, provocando ali ulcerações e gangrena. O diabetes está também associado ao derrame cerebral, à falência renal e à perda da visão. A reflexologia pode com sucesso aliviar esses efeitos e é altamente recomendada para diabéticos de todas as idades.

92 OS SISTEMAS ORGÂNICOS

Como trabalhar os pontos reflexos associados

No caso de problemas cardíacos, as principais áreas a trabalhar são, obviamente, os reflexos do coração e dos pulmões. O relaxamento do diafragma é da maior importância. Também é conveniente trabalhar toda a coluna torácica várias vezes, a fim de estimular o suprimento nervoso para a cavidade do tórax. Será igualmente benéfico trabalhar a área do fígado.

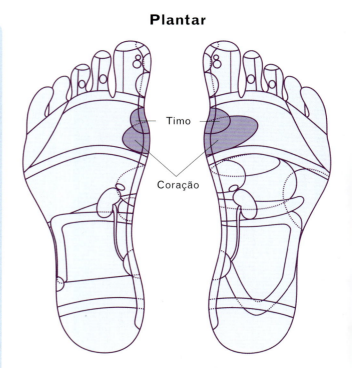

Plantar
Timo
Coração

ESTUDO DE CASO ATAQUE CARDÍACO

PERFIL DO CLIENTE
John, de 55 anos, despertou uma noite com fortes dores no peito e depois de uma hora foi levado para o hospital em caráter de emergência. Os exames confirmaram que ele sofrera um ataque cardíaco. John afirmou que, em retrospecto, já sentira dores estranhas no peito de vez em quando e observara que, quando subia uma ladeira, perdia o fôlego, mas descartara esses sintomas atribuindo-os ao fato de estar ficando velho.

Após receber alta, sentiu-se muito assustado com a experiência e ansioso para fazer de tudo a fim de evitar outro episódio semelhante. Dois anos antes, recorrera à reflexologia para livrar-se de dores nas costas, portanto sabia dos benefícios do tratamento e concluiu que ele talvez o ajudasse agora no processo de cura e recuperação.

REGULARIDADE DO TRATAMENTO REFLEXOLÓGICO
Semanalmente durante três meses e, em seguida, recomendação de sessões mensais regulares para preservar a saúde.

REFLEXOS

Reflexos principais	Assistência
Coração	Ajudar no processo de cura do coração
Pulmões	Melhorar a respiração geral
Fígado	Desintoxicar o sangue
Plexo solar	Diminuir os níveis de *stress*

RESULTADOS DO TRATAMENTO
Após três meses de sessões semanais, John voltou ao hospital para um *check up*: a pressão sanguínea, os testes de sangue e o eletrocardiograma estavam normais e o médico se mostrou muitíssimo satisfeito com esse progresso.

O SISTEMA CIRCULATÓRIO 93

A área do coração
Pé esquerdo – plantar
Medial a lateral – apoio em cima

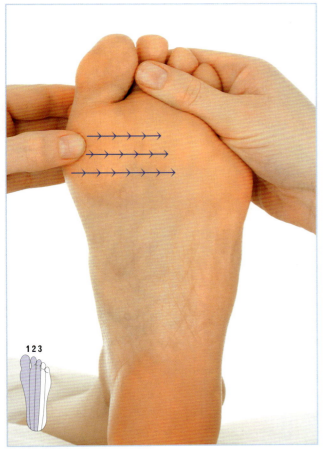

Segure o pé esquerdo com a mão direita e, usando o polegar esquerdo, trabalhe em linhas horizontais da borda medial à lateral. Como o coração já terá sido amplamente trabalhado no âmbito da área respiratória, não insistimos muito nesta e, portanto, só precisamos avançar numa direção. (Assim como órgãos e funções se sobrepõem no corpo humano, do mesmo modo os pontos reflexos se sobrepõem no pé.)

CONDIÇÕES DAS COSTAS E DO CORAÇÃO

Em seu livro *The Heart Revolution*, o dr. Paul Sherwood discute o estreito vínculo entre dor nas costas e problemas cardíacos. Isso, para mim, foi um achado dos mais bem-vindos. Durante meus longos anos de prática, tratei de problemas cardíacos em diversas ocasiões e ficava confusa ao descobrir intensa sensibilidade na coluna torácica de pacientes com angina, doença da artéria coronariana, etc.

Muitas vezes, pessoas dão entrada no hospital depois de um ataque fulminante do coração sem que seus exames, e mesmo o eletrocardiograma, revelem qualquer anormalidade. Nesses casos, se um coágulo provocou bloqueio coronariano, ele estará lá, limitando o suprimento de sangue para o músculo cardíaco e causando, por fim, danos consideráveis. (Quando um músculo é danificado, parte dele morre e filamentos dessa porção morta passam para a corrente sanguínea sob a forma de depósitos proteínicos.) Se nenhum coágulo é detectado, o motivo do ataque deve ter sido um espasmo da artéria coronariana provocado por inflamação e tensão dos músculos, nervos e ligamentos nas áreas espinais torácica e cervical.

Como "a estrutura governa a função", não é difícil entender que uma longa condição de dores nas costas pode ser associada a um ataque cardíaco – provocado, não apenas por artérias doentes, mas também por espasmos musculares. Quando, num estudo, as áreas torácica e espinal foram examinadas num grupo de pacientes que haviam sofrido um ou mais ataques cardíacos, constataram-se indícios de forte tensão nos músculos paravertebrais da área.

O sistema linfático

O sistema linfático trabalha em conjunto com o sistema circulatório, mas possui sua própria rede de vasos. Absorve gordura do sistema digestivo, ajuda a regular os fluidos orgânicos e proporciona ao corpo suas defesas naturais vitais contra a doença.

Quando o sangue bombeado ao longo das artérias alcança os capilares a fim de prover de oxigênio e nutrientes os tecidos contíguos (ver "O sistema circulatório", p. 88), nem todo o fluido que passa através das paredes capilares retorna para a rede de veias e daí para o coração. De fato, cerca de 10% dele ficam para trás, nos tecidos, e penetram no sistema linfático. Quando o fluido entra nos vasos do sistema linfático, recebe o nome de linfa. Trata-se de um líquido salgado, de cor amarelo-clara como a parte fluida do sangue, mas com menos proteínas.

Fluxo linfático

O sistema linfático pode ser considerado o sistema circulatório secundário do organismo; é por ele que a linfa se movimenta pelo corpo. O fluido linfático não é bombeado pelo coração, mas estimulado a mover-se pela pulsação das artérias, a diferença de pressão gerada no tórax pela respiração, os movimentos peristálticos do intestino e as contrações dos próprios vasos linfáticos. Seu fluxo é estimulado também pela atividade e pelo movimento muscular, particularmente a caminhada. Inúmeras válvulas em forma de taça, presentes nos vasos, asseguram que a linfa flua apenas numa direção, a do tórax.

A linfa é transportada por uma rede de vasos, cujas paredes externas têm quase a mesma espessura que a das veias pequenas. Esses vasos terminam em gânglios linfáticos. O maior vaso do sistema linfático é o duto torácico, que sobe pelo corpo diante da coluna. Os vasos linfáticos de todo o corpo, exceto do quadrante superior direito, terminam ali. Os vasos linfáticos do quadrante superior direito vão ter ao duto linfático direito.

Desses dois dutos principais, a linfa retorna à corrente sanguínea: o duto torácico alcança a veia subclávia esquerda, perto do ombro esquerdo, e o duto linfático direito atinge a veia subclávia direita, perto do ombro direito.

O baço

O baço, órgão esponjoso e avermelhado do tamanho de um punho, é o maior do sistema linfático; desempenha um papel importante na circulação e no combate às infecções. Localiza-se bem diante da coluna, embaixo do diafragma, à esquerda e atrás do estômago. Entram e saem do baço a artéria esplênica, a veia esplênica, os vasos e os nervos linfáticos.

Quando o sangue flui pelo baço, células vermelhas e brancas gastas são removidas por grandes células purificadoras, que também destroem bactérias e parasitas. O baço produz anticorpos e proteínas, que atacam vírus e outros agentes infecciosos. Além disso, o baço fabrica parte do sangue presente no feto antes do nascimento.

Retenção de fluido e absorção de gordura

As glândulas linfáticas encontram-se em todas as partes do corpo, exceto no sistema nervoso central, nos dentes, na cartilagem e nos ossos. O sistema linfático é provavelmente mais conhecido pelo seu papel na defesa do corpo. No entanto, ele desempenha ainda duas outras funções importantes: controla os níveis de fluido nos tecidos e absorve gordura do sistema digestivo.

Antes de entrar no sistema linfático como linfa, o fluido banha as células dos tecidos do corpo inteiro, sendo então chamado fluido intersticial. Ele é expelido pelo sistema linfático, que o purifica e devolve ao sangue numa média de três litros por dia. Se esse processo for bloqueado ou interrompido em qualquer ponto, o fluido se condensa e produz inchaço ou edema.

O revestimento do intestino delgado possui grande concentração de vasos linfáticos, chamados quilíferos. Eles absorvem a gordura e as vitaminas solúveis em gordura do alimento digerido, quando este passa pelo intestino delgado. O fluido, tão gorduroso que tem aparência leitosa (fato que explica a palavra inglesa "lacteal", usada para os vasos quilíferos), é chamado quilo.

O SISTEMA LINFÁTICO **95**

O sistema linfático. É um sistema circulatório secundário composto de vasos linfáticos, gânglios e dutos, bem como de órgãos e tecidos linfóides altamente especializados, inclusive o timo, o baço e as amígdalas.

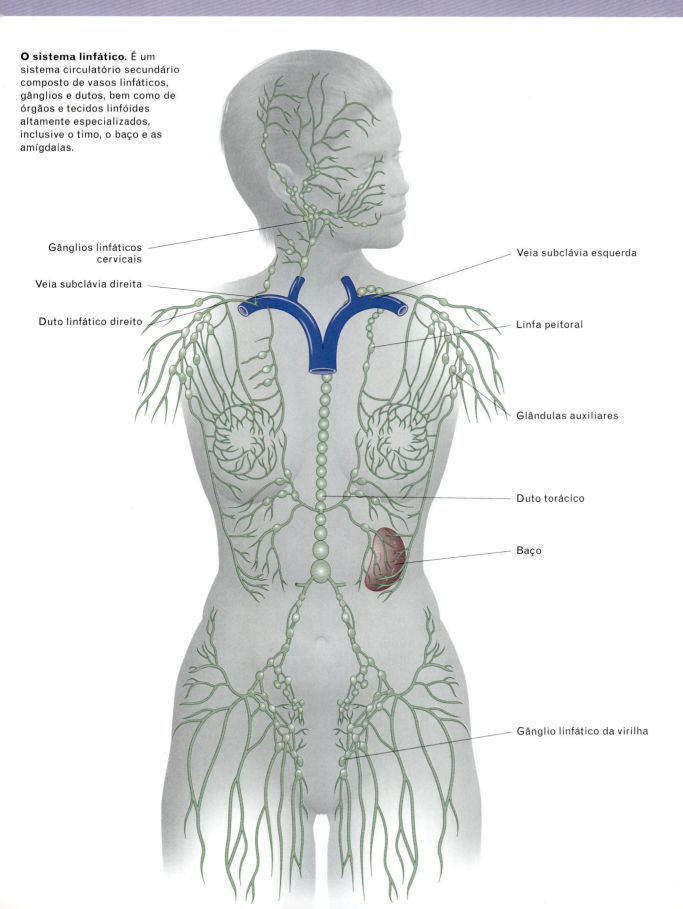

- Gânglios linfáticos cervicais
- Veia subclávia direita
- Duto linfático direito
- Veia subclávia esquerda
- Linfa peitoral
- Glândulas auxiliares
- Duto torácico
- Baço
- Gânglio linfático da virilha

O sistema linfático como defesa

O corpo tem dois tipos de defesa: não-específico e específico. A defesa não-específica inclui, por exemplo, os pêlos do nariz que filtram partículas do ar inalado, e os ácidos e enzimas do estômago que destroem bactérias prejudiciais contidas nos alimentos e bebidas. A defesa específica é a tarefa do sistema linfático.

Dispostos ao longo da rede de vasos linfáticos estão os gânglios linfáticos. Encontram-se por todo o corpo, mas em maior quantidade nas áreas ricas de suprimento arterial: nas axilas, nos intestinos e nas áreas dos seios e virilhas. Alguns gânglios têm o tamanho de uma cabeça de alfinete, outros o de uma azeitona. Seu papel é filtrar, da linfa, quaisquer microrganismos potencialmente nocivos que conseguiram entrar no corpo.

A fim de combater as bactérias e outras substâncias danosas, os gânglios linfáticos valem-se de células brancas especializadas, principalmente os linfócitos. Estes enfrentam os invasores de duas maneiras: os linfócitos T atacam um organismo estranho diretamente, enquanto os linfócitos B produzem compostos de proteína chamados anticorpos.

O timo

Localizada na parte superior do tórax, essa glândula desempenha papel de destaque no processo imunológico do corpo. Uma das funções do timo é secretar o hormônio timosina, que estimula o desenvolvimento das células T (as células B são produzidas pela medula óssea). As células B trabalham em conjunto com as células T, fabricando anticorpos destinados a eliminar e destruir organismos ameaçadores detectados pelas células T. Fato importante é que as células B preservam a "lembrança" de qualquer batalha anterior contra um antígeno, permitindo ao corpo reagir com extrema rapidez ao reconhecer a ameaça que já enfrentou antes.

Como a reflexologia pode ajudar

Quando uma infecção ataca o corpo, os gânglios linfáticos incham em pontos estratégicos: pescoço, axilas, fígado, intestinos, virilhas e joelhos. Quando temos uma crise aguda de amigdalite, por exemplo, os gânglios linfáticos em volta do pescoço e garganta se dilatam na tentativa de impedir que a infecção suba para o cérebro. Um corpo saudável consegue defender-se contra a maioria dos organismos causadores de doenças. Infelizmente, há inúmeros aspectos da vida moderna que deprimem o sistema linfático. "O sistema imunológico" (pp. 190-193) mostra em maiores detalhes como um sistema imunológico enfraquecido deixa o corpo à mercê da infecção e da doença, e como a reflexologia pode ser usada para fortalecê-lo.

Um dos modos pelos quais a reflexologia ajuda o sistema linfático é livrando o corpo do excesso de fluido que pode se acumular em determinadas partes, sobretudo pernas, pés, dedos e mãos. O fluido se acumula porque a linfa circula não pela ação do coração, mas pelo movimento dos músculos, de sorte que, se ficamos sentados por longos períodos, ela se concentra nas pernas e nos pés, provocando inchaço.

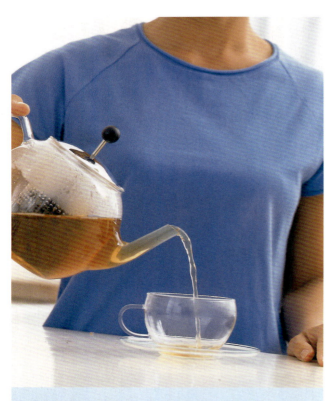

PARA MELHORAR A CIRCULAÇÃO LINFÁTICA

A reflexologia ajuda a linfa a fluir naturalmente pelo corpo. Você poderá também acelerar esse processo fazendo o seguinte:

- Bebendo chá de dente-de-leão ou de funcho (diuréticos naturais), caso apresente tendência à retenção de líquidos.
- Girando os calcanhares e caminhando depois de um longo período sentado (como viagem de avião ou carro muito demorada).
- Evitando o álcool, sobretudo em viagens demoradas em espaço fechado, pois o álcool provoca desidratação e inchaço.
- Fazendo exercícios. Atividades como ciclismo, natação e pular corda aceleram o fluxo linfático.

Como trabalhar os pontos reflexos associados

Como o sistema linfático está distribuído por todo o corpo, não precisamos isolar áreas específicas dos pés. O sistema linfático inteiro é tratado quando trabalhamos o corpo todo. O duto torácico, por exemplo, dispõe-se à frente da coluna na área da caixa torácica, de modo que trabalhar a área torácica da coluna estimulará essa área e ajudará a drenar o sistema linfático.

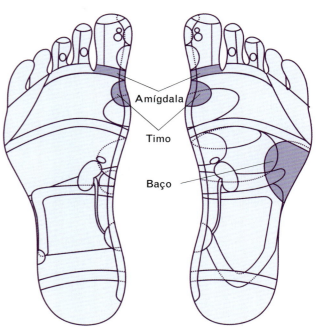

Plantar

ESTUDO DE CASO CÂNCER DO SEIO

PERFIL DA CLIENTE
Mary veio tratar-se depois de uma mastectomia do seio direito. Estava deprimida e ansiosa por causa do diagnóstico, além de sentir dores e inchaço no braço direito em consequência da remoção dos gânglios linfáticos da axila.

REGULARIDADE DO TRATAMENTO REFLEXOLÓGICO
Duas sessões semanais nas três primeiras semanas e depois mais seis em base semanal.

REFLEXOS

Principais reflexos	Assistência
Áreas do seio e linfática	Ajudar a reduzir a dor e o inchaço
Baço	Estimular a imunidade geral
Todo o sistema endócrino	Melhorar o sistema hormonal e equilibrar o corpo

RESULTADOS DO TRATAMENTO
Os pés de Mary eram extremamente sensíveis na área do seio, do lado direito, o que era esperado após a cirurgia. Depois da primeira sessão, ela declarou que se sentia mais relaxada e estava dormindo melhor. Realizadas três sessões, Mary se confessou impressionada por conseguir levantar o braço esquerdo com maior facilidade. No final do tratamento, a mobilidade do braço direito voltara quase ao normal, a dor diminuíra e ela se sentia mais tranquila, pronta para enfrentar de novo a vida. Continuou se submetendo à reflexologia em bases regulares, para conservar a saúde geral.

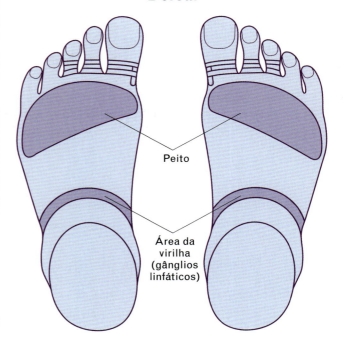

Dorsal

O sistema endócrino

O sistema endócrino consiste de glândulas e tecidos, em várias partes do corpo, que produzem hormônios. Dado que estes regulam vários sistemas e ciclos orgânicos internos, inúmeros aspectos de nossa saúde física e mental dependem do bom funcionamento do sistema endócrino.

As glândulas e tecidos do sistema endócrino são:

- Hipotálamo
- Glândula pituitária
- Glândula pineal
- Glândula tireóide
- Quatro glândulas paratireóides
- Timo
- Duas glândulas supra-renais
- Ilhotas de Langerhans no pâncreas
- Dois ovários na mulher e dois testículos no homem

O sistema endócrino trabalha em conjunção com o sistema nervoso para manter o corpo sob controle. Faz isso por meio da secreção de hormônios ou monitoração da taxa de secreção hormonal. Os hormônios são mensageiros químicos que transmitem informação sobre a velocidade com que as glândulas e os órgãos trabalham. Eles próprios são controlados por um mecanismo chamado *feedback*. Quando uma glândula trabalha em excesso, o sistema hormonal diminui-lhe a capacidade, como um termostato. Quando uma glândula tem sua atividade reduzida ou não funciona bem, o sistema hormonal a estimula e aumenta-lhe a capacidade. Dessa maneira, o sistema endócrino regula o metabolismo, o consumo de nutrientes pelas células, o equilíbrio de sais e fluidos, o crescimento e a reprodução, além de ajudar o corpo a enfrentar o *stress*.

A glândula pituitária e o hipotálamo

A atividade endócrina é controlada por uma área do cérebro chamada hipotálamo, que age em conjunto com a glândula pituitária. O hipotálamo tem efeito controlador direto sobre a glândula pituitária e efeito indireto em muitos outros processos: ele coaduna os sistemas nervoso e endócrino.

A glândula pituitária situa-se entre os olhos, atrás do nariz, protegida por um sólido arco ósseo chamado *sella turcica* (sela turca). Essa glândula regula a atividade de muitas outras glândulas endócrinas, motivo pelo qual é conhecida como "maestro da orquestra".

A glândula pituitária possui um lóbulo anterior e um lóbulo posterior. O anterior secreta os seguintes hormônios trópicos (assim chamados porque estimulam outras glândulas endócrinas):

- **Hormônio estimulante da tireóide (HET):** ativa a glândula tireóide.
- **Hormônio adrenocorticotrópico (HACT):** responsável pela estimulação das glândulas supra-renais.
- **Hormônios gonadotrópicos:** na mulher, estimulam o crescimento e a liberação de um óvulo dos ovários a cada mês. No homem, estimulam a produção de espermatozóides e testosterona. (Ver página 146 para mais informações sobre a ação dos hormônios no sistema reprodutor.)

O lóbulo anterior também secreta dois hormônios não-trópicos:

- **Hormônio do crescimento:** promove o crescimento do esqueleto, dos músculos, do tecido conectivo e dos órgãos.
- **Prolactina:** estimula as células das glândulas mamárias para que elas produzam leite.

Dois outros hormônios são secretados pelo hipotálamo, armazenados no lóbulo posterior da pituitária e liberados quando necessário:

- **Oxitocina:** promove a contração dos músculos uterinos e das células do seio lactante, que despeja leite nos grandes dutos por trás do mamilo. No início da gravidez, o útero se torna muito sensível à oxitocina. A quantidade secretada aumenta antes e durante o parto, bem como no momento em que o bebê está mamando.
- **Hormônio antidiurético (HAD):** regula o equilíbrio dos fluidos e, indiretamente, controla a pressão sanguínea. O HAD ajuda o corpo a manter a água aumentando a capacidade de reabsorção a partir dos dutos coletores dos rins.

O SISTEMA ENDÓCRINO 99

O sistema endócrino.
As glândulas e os tecidos endócrinos produzem hormônios, os "mensageiros químicos", e liberam-nos na corrente sanguínea. Incluem as glândulas pituitária, tireóide, paratireóides e supra-renais, bem como os ovários, os testículos, parte do pâncreas e a placenta.

- Hipotálamo
- Glândula pituitária
- Glândula pineal
- Tireóide
- Paratireóides
- Timo
- Glândulas supra-renais
- Ilhotas de Langerhans
- Ovários/testículos

O EFEITO ULTRAVIOLETA

Durante boa parte do inverno, os habitantes do círculo polar ártico têm de viver num semicrepúsculo. Nessa época, são comuns padrões comportamentais pouco característicos como depressão maníaca, histeria e paranóia. Em casos extremos, pessoas podem perder o uso de um membro ou membros, o que se costuma chamar de "paralisia histérica".

Psicólogos e psiquiatras, estudando o povo da Groenlândia, concluíram que esses padrões de comportamento resultam de condições climáticas extremas e da falta de luz solar. Quando pacientes com problemas mentais receberam uma dose diária de raios ultravioleta na área da glândula pineal por vinte minutos, durante um mês, os resultados foram notáveis: 90% deles voltaram ao estado normal.

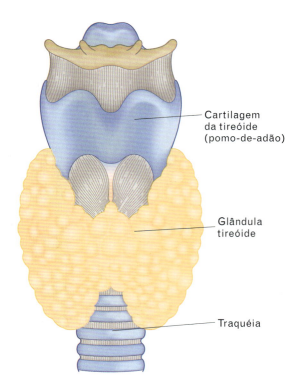

A glândula tireóide. Uma das maiores glândulas endócrinas, a tireóide, em forma de borboleta, desempenha inúmeras funções, como regulação do crescimento, metabolismo e sensibilidade do corpo a outros hormônios. Ela controla também a fertilidade, pois o hipotireoidismo pode inibir a concepção.

A glândula pineal

Essa pequena glândula situa-se na parte anterior do cérebro e tem o formato cônico de uma pinha, daí seu nome. Conecta-se ao cérebro por uma haste curta que contém nervos, muitos dos quais terminam no hipotálamo. Tem cerca de 10 mm de comprimento, cor castanho-avermelhada, e é envolvida por uma cápsula.

A glândula pineal secreta um hormônio chamado melatonina em resposta a baixos níveis de luz. Isso nos ajuda a ter sono tarde da noite. A quantidade secretada chega ao máximo no meio da noite e depois vai diminuindo. O aumento da luz inibe a produção de melatonina, o que nos faz despertar de manhã.

Há uma associação direta entre a glândula pineal e os padrões de humor e o comportamento. Algumas pessoas se dão conta de que, nos meses de outono e inverno, tendem a imitar o comportamento dos animais: ganham peso, tornam-se indolentes e têm a atividade mental reduzida. Essa mudança comportamental prossegue até a primavera, quando os dias são mais longos, dando novo impulso à terra e à própria vida.

Nos países em que as estações duram mais e a luz é escassa, são muito comuns os distúrbios afetivos sazonais (DAS). A razão principal de seus sintomas depressivos é a falta de luz solar. Há quem note, depois da exposição à luz ultravioleta, um efeito direto no humor e hoje se supõe que a glândula pineal tem sobre o cérebro efeitos reflexos transmitidos pelo nervo óptico (ver janela).

Embora a maioria de nós prefira um dia ensolarado a um dia nevoento, o distúrbio afetivo sazonal é mais que uma resposta emocional; é um fato fisiológico básico que precisamos do sol para preservar a boa saúde da mente. Talvez por isso, no outono e inverno, aumentem tanto as internações em hospitais psiquiátricos.

As glândulas tireóide e paratireóide

A tireóide, situada no pescoço, é uma das maiores glândulas endócrinas, sendo seu papel estimular o crescimento e o desenvolvimento. Ela extrai iodo do sangue a fim de fabricar hormônios como a tiroxina e a calcitonina.

A tireóide é também responsável pelo metabolismo do corpo e influencia a taxa de batimentos cardíacos. Uma tireóide muito ativa pode provocar desagradáveis palpitações cardíacas. Outros sintomas incluem pele e cabelos oleosos, além de apetite acentuado, mas com paradoxal perda de peso. O corpo está sempre em alta velocidade, de modo que é impossível relaxar, a insônia se torna um problema e os níveis de ansiedade aumentam.

O SISTEMA ENDÓCRINO

Glândulas supra-renais. Cada uma dessas glândulas contém uma medula e um córtex. A medula produz hormônios que controlam a resposta do corpo ao *stress*. Os hormônios secretados pelo córtex regulam os fluidos e o sal, entre outras funções.

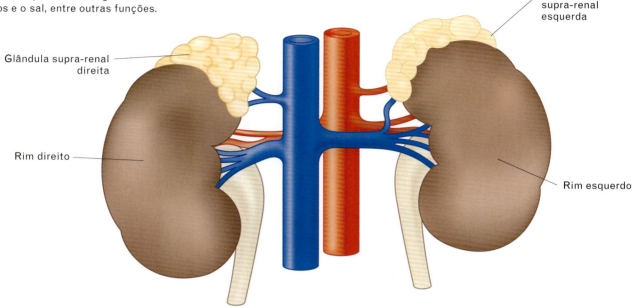

Glândula supra-renal direita

Glândula supra-renal esquerda

Rim direito

Rim esquerdo

Quando a tireóide se mostra pouco ativa, surgem os sinais opostos: aumento de peso, pele ressecada e escamosa, cabelos finos e secos, letargia, fraqueza muscular e diminuição da capacidade mental (uma criança nascida com disfunção da tireóide apresentará deficiência mental).

As glândulas paratireóides encaixam-se na glândula tireóide e secretam o hormônio paratireoidiano, uma pequena proteína que regula o nível de cálcio no sangue e de fluido nos tecidos. A tireóide e as paratireóides trabalham juntas para regular o nível de cálcio no sangue.

O timo

Essa glândula cinzento-rosada localiza-se bem atrás do esterno, na base da garganta. A função do timo muda à medida que crescemos: de antes do nascimento até a puberdade, ela produz as células T do sistema imunológico (ver "O sistema linfático", p. 96). É bem grande nas crianças, pois constitui seu principal órgão de imunidade, mas diminui de tamanho quando elas se tornam adultos jovens, fase em que o baço atinge a maturidade e assume essa função.

As glândulas supra-renais

As glândulas supra-renais situam-se acima dos rins. Cada uma tem uma medula interna rodeada por um córtex externo e ambas segregam vários hormônios diferentes. A medula secreta epinefrina (adrenalina) e norepinefrina (noradrenalina). A noradrenalina aumenta a taxa cardíaca e a pressão sanguínea; e os dois hormônios afetam o corpo durante o *stress* (ver p. 102). O córtex secreta hormônios reguladores dos fluidos e sais, como a aldosterona, que preserva o equilíbrio do sódio e do fosfato, e o cortisol, que ajuda o corpo a combater o *stress* e as condições inflamatórias, além de controlar o consumo de carboidratos, gorduras e proteínas.

Afora isso, as glândulas supra-renais secretam pequenas quantidades dos hormônios sexuais andrógeno (efeito masculinizante) e estrógeno (efeito feminilizante). Esses hormônios, liberados em ambos os sexos, são tão escassos que têm pouco efeito no corpo.

As ilhotas de Langerhans

Situam-se dentro do pâncreas e regulam os níveis de açúcar no sangue. Sua função e associação com o diabetes são descritas com maiores detalhes em "O sistema digestivo", à página 74.

Os ovários e os testículos

Os ovários na mulher e os testículos no homem produzem hormônios que controlam o desenvolvimento sexual e as características sexuais secundárias (ver "O sistema reprodutor", p. 146).

Distúrbios endócrinos que podem melhorar com a reflexologia

O *stress* e o sistema endócrino estão estreitamente associados; portanto, as condições endócrinas que a reflexologia pode aliviar com mais sucesso são os estados de tensão.

O *stress*, em si, não é prejudicial; de fato, todos nós precisamos dele às vezes, do contrário não realizaríamos nada. O importante é a maneira pela qual o corpo o enfrenta.

Algumas pessoas se saem bem em clima de *stress*. Vão pela vida criando situações que os pressionem, pois obtêm mais sucesso em estado emocionalmente tenso.

Problemas relacionados ao *stress*

Os problemas de saúde começam quando ficamos tensos o tempo todo. Armazenamos tensão no pescoço e nos ombros. O modo como o *stress* se manifesta no corpo varia de pessoa para pessoa, mas estes poucos sintomas são comuns a todas (ver também p. 196):

- Enxaqueca
- Indigestão
- Angina
- Colite
- Asma
- Dor nas costas

Quando nos sentimos tensos e ansiosos, nosso sistema imunológico se deprime; queimou-se muita energia nervosa e a vitalidade geral do corpo foi afetada, deixando-nos à mercê de doenças. Não é surpreendente encontrar muita sensibilidade no dedo grande do pé das pessoas que sofrem de depressão, ansiedade e outras condições relacionadas ao *stress*.

Nossas glândulas supra-renais são muito receptivas a emoções e sentimentos. Os tempos em que vivíamos nas cavernas e caçávamos animais para sobreviver estão longe, mas nossas glândulas supra-renais não evoluíram e ainda reagem à excitação, ao alarma e ao perigo como se, literalmente, tivéssemos de lutar ou fugir para salvar a pele (ver abaixo).

Atravessar a vida à velocidade da luz, com pouco tempo para "parar e observar", tem efeito destrutivo. As pessoas dadas à meditação ou às técnicas de relaxamento geralmente gozam de mais saúde que aquelas que não o fazem e isso é prova suficiente de que descontração e bons sentimentos a respeito de nós mesmos beneficiam o corpo. O maior benefício que podemos obter da reflexologia é o relaxamento do corpo, da mente e do espírito.

Tensão, ansiedade e medo

Convém examinar o que realmente acontece quando estamos tensos, ansiosos ou amedrontados e comparar os processos de nosso corpo com os que nossos ancestrais das cavernas vivenciavam. Enquanto espreitava a presa, os nervos do caçador vibravam, atentos a qualquer movimento ou som; glicose e gorduras porejavam de seu fígado para lhe dar energia e capacidade extra; seus tubos bronquiais se dilatavam a fim de permitir-lhe absorver mais oxigênio; seu coração pulsava mais depressa para distribuir o oxigênio pelo corpo todo, preparando-o para atacar ou fugir e, assim, salvar a vida. O sangue se adensava em suas veias porque, assim, poderia coagular-se logo caso ele fosse ferido; além disso, nosso homem provavelmente sentia vontade de urinar e defecar freqüentemente. Com as pupilas dilatadas, podia enxergar melhor e até sua audição se aguçava enquanto ele era todo ouvidos.

Essas mudanças orgânicas resultavam da liberação de quantidades enormes de adrenalina. E a adrenalina era um hormônio capaz de lhe salvar a vida, pois a falta de força, velocidade ou atenção num momento tão crucial poderia significar que ele passaria fome ou se tornaria presa em vez de predador.

A energia despendida na caça era enorme, de modo que depois ele precisaria dormir horas a fio para se recuperar do desgaste físico e emocional. Era exatamente assim que a máquina humana devia funcionar e é exatamente assim que a adrenalina tem de nos servir.

Hoje, embora vivamos num mundo totalmente diferente, nosso corpo reage ao medo, ao alarme e à tensão da mesma maneira. Não é provável que tenhamos de lutar com um urso selvagem, mas às vezes precisamos nos haver com um chefe descontrolado e difícil que descarrega sobre nós todo tipo de emoções, da cólera ao desespero máximo. Temermos ser demitidos. Enfrentamos congestionamentos de trânsito e nos preocupamos com o futuro de nossos filhos num mundo extremamente violento.

Em resposta a essas ansiedades, medos e tensões da vida contemporânea, o nosso corpo produz os mesmos sintomas e hormônios que o do homem das cavernas. (A vontade urgente de urinar ou esvaziar os intestinos quando numa situação alarmante, como um exame escolar ou uma entrevista, é um resquício do tempo em que precisávamos carregar o mínimo de peso possível para escapar ilesos!) O grande problema é que raramente temos a oportunidade de fugir ou de queimar, numa atividade física violenta, o excesso de adrenalina. Por isso o nosso corpo retém grande quantidade de gorduras, glicose e adrenalina, que entopem nossas artérias e provocam as doenças cardiovasculares tão comuns hoje em dia.

Precisamos de mais exercício e relaxamento, em doses equilibradas. E haverá melhor maneira de obter relaxamento total do que por intermédio da reflexologia?

O SISTEMA ENDÓCRINO 103

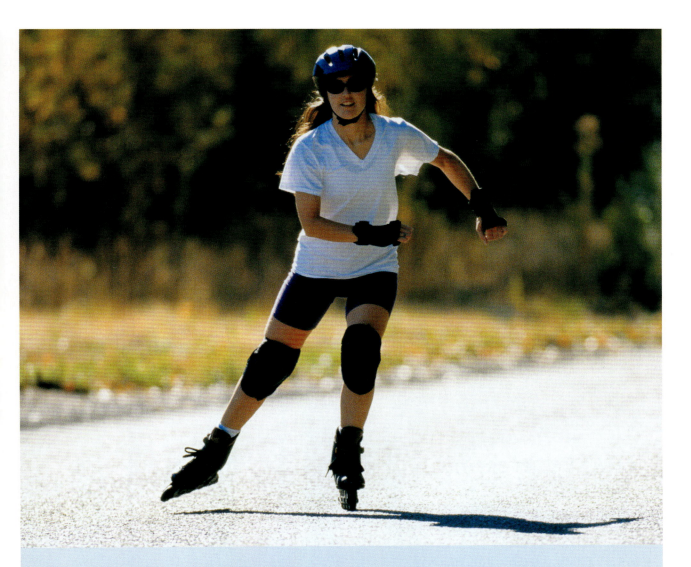

ATIVIDADES PARA COMBATER O *STRESS*

Quando sentimos que temos de correr para "salvar a pele", as glândulas do sistema endócrino liberam adrenalina a fim de estimular os batimentos cardíacos e acelerar o funcionamento do corpo. Adrenalina demais pode ter efeito negativo, fazendo-nos sentir tensos e ansiosos, com sintomas como palpitações, transpiração excessiva, diarréia e respiração entrecortada.
O exercício é a melhor maneira de lidar com o excesso de adrenalina, portanto aqui vão algumas sugestões para você tirar o máximo de sua atividade física:

- Pratique corrida, ciclismo ou ginástica. A atividade aeróbica queimará a adrenalina que entrou na corrente sanguínea e fará você se sentir melhor instantaneamente.
- Não se exercite logo após as refeições, pois o aumento de açúcar no sangue pode tornar a atividade incômoda. Coma um petisco cerca de uma hora antes.
- Não se esqueça de comer após o exercício. O consumo de um pouco de carboidratos após trinta minutos de exercícios movimentados substituirá os estoques de combustível e ajudará seu corpo a se recuperar.
- Varie os exercícios. Quando começar a se sentir enfastiado com a rotina, tente uma nova atividade. Procure também estabelecer uma meta, como treinar para uma corrida.

Como trabalhar os pontos reflexos associados

Os reflexos relacionados às áreas do cérebro e da tireóide localizam-se nos dedos dos pés. Os reflexos das supra-renais e do pâncreas acham-se na área plantar central; os dos órgãos reprodutores, no calcanhar.

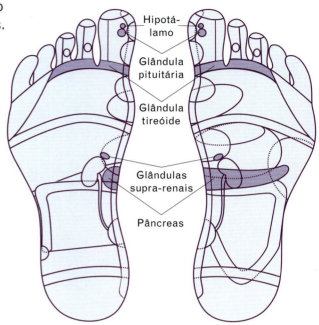

Plantar
- Hipotálamo
- Glândula pituitária
- Glândula tireóide
- Glândulas supra-renais
- Pâncreas

> ### ESTUDO DE CASO
> ### CICLO MENSTRUAL IRREGULAR
>
> **PERFIL DA CLIENTE**
> Aos 35 anos, Pauline tivera por muito tempo um ciclo menstrual irregular e doloroso. Seus períodos ocorriam em intervalos às vezes de 45-50 dias, outras de 21. Como tinha dificuldade para engravidar, pensou que a reflexologia talvez regularizasse seu ciclo e aliviasse suas dores antes de tomar hormônios sintéticos (que queria evitar).
>
> **REGULARIDADE DO TRATAMENTO REFLEXOLÓGICO**
> Semanalmente por três meses.
>
> **REFLEXOS**
>
> | Principais reflexos | Assistência |
> |---|---|
> | Pituitária/hipotálamo | Estimular as atividades hormonais |
> | Tireóide | Estimular o metabolismo |
> | Ovários e útero | Melhorar suas funções |
>
> **RESULTADOS DO TRATAMENTO**
> Todo o sistema reprodutor de Pauline era muito sensível. Na primeira visita, principalmente o reflexo de seu ovário direito teve uma forte reação (às vésperas da ovulação, a reação do ovário produtor do óvulo é bastante notória no pé). Em vista dessa sensibilidade, concluí que Pauline estava prestes a ovular. Sua glândula tireóide também se mostrava sensível.
> No dia seguinte à primeira sessão, ela se sentiu muito animada e, uma semana depois, quando menstruou, não teve dores, o que a deixou muito contente. Após três meses de tratamento, o ciclo menstrual estava bem mais regular – entre 28 e 30 dias, o que aumenta a possibilidade de que ela agora engravide.

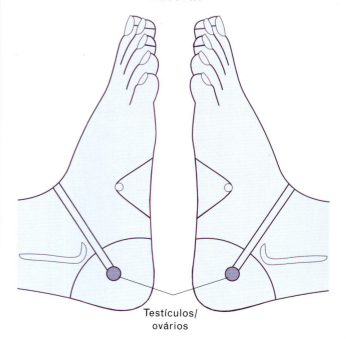

Lateral
- Testículos/ovários

O SISTEMA ENDÓCRINO 105

As áreas da pituitária, do hipotálamo e da pineal

Pé direito – plantar
Medial – apoio em cima

Pé esquerdo – plantar
Medial – apoio em cima

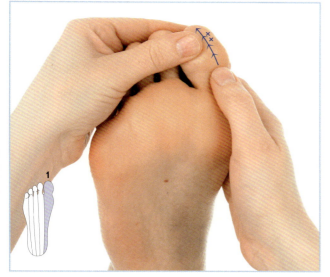

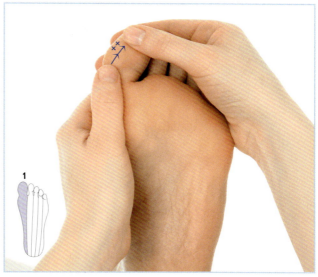

1 Segure o pé direito, em cima, com a mão esquerda e, usando o polegar direito, trabalhe três vezes a borda medial do dedo grande, em sentido ascendente.

2 Segure o pé esquerdo, em cima, com a mão direita e, usando o polegar esquerdo, trabalhe três vezes a borda medial do dedo grande, em sentido ascendente.

A área da tireóide/pescoço

Pé direito – plantar
Medial a lateral – apoio em cima

Pé direito – dorsal
Medial a lateral – apoio em cima

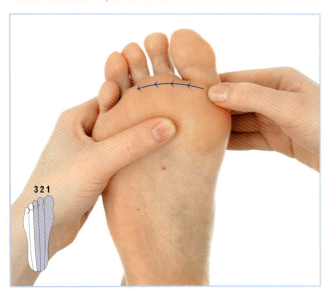

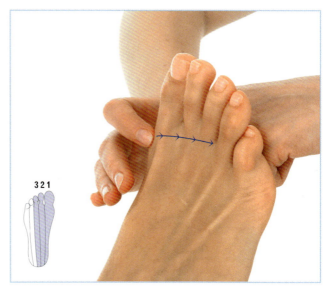

1 Segure o pé direito, em cima, com a mão esquerda e, usando o polegar direito, trabalhe três vezes a linha da base dos três dedos.

2 Apóie o pé direito com o punho esquerdo e, usando o indicador direito, trabalhe a linha da articulação dos três dedos três vezes.

A área da tireóide/pescoço

Pé esquerdo – plantar
Medial a lateral – apoio em cima

Pé esquerdo – dorsal
Medial a lateral – apoio em cima

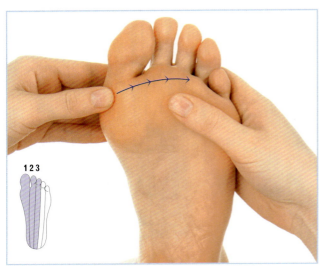
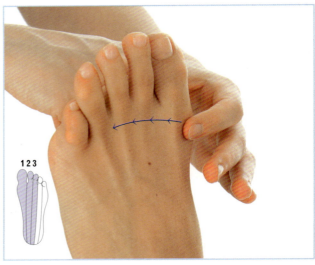

1 Segure o pé esquerdo, em cima, com a mão direita e, usando o polegar esquerdo, trabalhe a linha da base dos três dedos três vezes.

2 Apóie o pé esquerdo com o punho direito e, usando o indicador esquerdo, trabalhe a linha da articulação dos três dedos três vezes.

As glândulas supra-renais

Pé direito – plantar
Medial a lateral – apoio em cima

Pé esquerdo – plantar
Medial a lateral – apoio em cima

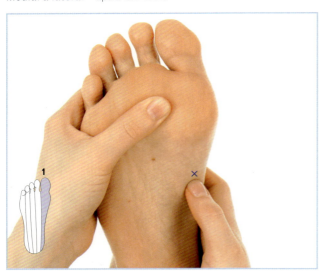
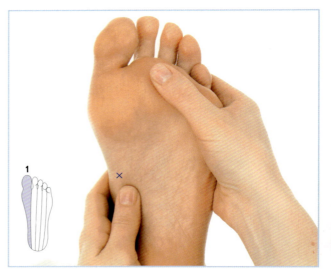

1 As glândulas supra-renais são trabalhadas ao mesmo tempo que o estômago e o fígado (ver p. 79). A cruz indica a área exata de reflexo. Ao subir, pressione esse ponto com o polegar, girando o pé para dentro enquanto mantém a pressão.

2 Segure o pé esquerdo com a mão direita e suba, pressionando o ponto reflexo com o polegar. Ao mesmo tempo, gire o pé para dentro enquanto mantém a pressão.

O SISTEMA ENDÓCRINO **107**

O pâncreas
Pé esquerdo – plantar
Medial a lateral – apoio em cima

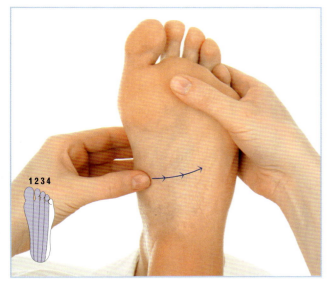

O CICLO REPRODUTOR DA MULHER
De um modo geral, a reflexologia é de grande benefício no alívio do incômodo menstrual e também já mostrou ser eficaz no combate à infertilidade. Tive duas pacientes que não conseguiam engravidar devido à infreqüência da ovulação. Depois de três meses, ambas haviam regularizado seu ciclo e engravidaram. Hoje, proclamam as virtudes da reflexologia. Inúmeros profissionais, no mundo inteiro, obtiveram resultados similares.

A reflexologia também pode aliviar os incômodos da menopausa, quando o corpo enfrenta outra grande turbulência hormonal. O assunto é examinado com mais detalhes nas páginas 216-219.

Segurando o pé esquerdo com a mão direita, trabalhe a área do pâncreas com o polegar esquerdo. Repita várias vezes. A área do pâncreas pode ser encontrada principalmente no pé esquerdo.

Os ovários/testículos
Pé direito – lateral e apoio em cima

Pé esquerdo – lateral e apoio em cima

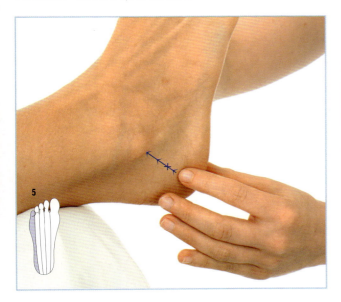

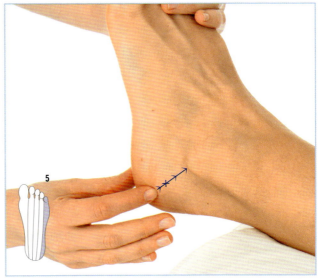

1 Segure o pé direito com a mão direita e, usando o indicador esquerdo, trabalhe a área várias vezes. A cruz indica a posição exata da área dos ovários/testículos no pé direito.

2 Segure o pé esquerdo com a mão direita e, usando o indicador esquerdo, trabalhe a área várias vezes. A cruz indica a posição exata da área dos ovários/testículos no pé esquerdo.

O plexo solar

Plexo significa "agrupamento de nervos". O corpo possui várias dessas concentrações, mas talvez a mais conhecida seja o plexo solar. Solar (de "sol") alude à sua localização central.

O plexo solar situa-se na frente da parede do estômago. Sua rede cerrada de nervos e gânglios forma o maior centro nervoso autônomo do abdome, que controla inúmeras funções importantes nessa área como a secreção de adrenalina das glândulas supra-renais (localizadas em cima dos rins) e as contrações musculares das paredes do intestino. Quando sentimos agitação no estômago causada talvez por nervosismo antes de uma entrevista ou por causa de notícias más ou empolgantes, isso são sinais vibratórios emitidos pelo plexo solar.

Como a reflexologia pode ajudar

Em alguns sistemas de crença orientais, o chakra do plexo solar, também chamado chakra manipura, é uma importante sede de emoções. O reflexo do plexo solar é sem dúvida um ótimo identificador de *stress* grave no paciente, um barômetro da saúde emocional. Mostra como nossa condição física pode ser diretamente afetada pelo nosso estado mental e espiritual. A tensão, e sobretudo a ansiedade contínua, repercutem por todo o corpo e se manifestam de várias maneiras (ver "*Stress*", pp. 194-197), como por exemplo nervosismo e distúrbios digestivos. Uma irrupção de adrenalina e agitações no estômago nos mantém alerta, ajudando-nos a ter um bom desempenho quando duram pouco; mas, quando se tornam um estado crônico, podem resultar numa grande variedade de manifestações físicas como úlceras e síndrome do intestino irritável. (Para mais informações sobre os efeitos múltiplos da adrenalina, ver páginas 102-103.)

O tratamento da área do plexo solar gera uma sensação de bem-estar e tem efeito relaxante sobre o corpo.

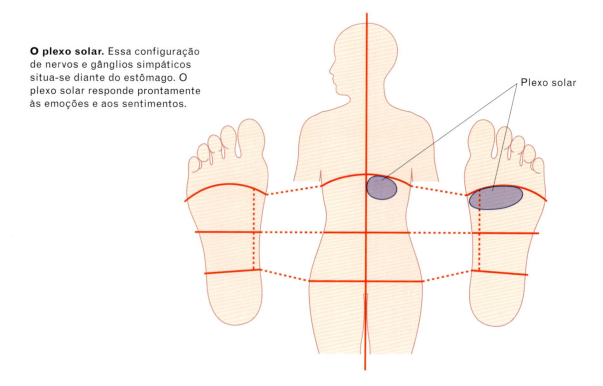

O plexo solar. Essa configuração de nervos e gânglios simpáticos situa-se diante do estômago. O plexo solar responde prontamente às emoções e aos sentimentos.

Plexo solar

Como trabalhar os pontos reflexos associados

Quando se está tratando pacientes em estado de forte tensão emocional e ansiedade, talvez enfrentando um período traumático na vida, é comum detectar sensibilidade ao exercer pressão na área do plexo solar.

Em geral, não é necessário trabalhar separadamente a área do plexo solar, pois ela se localiza no pé esquerdo diante da área do estômago, logo abaixo da linha do diafragma, sendo portanto tratada ao mesmo tempo que a área do estômago. Não é possível separar inteiramente o reflexo do plexo solar do reflexo do estômago. No entanto, se o paciente está passando por uma fase de *stress*, trabalhar concomitantemente as áreas do plexo solar e do estômago será útil para aliviar a ansiedade.

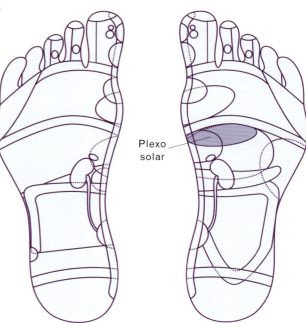

Plantar

Plexo solar

O plexo solar

Pé esquerdo – plantar
Medial a lateral – apoio em cima

Pé esquerdo – plantar
Lateral a medial – apoio em cima

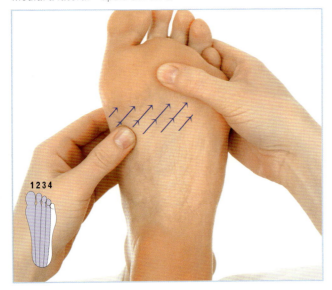

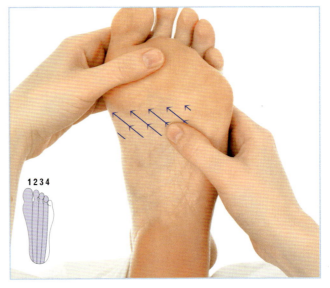

1 Segure o pé esquerdo com a mão direita e, usando o polegar esquerdo, trabalhe a área obliquamente, da borda medial à lateral.

2 Segure o pé esquerdo com a mão esquerda e, usando o polegar direito, trabalhe a área obliquamente, da borda lateral à medial.

O sistema nervoso

O sistema nervoso é formado pelo sistema nervoso central, que compreende o cérebro e a medula espinal, e pelo sistema nervoso periférico, que são os nervos sensórios e motores distribuídos pelo corpo e encarregados de transmitir informação do e para o sistema central.

O cérebro

O cérebro, que parece uma noz gigante e enrugada, contém cerca de 25 bilhões de neurônios e células gliais auxiliares, mas pesa menos de 1,4 kg. Juntamente com a medula espinal, o cérebro monitora e regula diversos processos orgânicos inconscientes, como a taxa de batimentos cardíacos, e coordena a maioria dos movimentos voluntários. É a sede da consciência; dele provêm todas as diferentes funções intelectuais que permitem aos seres humanos pensar, aprender e criar.

As principais partes do cérebro são o cérebro propriamente dito, o cerebelo e o pedúnculo. O cérebro é dividido parcialmente em duas metades, os hemisférios direito e esquerdo, por um sulco profundo chamado fissura longitudinal. Toda a área do cérebro é coberta por uma camada de matéria cinzenta, o córtex cerebral, que tem por baixo a matéria branca. Diferentes áreas do cérebro, os lobos (ilustrados abaixo), desempenham funções específicas.

O lobo límbico é o anel do córtex e as estruturas contíguas em redor dos ventrículos; parece constituir um vínculo entre os processos emocional e racional.

Entre o cérebro e o mesencéfalo (parte do pedúnculo) há uma área chamada diencéfalo, que inclui o tálamo e o hipotálamo. O tálamo atua como um centro de informações, enquanto o hipotálamo liga-se estreitamente ao lobo límbico e detém o controle total dos processos orgânicos autônomos (ver p. 98 em "O sistema endócrino").

O cerebelo, a segunda maior porção do cérebro, é responsável pela coordenação dos movimentos.

O pedúnculo, composto da medula, ponte e mesencéfalo, controla centros vitais para a sobrevivência como a respiração, a pressão sanguínea, os batimentos cardíacos e a digestão.

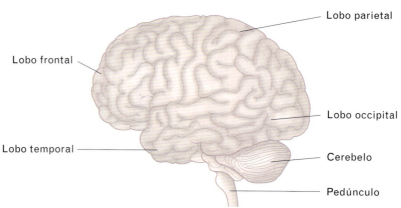

Lobos do cérebro. O lobo frontal controla a personalidade, o juízo, o planejamento, e aspectos da fala e do movimento. O lobo temporal reconhece o som e as lembranças. O lobo parietal lida com os estímulos (por exemplo, temperatura e dor). O lobo occipital interpreta as imagens visuais.

O SISTEMA NERVOSO 111

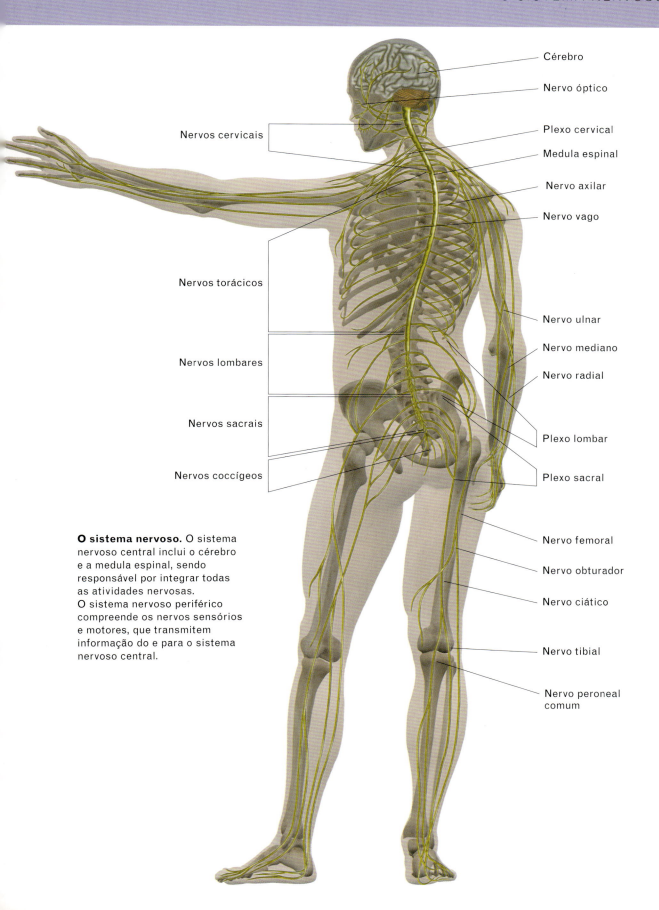

O sistema nervoso. O sistema nervoso central inclui o cérebro e a medula espinal, sendo responsável por integrar todas as atividades nervosas.
O sistema nervoso periférico compreende os nervos sensórios e motores, que transmitem informação do e para o sistema nervoso central.

Fluido cérebro-espinal

O fluido cérebro-espinal (FCE) enche os ventrículos (cavidades no interior do cérebro) e os espaços entre as meninges, no cérebro e na medula espinal. Esse fluido tem diversas funções. Atua como uma almofada para absorver os choques entre o cérebro e os ossos do crânio; protege e nutre o cérebro e a coluna; e, mais importante ainda, contém linfócitos que protegem o cérebro contra infecções, a mais perigosa das quais é a meningite.

O FCE é formado por sais minerais, água, glicose, proteínas de plasma, creatinina e uréia. Sua análise é útil para diagnosticar doenças como poliomielite, meningite e esclerose múltipla.

O FCE é secretado continuamente para dentro de cada ventrículo do cérebro, através dos plexos coróides. Esses são áreas muito frágeis do revestimento membranoso das paredes do ventrículo e contêm certa quantidade de capilares. O fluido volta para o sangue através de minúsculos divertículos de matéria aracnóide.

O cérebro possui uma vasta rede de capilares que o suprem de sangue oxigenado, essencial à vida, e glicose. Sem esses elementos, a função cerebral se deteriora rapidamente (ver também p. 91).

A medula espinal

A medula espinal lembra um feixe de fios com aproximadamente 43 cm de comprimento. Desce do pedúnculo até a borda da segunda vértebra lombar e tem a espessura de um dedo mínimo. A medula é protegida pelos segmentos ósseos da coluna vertebral e pelas meninges que a envolvem. Dela partem os nervos espinais. A informação recebida desses nervos provoca impulsos no corpo inteiro.

O sistema nervoso periférico

Os nervos periféricos transmitem informação do e para o cérebro e a medula espinal. Os nervos sensórios recebem informação da pele e dos órgãos internos, ao passo que os nervos motores iniciam a ação de várias partes do corpo.

O sistema nervoso periférico (SNP) consiste de doze pares de nervos cranianos enraizados sob a superfície do cérebro e de 31 pares de nervos espinais que se irradiam da medula espinal. Esses pares de nervos espinais deixam

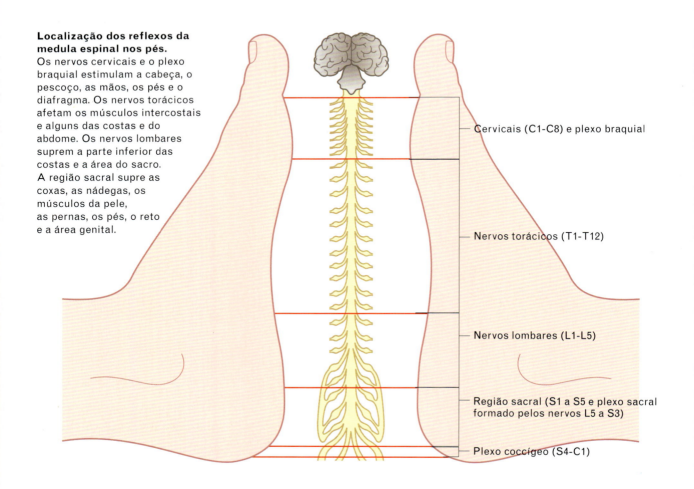

Localização dos reflexos da medula espinal nos pés.
Os nervos cervicais e o plexo braquial estimulam a cabeça, o pescoço, as mãos, os pés e o diafragma. Os nervos torácicos afetam os músculos intercostais e alguns das costas e do abdome. Os nervos lombares suprem a parte inferior das costas e a área do sacro.
A região sacral supre as coxas, as nádegas, os músculos da pele, as pernas, os pés, o reto e a área genital.

- Cervicais (C1-C8) e plexo braquial
- Nervos torácicos (T1-T12)
- Nervos lombares (L1-L5)
- Região sacral (S1 a S5 e plexo sacral formado pelos nervos L5 a S3)
- Plexo coccígeo (S4-C1)

o canal vertebral passando entre as vértebras adjacentes. São nomeados e agrupados segundo as vértebras às quais se associam:

- oito nervos cervicais
- doze nervos torácicos
- cinco nervos lombares
- cinco nervos sacrais
- um nervo coccígeo.

Embora tenhamos apenas sete vértebras cervicais no pescoço, partem dali oito pares de nervos. Os sete primeiros nervos cervicais (C1 a C7) irradiam-se do canal vertebral acima das respectivas vértebras cervicais (C1 acima da primeira, C2 acima da segunda e assim por diante). O nervo espinal C8 é a exceção da regra porque se projeta de sob a sétima vértebra cervical.

Os nervos coccígeo, sacrais e lombares partem da medula espinal perto de sua terminação (no ponto entre a primeira e a segunda vértebras lombares) e a seguir se estendem para baixo, formando um feixe de nervos que lembra o rabo de um cavalo (daí seu nome, cauda eqüina).

O sistema nervoso autônomo

O sistema nervoso autônomo trabalha para manter o equilíbrio no ambiente interno do corpo, valendo-se de fibras sensórias que correm pelos nervos cranianos e espinais. A porção motora divide-se em sistema simpático e sistema parassimpático, que também fazem parte de alguns nervos cranianos e espinais. O sistema simpático prepara o corpo para a ação e o parassimpático atua mais durante os períodos de calma e repouso: conserva e restaura a energia. Após uma situação tensa, os nervos parassimpáticos assumem o controle e ajudam a função orgânica a voltar ao normal.

Muitos órgãos funcionam pela ação conjunta dos nervos simpáticos e parassimpáticos. No coração, por exemplo, os nervos simpáticos aumentam o ritmo das batidas e os nervos parassimpáticos (vagos) diminuem-no. O sistema digestivo está em grande parte sob controle parassimpático: uma vez ingerido o alimento, as contrações musculares peristálticas entram em cena e ele sai do controle direto da pessoa.

Os nervos vagos distribuem-se mais extensamente que quaisquer outros nervos cranianos porque nascem de células nervosas da *medulla oblongata* e, passando pelo pescoço, chegam ao tórax e ao abdome. Ramificam-se para a maioria dos órgãos principais, inclusive coração, pulmões e sistema digestivo.

Distúrbios neurológicos que podem melhorar com a reflexologia

A paralisia e a fraqueza de várias partes do corpo resultam de danos às áreas principais do cérebro ou trajetos nervosos da medula espinal. Danos à área média ou inferior da medula espinal podem causar paralisia das pernas e tronco (paraplegia), enquanto danos às áreas motoras de um dos lados do cérebro paralisam o lado oposto do corpo. A quadriplegia resulta de danos na área entre C1 e T4 (se o dano ocorrer entre C1 e C2, a sobrevivência é incerta).

Além de destruir a função muscular e limitar os movimentos, isso pode afetar outras funções como respiração e atividade da bexiga e dos intestinos, dependendo da área comprometida.

Esclerose múltipla, epilepsia, mal de Parkinson e mal de Alzheimer são outras condições que afetam o sistema nervoso. Convém tratar essas condições logo de início, pois assim se obtêm melhores respostas.

Como a reflexologia pode ajudar

O sistema nervoso central e o cérebro são as áreas mais importantes que se podem tratar com a reflexologia. Se você tiver apenas vinte minutos para cuidar de sua melhor amiga que esteja, por exemplo, se sentindo cansada, com dor de cabeça ou cólicas menstruais, poderá estimular-lhe todo o corpo trabalhando apenas a área do sistema nervoso refletida nos pés. Os impulsos nervosos provenientes da coluna atingem todos os órgãos, funções e partes do corpo humano, de modo que, ao trabalhar a área espinal, você está na verdade estimulando o corpo inteiro.

Quando tratar de um paciente que apresenta determinada condição, concentre-se ao máximo na porção da área espinal associada à parte afetada. Referências constantes, nesta seção, logo familiarizarão o leitor com o processo de suprimento nervoso a partes específicas do corpo. Com isso, os resultados logo melhorarão.

À maneira de exemplo, você obterá resultados notáveis, ao tratar um paciente sob os efeitos de um ataque cardíaco ou angina, se trabalhar a área dos nervos espinais torácicos, tanto quanto as do coração e pulmões.

Lembre-se: a reflexologia não se limita a trabalhar a coluna para aliviar dores nas costas nem os intestinos para eliminar constipações; pressupõe uma verdadeira compreensão do funcionamento do corpo humano como um todo. Um estudo do suprimento nervoso, para localizar essas delicadas estruturas nos pés e saber aplicar a pressão correta e a técnica adequada, ajudará a alcançar os resultados pretendidos.

Como trabalhar os pontos reflexos associados

A zona 1 é a mais importante do corpo porque encerra o cérebro (onde estão a glândula pituitária, o hipotálamo e a glândula pineal), a medula espinal e a coluna vertebral. Não é raro, pois, que muitas pessoas apresentem sensibilidade nessa área.

ESTUDO DE CASO **ESCLEROSE MÚLTIPLA**

PERFIL DO CLIENTE

Depois do nascimento de seu primeiro filho, Amy começou a sofrer de fraqueza muscular nas pernas e, com o passar dos anos, foi se sentindo cada vez mais debilitada e sem coordenação em várias partes do corpo. Por fim, os médicos diagnosticaram esclerose múltipla. Amy tinha apenas 29 anos.

Ela mal suportava os espasmos dolorosos nas pernas e os remédios prescritos lhe provocavam efeitos colaterais desagradáveis. Submeteu-se à fisioterapia, mas achou que talvez pudesse obter mais ajuda da medicina complementar, principalmente a da reflexologia.

REGULARIDADE DO TRATAMENTO REFLEXOLÓGICO

Semanalmente por oito semanas e depois, conforme recomendação, uma vez por mês.

REFLEXOS

Principais reflexos	Assistência
Toda a coluna e áreas cerebrais	Estimular o sistema nervoso central
Supra-renais	Promover mais vitalidade no corpo
Plexo solar	Combater o *stress* generalizado

RESULTADOS DO TRATAMENTO

Os pés de Amy mostraram-se muito sensíveis nas áreas do sistema nervoso central/coluna. De fato, quando trabalhei essas áreas, as pernas de Amy começaram a apresentar espasmos. Apliquei técnicas de relaxamento e as pernas logo se descontraíram. Depois de várias semanas de tratamento, Amy relatou que os espasmos dolorosos haviam diminuído consideravelmente e ela se sentia bem mais forte. Como Amy passava muito tempo sentada, mostrei-lhe como trabalhar o sistema nervoso em suas próprias mãos, fazendo isso várias vezes ao dia.

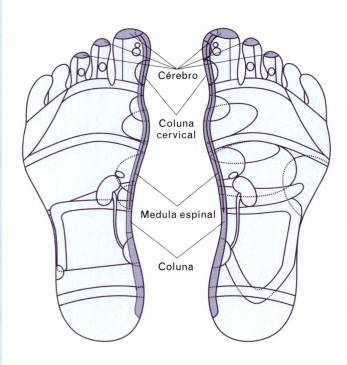

Plantar

A coluna vertebral, a coluna cervical e o cérebro

Pé direito – medial
Apoio em cima

Pé direito – medial
Apoio em cima

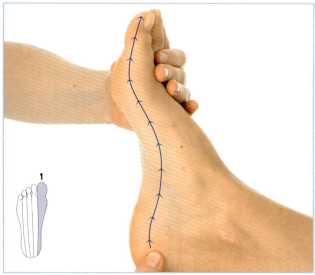

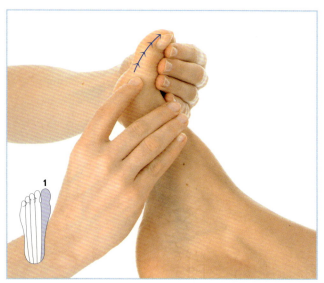

1 Segure o pé direito em cima, com a mão esquerda, e, usando o polegar direito, trabalhe em sentido ascendente a linha da coluna vertebral.

2 Usando o indicador direito, trabalhe em sentido ascendente a delicada área da coluna cervical. (Com o indicador, os resultados são melhores.)

Pé direito – medial
Apoio em cima

Pé direito – medial
Apoio em cima

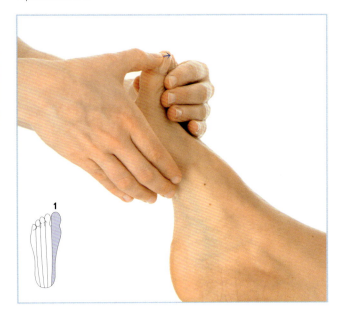

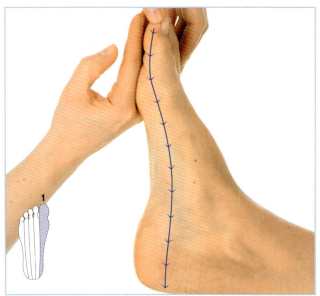

3 Ao passar para a área do cérebro, na ponta do dedo grande, substitua o indicador pelo polegar direito. Continue segurando o pé em cima, com a mão esquerda.

4 Apóie o pé com as costas da mão direita enquanto trabalha em sentido descendente, com o polegar esquerdo, a linha da coluna.

A coluna vertebral, a coluna cervical e o cérebro

Pé esquerdo – medial
Apoio em cima

Pé esquerdo – medial
Apoio em cima

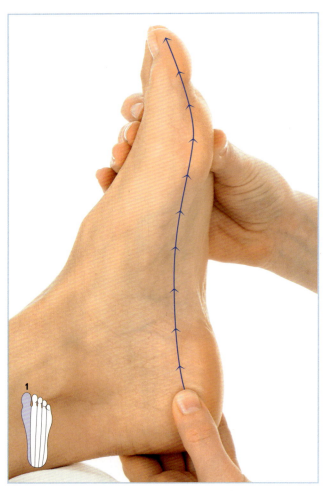

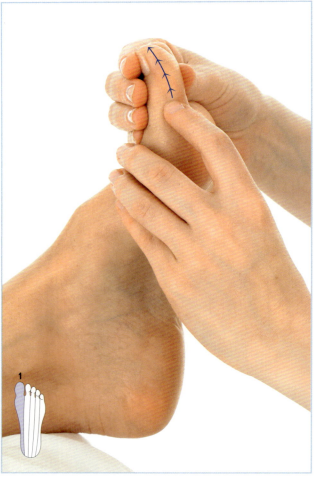

1 Segure o pé esquerdo com a mão direita e, usando o polegar esquerdo, trabalhe em sentido ascendente a linha da coluna vertebral.

2 Usando o indicador esquerdo, trabalhe em sentido ascendente a delicada linha da coluna cervical. (Com o indicador, os resultados são melhores.)

O SISTEMA NERVOSO 117

Pé esquerdo – medial
Apoio em cima

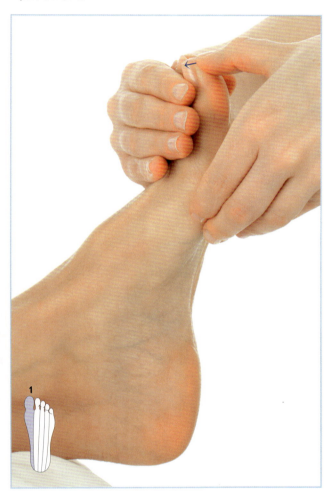

3 Ao passar para a área do cérebro, na ponta do dedo grande, substitua o indicador pelo polegar esquerdo. Continue segurando o pé em cima, com a mão direita.

Pé esquerdo – medial
Apoio em cima

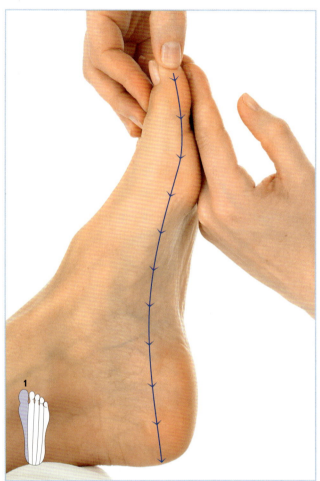

4 Apóie o pé com as costas da mão esquerda enquanto trabalha em sentido descendente, com o polegar direito, a linha da coluna.

Ouvidos, olhos e face

Boa parte daquilo que percebemos e vivenciamos do mundo nos chega através dos olhos e dos ouvidos, de modo que o mínimo comprometimento ou interferência em qualquer de nossos sentidos diminui nossa sensação de bem-estar. Estão também incluídos nesta seção os sínus, que podem ser a causa de inúmeros problemas menores.

O ouvido

Os ouvidos nos permitem ouvir, mas também desempenham papel importante em nosso senso de equilíbrio. Conforme mostra a ilustração da página seguinte, a estrutura do ouvido se divide em três partes:

- **Ouvido externo:** consiste da aurícula, cartilagem que forma a parte visível da orelha, e do meato ou canal do ouvido, que leva ao tímpano.
- **Ouvido médio:** situado além do tímpano, contém três ossos pequenos ou ossículos, cada qual nomeado segundo sua forma: martelo, bigorna e estribo. A trompa de Eustáquio, que sai do ouvido médio e se abre na parte posterior da garganta, mantém no ouvido médio a mesma pressão de fora do corpo.
- **Cóclea:** tubo cheio de fluido, a cóclea localiza-se no ouvido interno. Tem a forma de um caracol (*cochlea*, em latim), daí seu nome. Na parte da cóclea perto do ouvido médio existe uma "janela oval" e uma "janela redonda" pelas quais passam as vibrações sonoras. Dentro da cóclea está o tecido sensório do órgão de Corti, no qual minúsculas células capilares transformam os sons em impulsos nervosos.

Também no ouvido interno existem três tubos em forma de U repletos de fluido, chamados canais semicirculares. Contêm pêlos sensíveis ao movimento e células capazes de determinar a posição do corpo, permitindo-nos conservar o equilíbrio.

Como funciona a audição

O som viaja sob a forma de ondas sonoras ou vibrações do ar. As dobras da aurícula encaminham essas ondas para o canal do ouvido, onde fazem vibrar o tímpano. Os ossículos amplificam a vibração e transmitem-na, pela janela oval, ao fluido da cóclea. Aqui, as células do órgão de Corti interpretam a vibração como impulsos nervosos, que são conduzidos pelo nervo auditivo até o cérebro. Enquanto isso, a vibração deixa a cóclea pela janela redonda.

A distância entre os ouvidos ajuda o cérebro a localizar a direção do som e sua fonte. As ondas sonoras possuem altura e volume, ou intensidade. A altura é determinada pela freqüência das ondas; o volume depende da amplitude das ondas, medida em decibéis.

> **SENSIBILIDADE AUDITIVA**
>
> Embora os seres humanos não possuam tanta acuidade auditiva quanto alguns animais, seu ouvido é um instrumento poderoso capaz de registrar um leque impressionante de ruídos. O ouvido humano é sensível a sons com volume entre 10 e 140 decibéis (dez milhões de vezes 10) e altura entre 20 a 20.000 hertz (ciclos por segundo). No entanto, a exposição a sons muito intensos pode, com o tempo, reduzir a sensibilidade do ouvido e até provocar surdez parcial.

OUVIDOS, OLHOS E FACE **119**

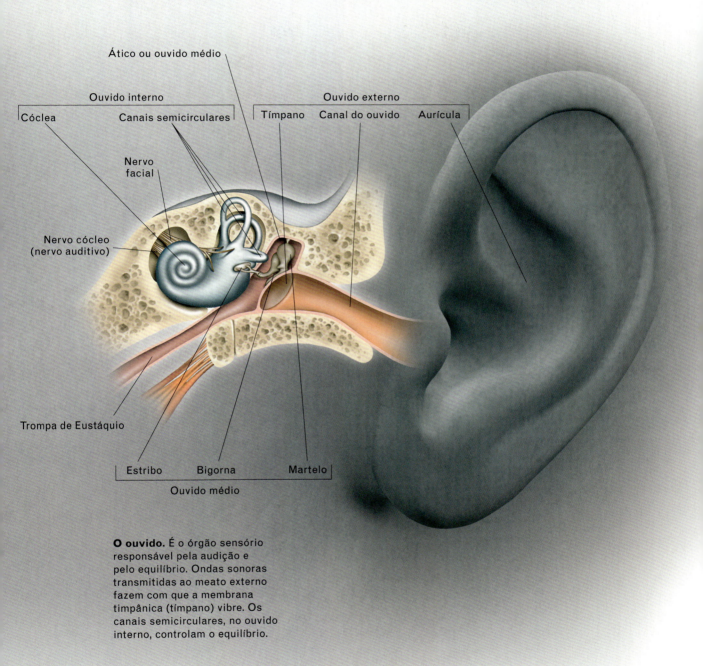

O ouvido. É o órgão sensório responsável pela audição e pelo equilíbrio. Ondas sonoras transmitidas ao meato externo fazem com que a membrana timpânica (tímpano) vibre. Os canais semicirculares, no ouvido interno, controlam o equilíbrio.

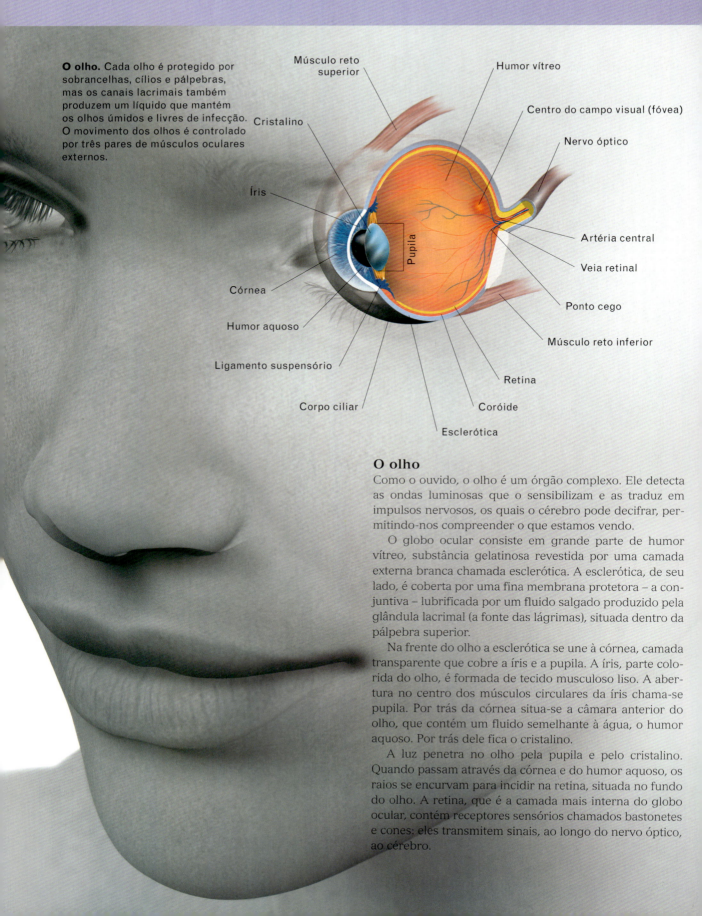

O olho. Cada olho é protegido por sobrancelhas, cílios e pálpebras, mas os canais lacrimais também produzem um líquido que mantém os olhos úmidos e livres de infecção. O movimento dos olhos é controlado por três pares de músculos oculares externos.

O olho

Como o ouvido, o olho é um órgão complexo. Ele detecta as ondas luminosas que o sensibilizam e as traduz em impulsos nervosos, os quais o cérebro pode decifrar, permitindo-nos compreender o que estamos vendo.

O globo ocular consiste em grande parte de humor vítreo, substância gelatinosa revestida por uma camada externa branca chamada esclerótica. A esclerótica, de seu lado, é coberta por uma fina membrana protetora – a conjuntiva – lubrificada por um fluido salgado produzido pela glândula lacrimal (a fonte das lágrimas), situada dentro da pálpebra superior.

Na frente do olho a esclerótica se une à córnea, camada transparente que cobre a íris e a pupila. A íris, parte colorida do olho, é formada de tecido musculoso liso. A abertura no centro dos músculos circulares da íris chama-se pupila. Por trás da córnea situa-se a câmara anterior do olho, que contém um fluido semelhante à água, o humor aquoso. Por trás dele fica o cristalino.

A luz penetra no olho pela pupila e pelo cristalino. Quando passam através da córnea e do humor aquoso, os raios se encurvam para incidir na retina, situada no fundo do olho. A retina, que é a camada mais interna do globo ocular, contém receptores sensórios chamados bastonetes e cones; eles transmitem sinais, ao longo do nervo óptico, ao cérebro.

Face, nariz e sínus

Um nariz entupido pode afetar nossa audição e paladar; alguns cheiros provocam às vezes dores de cabeça; e dores de dente tornam a face toda supersensível. Os nervos da área facial são tão densos e tão estreitamente ligados que nem sempre é fácil determinar a fonte exata da dor na face.

Uma causa comum de incômodo facial, e até de dor aguda, são os sínus bloqueados. Os sínus são cavidades ósseas situadas na testa, entre os olhos, e dos dois lados do nariz. Dão ressonância à nossa voz e aliviam o peso da cabeça sobre os ombros (se todos os ossos faciais fossem sólidos, o pescoço não suportaria o crânio).

Os sínus são recobertos por membrana mucosa; e, se ela se inflama ou, por causa do excesso de muco, um ou mais sínus não conseguem fazer a drenagem, a pressão aumenta e pode tornar-se dolorosa. A infecção dos sínus (sinusite) às vezes ocorre depois de um resfriado e produz muito catarro. Isso também pode acontecer em conseqüência da febre do feno, que irrita o revestimento do nariz e da garganta.

A mesma membrana mucosa que recobre os sínus protege também as passagens nasais. Aqui, a inflamação e o excesso de muco (cuja causa principal é o resfriado) impedem que os cheiros cheguem à área olfativa do nariz, anulando temporariamente o sentido do olfato (ver janela).

Distúrbios do ouvido, do olho e dos sínus que podem melhorar com a reflexologia

Os reflexologistas podem ajudar a aliviar diversas condições nessas áreas, particularmente zumbidos no ouvido, olhos cansados, conjuntivite e problemas crônicos do ouvido, do nariz e da garganta em crianças.

Muitas pessoas em fase de *stress* agudo notam que sua vista se deteriora rapidamente. Isso é causado pela tensão e, quando tensão e *stress* são aliviados pela reflexologia, a vista logo volta ao estado normal.

A sinusite pode melhorar com o tratamento reflexológico, que alivia as neuralgias e outras dores faciais.

A reflexologia também é indicada nas dores agudas de dentes. Tateie a área diante dos três dedos e encontrará um ponto muito sensível (no pé direito caso o problema se localize no lado direito do maxilar; no pé esquerdo caso o problema esteja no maxilar esquerdo). A pressão nesse ponto sensível ajudará a aliviar a dor até o paciente poder ir ao dentista. Devo enfatizar que o tratamento apenas amenizará a condição temporariamente, sendo necessária a intervenção do dentista.

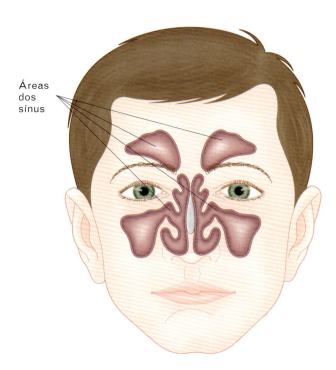

Os sínus. Ossos porosos ocos, os sínus dão ressonância à voz e fazem a drenagem do muco. A porosidade dos ossos alivia o peso do crânio sobre o pescoço.

Áreas dos sínus

O SENTIDO DO OLFATO

De cada lado do septo nasal (cartilagem que divide as duas narinas) existem fibras nervosas que se originam da cobertura do nariz. As células olfativas receptoras desses nervos tornam-nas sensíveis aos cheiros.

O ar que penetra pelas narinas é aquecido e as correntes de convecção o levam para a cobertura do nariz. O espirro movimenta partículas mais rapidamente. Isso aumenta o número de células especiais estimuladas e, portanto, a percepção dos cheiros. A exposição contínua a um odor diminui sua percepção, até que ele não mais é percebido.

O sentido do olfato está intimamente associado ao apetite. O cheiro de um bom petisco pode nos fazer salivar antecipadamente; já a perda do olfato entorpece o sentido do paladar e, portanto, a apreciação do alimento.

Como trabalhar os pontos reflexos associados

Os reflexos dos sínus, ouvidos e outras áreas da face são encontrados nos dedos grandes dos pés. Nas ilustrações das páginas 123-124, as áreas dos sinos são assinaladas com cruzes.

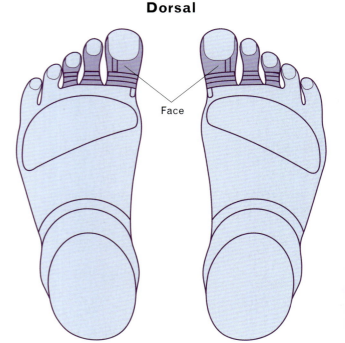

Dorsal

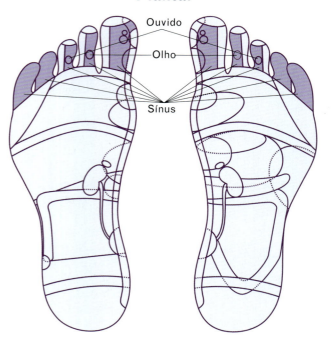

Plantar

ESTUDO DE CASO **SINUSITE**

PERFIL DO CLIENTE
David tinha problemas nos sínus desde a adolescência e agora, com a idade de 30 anos, passara por três episódios muito dolorosos de sinusite em seis meses. Tratara-se com antibióticos, mas, embora parecesse ter cedido de vez, a infecção voltou. David também sofria de febre do feno nos meses de verão, quando, em suas palavras, seu nariz parecia uma cascata.

REGULARIDADE DO TRATAMENTO REFLEXOLÓGICO
Semanalmente por dois meses.

REFLEXOS

Principais reflexos	Assistência
Sínus, ouvido, nariz e garganta	Aliviar a inflamação e a sensibilidade

RESULTADOS DO TRATAMENTO
Os reflexos dos sínus de David eram tão sensíveis que ele mal suportava uma pressão na área dos dedos, de sorte que toques muito leves foram necessários na primeira sessão. Logo depois ele me telefonou dizendo que tivera uma forte dor de cabeça durante 24 horas e seu nariz escorrera sem parar. Essa não é uma reação incomum em estados inflamatórios dos sínus. O problema foi melhorando semana após semana e, no final dos dois meses, quase desaparecera.

OUVIDOS, OLHOS E FACE **123**

A área dos sínus

Pé direito – plantar
Medial a lateral – apoio em cima

Pé direito – plantar
Lateral a medial – apoio em cima

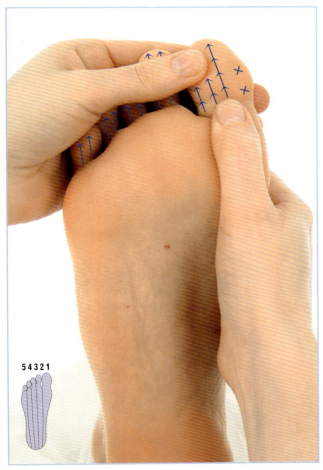

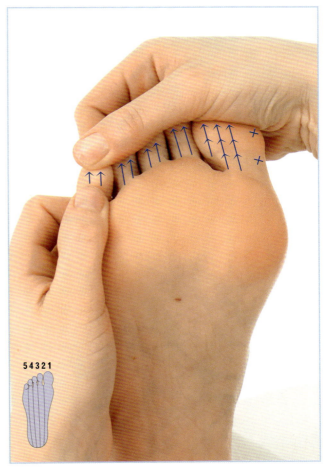

1 Segure o pé direito com a mão esquerda pela parte de cima e, usando o polegar direito, trabalhe no sentido ascendente em linhas retas, da borda medial à lateral. As cruzes indicam as áreas exatas dos pontos reflexos do nariz e da garganta.

2 Segure o pé direito com a mão direita pela parte de cima e, usando o polegar esquerdo, trabalhe no sentido ascendente em linhas retas, da borda lateral à medial.

A área dos sínus

Pé esquerdo – plantar
Medial a lateral – apoio em cima

Pé esquerdo – plantar
Lateral a medial – apoio em cima

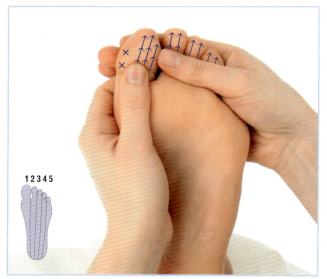

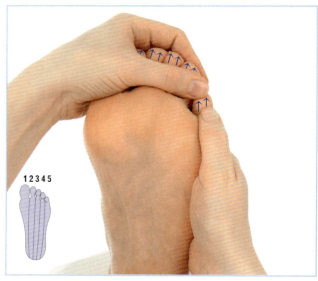

1 Segure o pé esquerdo com a mão direita pela parte de cima e, usando o polegar esquerdo, trabalhe no sentido ascendente em linhas retas, da borda medial à lateral. As cruzes indicam as áreas exatas dos reflexos do nariz e da garganta.

2 Segure o pé esquerdo com a mão esquerda pela parte de cima e, usando o polegar direito, trabalhe no sentido ascendente em linhas retas, da borda lateral à medial.

O olho e o ouvido

Pé direito – plantar
Apoio em cima

Pé direito – plantar
Apoio em cima

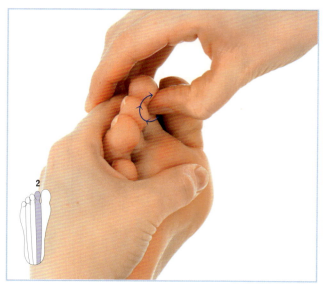

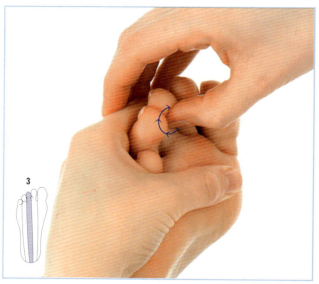

1 Segure o pé direito com a mão esquerda pela parte de cima e, usando o polegar direito, faça um movimento leve de rotação a fim de trabalhar a área do olho.

2 Segure o pé direito com a mão esquerda pela parte de cima e, usando o polegar direito, faça um movimento leve de rotação para trabalhar a área do ouvido.

OUVIDOS, OLHOS E FACE **125**

O olho e o ouvido

Pé esquerdo – plantar
Apoio em cima

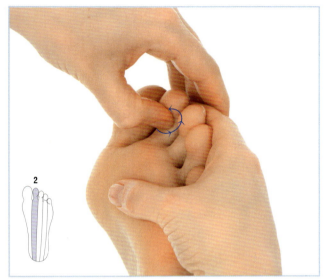

Pé esquerdo – plantar
Apoio em cima

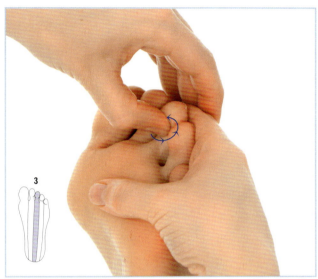

1. Segure o pé esquerdo com a mão direita pela parte de cima e, usando o polegar esquerdo, faça um movimento leve de rotação para trabalhar a área do olho.

2. Segure o pé esquerdo com a mão direita pela parte de cima e, usando o polegar esquerdo, faça um movimento leve de rotação para trabalhar a área do ouvido.

A área facial

Pé direito – dorsal
Medial a lateral – apoio em cima

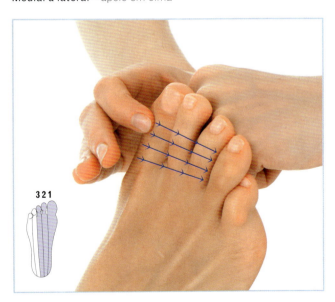

Pé esquerdo – dorsal
Medial a lateral – apoio em cima

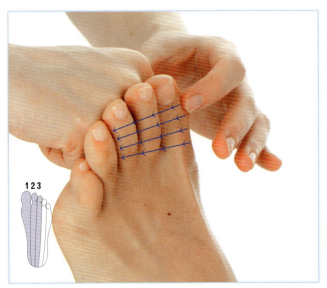

1. Apóie o pé direito com o punho esquerdo e, usando o indicador direito, trabalhe a linha dos três dedos, duas ou três vezes, da borda medial à lateral.

2. Apóie o pé esquerdo com o punho direito e, usando o indicador esquerdo, trabalhe a linha dos três dedos, duas ou três vezes, da borda medial à lateral.

O sistema músculo-esquelético

O esqueleto vivo é uma estrutura forte, mas flexível, articulada por juntas que lhe permitem mover-se, estirar-se, curvar-se e girar. Além de controlar o movimento, do piscar de um olho a uma acrobacia, o sistema muscular é vital para a digestão, bem como para a circulação do sangue e da linfa.

O sistema esquelético

Os ossos são mais "vivos" do que pensamos e, por causa da longevidade que as pessoas atingem atualmente, eles e as articulações estão se desgastando mais. Cirurgias para substituir quadris, joelhos e articulações da coluna tornaram-se comuns hoje em dia.

Os ossos desempenham cinco funções principais. Eles dão sustentação, protegem os órgãos internos, possibilitam o movimento graças a músculos especializados, fabricam hemácias, e armazenam e liberam minerais como o cálcio e o fósforo.

O esqueleto consiste de 206 ossos e pode ser dividido em dois grandes grupos: o esqueleto axial e o esqueleto apendicular.

O esqueleto axial é constituído pelo crânio, coluna, caixa torácica e esterno. A essa estrutura junta-se o esqueleto apendicular – os membros – por intermédio das cinturas da pélvis e dos ombros. A cintura da pélvis é bem mais forte que a dos ombros, pois suporta todo o peso do corpo.

Os ossos do quadril ao joelho, do joelho ao tornozelo, do ombro ao cotovelo e do cotovelo ao pulso são chamados ossos longos; os dos dedos das mãos e dos pés recebem o nome de ossos curtos; e ossos chatos formam o crânio, a omoplata e o esterno. As vértebras da coluna, a área pélvica e os estribos do ouvido médio são os ossos irregulares.

Formação dos ossos

Durante a evolução fetal, os ossos se formam de duas maneiras. Os longos se desenvolvem a partir de cartilagens. Os ossos chatos do cérebro, as vértebras e alguns outros nascem de tecidos conectivos não-cartilaginosos. O crescimento se dá em todos os ossos, mas é mais visível nos longos.

O osso é constituído de células especializadas e fibras de proteína, entrelaçadas numa substância gelatinosa composta de água, sais e carboidratos. Todos os ossos possuem uma camada externa compacta e um núcleo esponjoso. Isso os torna fortes, mas leves. Não há suprimento nervoso para os ossos, mas vasos sanguíneos penetram pelo canal nutriente até o núcleo esponjoso, que contém medula óssea, um tecido macio responsável pela produção de hemácias.

Todo osso é coberto por uma camada de tecido conectivo especializado, o periósteo, e as superfícies de articulação por uma cartilagem hialina que as torna macias e protegidas do atrito.

ARTICULAÇÕES

Uma articulação é um ponto de encontro entre ossos. Algumas articulações são muito fortes, outras muito móveis. A articulação possui uma sólida cápsula fibrosa que envolve as extremidades ósseas, e ligamentos estabilizadores que a sustentam e fortalecem.

Articulações fibrosas como as do cérebro mantêm unidos ossos com tecido fibroso. Nas articulações cartilaginosas, os ossos são separados por um disco de fibrocartilagem, como o existente entre as vértebras da coluna.

Nas articulações sinoviais, que são o tipo mais comum, o espaço entre os ossos é preenchido por líquido sinovial. Esse líquido permite o movimento sem fricção entre os ossos articulados. As articulações sinoviais são muitas vezes capazes de executar inúmeros movimentos e classificam-se segundo o tipo de movimento que executam:

- Articulações "articuladas", como as dos quadris e ombros
- Articulações deslizantes, como as do carpo (punho) e tarso (pé)
- Articulações giratórias, como a da primeira vértebra (atlas) da coluna cervical (pescoço)
- Articulações dobráveis, como as do cotovelo e tornozelo
- Articulações condilóides, como as do joelho e nós dos dedos
- Articulações seliformes, como a da base do polegar

O SISTEMA MÚSCULO-ESQUELÉTICO **127**

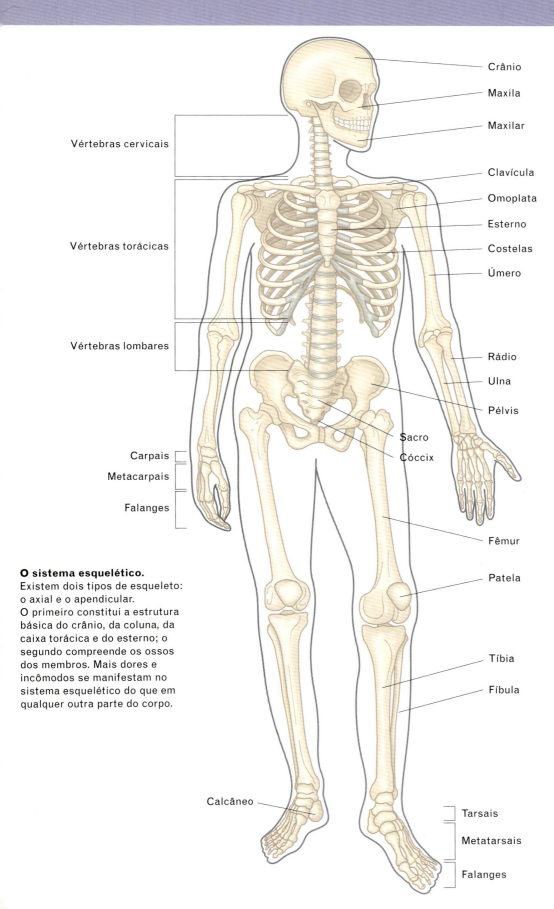

O sistema esquelético.
Existem dois tipos de esqueleto: o axial e o apendicular.
O primeiro constitui a estrutura básica do crânio, da coluna, da caixa torácica e do esterno; o segundo compreende os ossos dos membros. Mais dores e incômodos se manifestam no sistema esquelético do que em qualquer outra parte do corpo.

A coluna vertebral

A coluna é, literal e metaforicamente, o suporte do esqueleto: constitui o núcleo da estrutura toda, pois os outros ossos se relacionam a ela direta ou indiretamente. As vértebras que formam a coluna lembram os nós de uma corda, com o sistema nervoso central se estendendo, por dentro, até a região lombar (ver "O sistema nervoso", p. 112).

A coluna consiste de 33 vértebras:

- Sete vértebras cervicais: situadas no pescoço, são mais finas e menos densas que as demais, pois só precisam suportar o peso do crânio.
- Doze vértebras torácicas: a principal função dessas vértebras é sustentar a caixa torácica.
- Cinco vértebras lombares: são mais densas e mais fortes que as torácicas porque suportam todo o peso do corpo.
- Cinco vértebras sacrais: estas se fundem para formar o sacro.
- Quatro vértebras coccígeas fundidas: formam uma "cauda" não-protuberante articulada com o sacro.

Além disso, as duas primeiras vértebras no alto da coluna, atlas e áxis, são muito especiais: permitem a rotação da cabeça.

Curvas da coluna.
Temos três curvas pouco acentuadas na coluna. As seções cervical e lombar curvam-se ligeiramente para diante, ao passo que a seção torácica se curva para trás. Deformações da coluna, como escoliose, lordose e cifose, acentuam exageradamente as curvas.

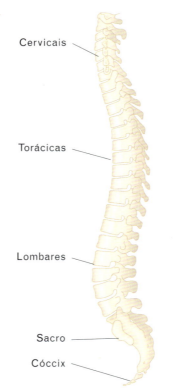

Cervicais
Torácicas
Lombares
Sacro
Cóccix

Movimento da coluna

Cada vértebra é coberta por uma cartilagem hialina e cada espaço entre os ossos é preenchido por um anel espesso de fibrocartilagem com um núcleo de tecido macio, quase gelatinoso. Esses discos intervertebrais agem como amortecedores.

As articulações entre as vértebras são mantidas em contato por ligamentos longitudinais anteriores e posteriores, e também por músculos. Quando nos deitamos na cama, músculos e ligamentos se estiram; mas, no curso do dia, quando estamos de pé, sentados ou andando, nossa coluna se comprime, de modo que somos ligeiramente mais altos de manhã e encolhemos um pouco à medida que as horas passam.

O movimento entre uma vértebra e outra é pequeno, mas o efeito combinado de toda a coluna é considerável. Ela pode se inclinar para a frente, para trás, para a direita e para a esquerda. Boa parte da flexão e extensão ocorre nas regiões cervical e lombar, enquanto a inclinação lateral se dá sobretudo na área lombar.

No pescoço, as articulações entre a atlas e o occipúcio, e entre a atlas e a áxis, são diferentes. Em vez de cartilaginosas, essas vértebras são sinoviais e rodeadas de ligamentos (ver janela à página 126). Isso garante um grau maior de movimento, permitindo que a cabeça se volte para cima e para baixo, além de girar para a direita e para a esquerda.

Ligado a cada uma das doze vértebras torácicas há um par de costelas. Os sete pares de cima prendem-se diretamente ao esterno (osso do peito) pela cartilagem costal; os três pares seguintes (conhecidos como costelas falsas) ligam-se ao esterno por uma tira comum de cartilagem e os dois pares finais, chamados costelas flutuantes, não se prendem ao esterno.

As articulações entre as costelas e suas vértebras são também do tipo sinovial, e os ligamentos que as rodeiam permitem maior liberdade de movimentos.

O sistema muscular

Há três tipos de músculos no corpo: esqueléticos, cardíacos e lisos. As diferenças entre eles são mostradas na página 70, mas aqui nos ocupamos apenas dos músculos esqueléticos, que obedecem ao controle voluntário.

O tecido muscular é composto de células especializadas na contração. Geralmente se lhes dá o nome de fibras musculares e não de células. Acham-se dispostas em camadas envolvidas por tecido conectivo. As fibras dos músculos esqueléticos têm aparência estriada.

Há cerca de seiscentos músculos esqueléticos no corpo, cada qual preso ao esqueleto por tendões. Quando um músculo se contrai, puxa os tendões, que puxam o osso associado e criam movimento.

Como o corpo se move

Em geral, o movimento resulta da coordenação cuidadosamente controlada de grupos de músculos que trabalham em harmonia. Para cada movimento, os músculos que entram em ação são chamados agonistas e os que provocam a ação contrária, antagonistas. Uma demonstração simples: coloque a palma da mão sobre uma mesa e levante um dedo; os músculos do dorso da mão se contraem para que o dedo se erga e os da palma se contraem para que a mão abaixe de novo.

Muitos grupos de músculos trabalham em oposição exatamente dessa maneira. Por exemplo, o quadríceps na frente da coxa repuxa a perna e fá-la levantar-se, enquanto os tendões da parte de trás da coxa curvam o joelho e trazem a perna de volta. É importante manter a força dos grupos opostos de músculos em equilíbrio, do contrário o esqueleto pode sair de alinhamento. Os jogadores de futebol, por exemplo, são muito sujeitos a lesões de tendão porque quase sempre têm quadríceps mais fortes, devido à prática da corrida e do chute.

Quase sempre existem diversos grupos de músculos rodeando as articulações, cada qual estabilizando-as de um ângulo ligeiramente diferente. Quando um grupo fica mais forte que os outros, as articulações podem sair de alinhamento, provocando um efeito dominó por todo o esqueleto. Por exemplo, problemas no ombro e no pescoço às vezes resultam de um desenvolvimento excessivo do trapézio, na parte superior das costas, enquanto outros músculos da área, como o grande dorsal e o serrátil anterior, deixam de funcionar eficientemente.

Uma lesão no tornozelo, por exemplo, que obriga a pessoa a firmar-se mais na outra perna ao caminhar, pode conduzir rapidamente a um endurecimento dos músculos do quadril no lado pouco usado, problema que, se não corrigido, às vezes coloca a coluna fora de prumo.

Toda contração muscular é controlada por nervos motores. A contração muscular exige energia, que vem diretamente da molécula TFA (trifosfato de adenosina), especializada em armazená-la. O tônus muscular é o estado de contração parcial de um músculo esquelético. Mesmo quando não estamos nos movendo, o tônus mantém nossos músculos semicontraídos, prontos para entrar em ação.

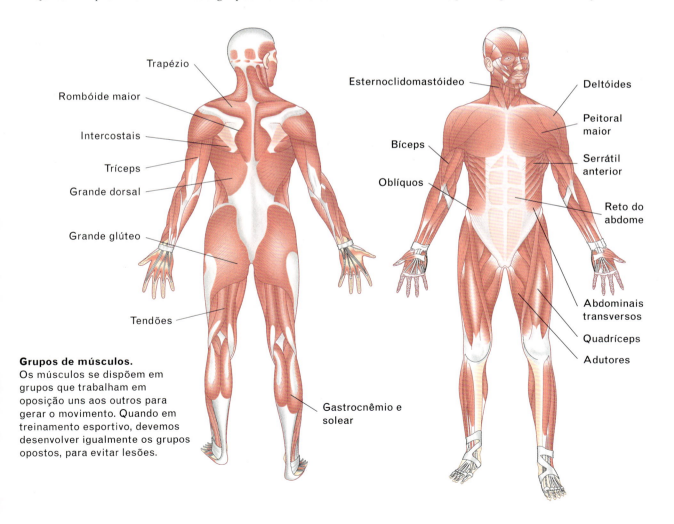

Grupos de músculos.
Os músculos se dispõem em grupos que trabalham em oposição uns aos outros para gerar o movimento. Quando em treinamento esportivo, devemos desenvolver igualmente os grupos opostos, para evitar lesões.

Distúrbios músculo-esqueléticos que podem melhorar com a reflexologia

Muitos problemas do esqueleto que não se devem a fraturas nascem, ou de um ponto fraco no sistema, que sobrecarrega outros pontos, ou do desgaste da idade.

Dor nas costas

Muitos dos problemas do esqueleto que nos afligem originam-se da coluna. Uma dor nas costas compromete todas as nossas atividades e faz com que comecemos a nos sentir velhos. Mais que qualquer outra condição, ela é responsável por ausências no trabalho.

Problemas nas costas estão aumentando cada vez mais e isso se deve principalmente ao fato de a espécie humana ter evoluído num período de tempo curto demais em termos evolucionários. Doenças que deformam os ossos, como o raquitismo e a febre reumática, são felizmente coisa do passado no mundo ocidental, e isso, de par com uma grande melhoria na nutrição e no cuidado das crianças, significa que as pessoas são hoje mais altas do que há apenas duas gerações.

De um modo geral, quanto mais alta é a pessoa, mais possibilidade tem de sofrer de problemas nas costas, simplesmente porque a coluna precisa sustentar mais peso. Já a pessoa mais baixa apresenta menos tendência a distúrbios de postura.

Gordura extra no corpo oferece certa proteção adicional contra problemas de ossos e articulações: altos níveis de estrogênio (armazenado na gordura) facilitam a mobilidade das articulações e a retenção de cálcio bom nos ossos. No entanto, um peso muito acima do normal traz seus próprios problemas de saúde (altos níveis de estrogênio podem provocar câncer) e a obesidade naturalmente sobrecarrega as articulações, que assim precisam arcar com um peso extra.

Outra causa de problemas nas costas entre os povos ocidentais é a falta de exercício. O uso constante do carro e do elevador, em substituição ao andar, enfraquece os músculos abdominais. Quando estes se mostram incapazes de dar apoio suficiente à parte superior das costas, a dor se manifesta. Nosso estilo de vida cada vez mais sedentário às vezes provoca problemas de outra maneira: a dor pode resultar de má postura quando trabalhamos o dia inteiro curvados sobre o computador.

Os problemas de coluna também se manifestam freqüentemente como padecimento em outras áreas do corpo. Quando na parte inferior das costas, refletem-se nos joelhos, nos músculos da panturrilha e nos pés. O contrário é igualmente verdadeiro: uma gravidez ou perna fraturada forçam a pessoa a adotar uma postura que sobrecarrega a coluna ou os músculos das costas. Condições do pescoço costumam afetar ombros e braços, com a dor e o formigamento irradiando-se para a ponta dos dedos.

Desgaste de disco

Os discos intervertebrais tendem a se desgastar com o correr dos anos, podendo tornar-se muito finos. Esse processo é chamado de "estreitamento do espaço entre os discos" e explica por que as pessoas ficam mais baixas com a idade e as articulações se deterioram.

Pressão ou lesão num disco podem romper a camada externa, afetando os nervos que se enraízam na coluna. Essa é a principal causa de dor e incapacitação graves, chamada às vezes de "deslocamento de disco".

Osteoporose

À medida que envelhecemos, nossos ossos vão se tornando mais finos e porosos. Esse debilitamento ósseo recebe o nome de osteoporose e apresenta riscos crescentes de fraturas. A osteoporose é mais comum em mulheres depois da menopausa devido à redução dos níveis de estrogênio, mas os homens também se tornam presa fácil da perda de cálcio quando, com os anos, os níveis de testosterona baixam.

Como a reflexologia pode ajudar

A abordagem médica usual à dor nas costas limita-se a prescrever remédios analgésicos e antiinflamatórios; em alguns casos, a aconselhar repouso completo. A fisioterapia também é freqüentemente indicada e às vezes ajuda. No entanto, a reflexologia pode dar imenso alívio às con-

---

A ESTRUTURA GOVERNA A FUNÇÃO

O conceito "a estrutura governa a função" é um princípio norteador em muitas formas de terapia holística. Significa que, se uma estrutura (no caso, o esqueleto e a musculatura) for sólida, funcionará eficientemente, cada elemento trabalhando em harmonia sem esforço excessivo. Se, por outro lado, houver desequilíbrio estrutural, como um músculo enfraquecido ou um desalinhamento devido à má postura, as disfunções se manifestam – e não apenas na área imediata do problema, mas como um efeito dominó por todo o corpo.

O SISTEMA MÚSCULO-ESQUELÉTICO **131**

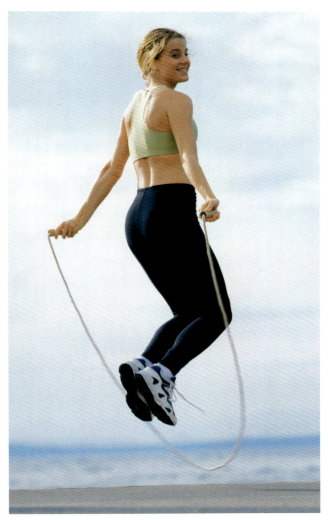

Pular corda é bom para você. Exercícios para controlar o peso, como pular corda e correr, aumentam a densidade óssea e muscular.

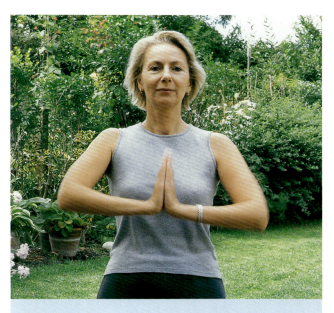

MANTENHA SEUS OSSOS FORTES

Perdemos densidade óssea e muscular quando ficamos inativos, de modo que exercícios próprios são a chave para proteger nosso corpo:

- A corrida é um ótimo exercício para controlar o peso. Ela mantém os ossos e os músculos em boa condição, mas convém usar tênis adequados e evitar correr em superfícies muito duras como o concreto.
- Movimentar os braços em círculos e curvar os joelhos são exercícios leves que os idosos podem fazer para manter as articulações flexíveis e preservar a densidade óssea.
- Até um passeio ao ar livre pode ajudar. A luz do sol produz vitamina D, necessária para o transporte do cálcio (sem o qual o crescimento e a manutenção do esqueleto ficam comprometidos) até os ossos.

dições da coluna sem necessidade de confinar o paciente ao leito. Posso mesmo dizer que trato mais pacientes com problemas nas costas do que com qualquer outro. Condições espinais que respondem admiravelmente à reflexologia incluem:

- Lumbago
- Artrite da coluna cervical
- Inflamações crônicas do pescoço
- Ciática (esse tratamento exige várias semanas)
- Lesões que afetam ao mesmo tempo as áreas do pescoço e lombar

A reflexologia pode ajudar a reduzir o incômodo, combatendo a inflamação e normalizando a função articular quando há diversas queixas músculo-esqueléticas. Trata com sucesso ombros enrijecidos, alivia a tensão e a dor em casos de artrite, e elimina as condições dolorosas de outras articulações, como no "cotovelo de tenista".

Há, é claro, limitações ao que a reflexologia pode conseguir em situações de degeneração óssea e desgaste articular nos idosos, mas o tratamento quase sempre reduz a dor e o entorpecimento, faz regredir a inflamação e dá ao paciente uma melhor qualidade de vida.

Como trabalhar os pontos reflexos associados

O estímulo desses reflexos ajuda a descontrair músculos e ligamentos tensos, restaurando a leveza e a mobilidade do esqueleto. O sistema nervoso central e as áreas espinais compartilham os mesmos pontos reflexos no pé, porquanto a medula espinal se estende do forâmen grande, um orifício na base do crânio, até a segunda vértebra lombar (ver p. 112).

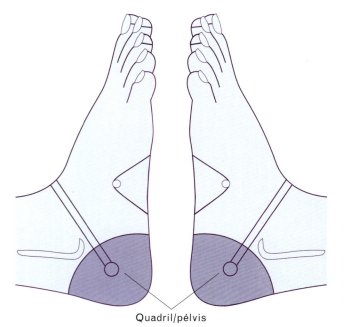

Lateral

Quadril/pélvis

ESTUDO DE CASO DOR LOMBAR

PERFIL DO CLIENTE
Gerald teve uma crise súbita de dor nas costas incapacitante quando plantava arbustos em seu jardim. A jardinagem era um dos *hobbies* de Gerald desde que se aposentara de um emprego sedentário, havia dois anos. Sofrera incômodos nas costas algumas vezes, que desapareciam em uma ou duas semanas, mas agora a dor já durava um mês.

REGULARIDADE DO TRATAMENTO REFLEXOLÓGICO
Duas vezes por semana durante as duas primeiras semanas e semanalmente por mais um mês.

REFLEXOS

Principais reflexos	Assistência
Toda a coluna, cóccix, quadris, áreas ciáticas nos dois pés	Estimular o suprimento de nervos e sangue para as áreas doloridas e reduzir a dor

RESULTADOS DO TRATAMENTO
Gerald respondeu muito bem ao tratamento. Depois da primeira sessão, afirmou que a dor aumentara na coluna e nas áreas dos quadris, mas depois foi diminuindo até que, no fim das seis semanas, ele estava livre dela e pronto de novo para a ação.

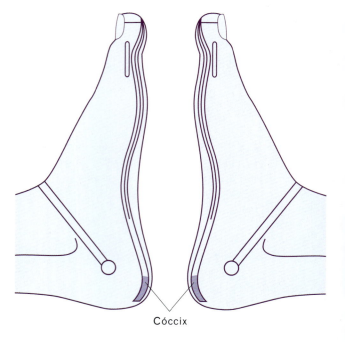

Medial

Cóccix

O SISTEMA MÚSCULO-ESQUELÉTICO **133**

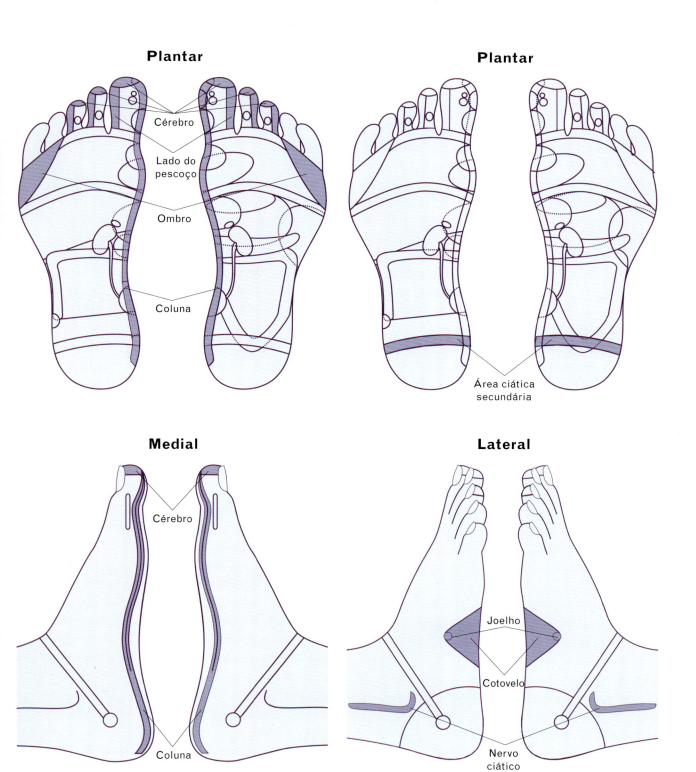

O cóccix e a área do quadril/pélvis

Pé direito – medial
Apoio no meio

Pé direito – lateral
Apoio de lado

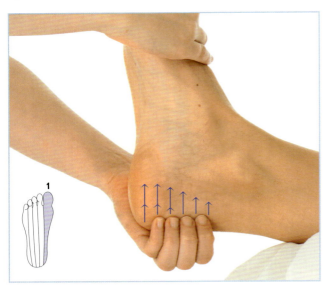

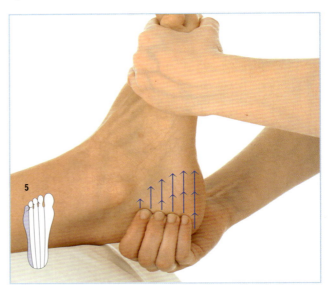

1 Segurando a parte medial do pé direito com a mão direita, use os quatro dedos da mão esquerda para trabalhar a área do cóccix. Repita duas ou três vezes.

2 Segurando o pé direito com a mão esquerda, use os quatro dedos da mão direita para trabalhar a área do quadril/pélvis. Repita o movimento duas ou três vezes.

A coluna

Pé direito – medial
Apoio em cima

Pé direito – medial
Apoio em cima

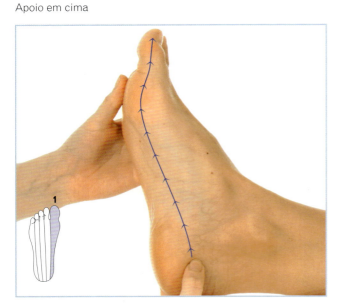

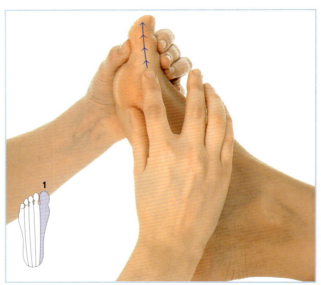

1 Segure o pé direito com a mão esquerda e, usando o polegar direito, trabalhe a linha da coluna vertebral em sentido ascendente.

2 Segure o pé direito com a mão esquerda e, usando o indicador direito (que dá melhores resultados que o polegar), trabalhe a delicada linha da coluna cervical em sentido ascendente.

Lado do pescoço e coluna
Pé direito – plantar
Apoio em cima

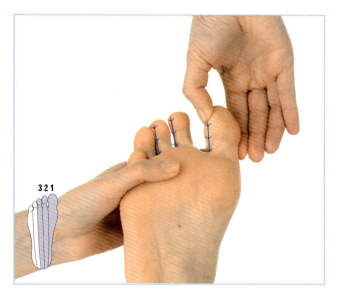

Pé direito – medial
Apoio em cima

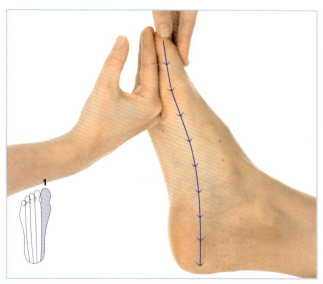

1 Segure o pé direito com a mão esquerda e trabalhe com o polegar direito, em sentido descendente, a área do lado do pescoço, nas laterais dos três primeiros dedos.

2 Segure o pé direito com a mão direita e, usando o polegar esquerdo, trabalhe a linha da coluna vertebral em sentido descendente.

A área do ombro
Pé direito – plantar
Medial a lateral – apoio em cima

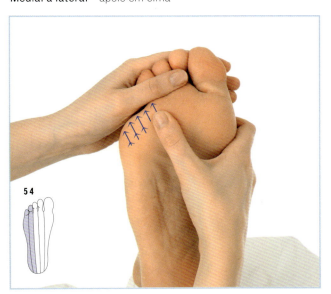

Pé direito – plantar
Lateral a medial – apoio em cima

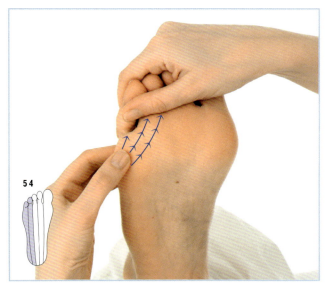

1 Segure o pé direito com a mão esquerda e, usando o polegar direito, trabalhe a área da borda medial à lateral.

2 Segure o pé direito com a mão direita e, usando o polegar esquerdo, trabalhe a área da borda lateral à medial.

Área do joelho/cotovelo
Pé direito – lateral
Apoio em cima

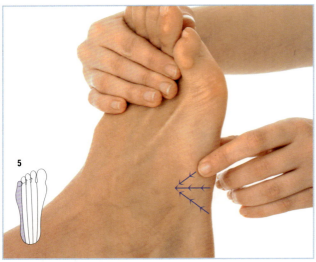

LOCALIZAÇÃO DA DOR
Lembre-se sempre de que a área onde o paciente sente dor ou incômodo talvez não seja um bom indicador da fonte do problema. Convém averiguar por meio de um raio-x, por exemplo, se algo vai mal com a articulação do joelho aparentemente afetado ou se o problema se deve à compressão e ao desgaste da coluna lombar.

1 Segure o pé direito com a mão direita e, usando o indicador esquerdo, trabalhe toda a área triangular. O joelho está no vértice do triângulo e o cotovelo, dentro dele.

As áreas ciáticas primária e secundária
Pé direito – lateral
Apoio em cima

Pé direito – plantar
Medial a lateral – apoio no calcanhar

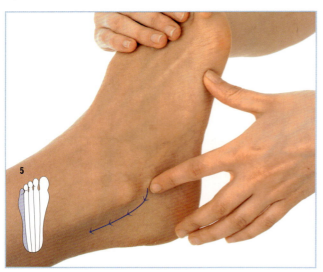
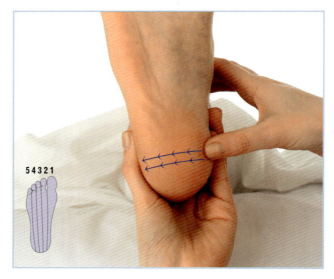

1 Segure o pé direito com a mão direita e, pressionando com o indicador da mão esquerda, trabalhe a área ciática primária localizada bem atrás do osso do quadril. Percorra cerca de 8 cm.

2 Mantenha o pé direito na palma da mão esquerda e, usando o polegar direito, trabalhe a área ciática secundária duas ou três vezes.

Cóccix e quadril/pélvis

Pé esquerdo – medial
Apoio no meio

Pé esquerdo – lateral
Apoio de lado

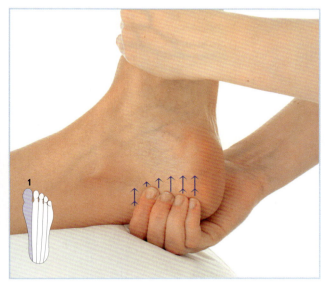
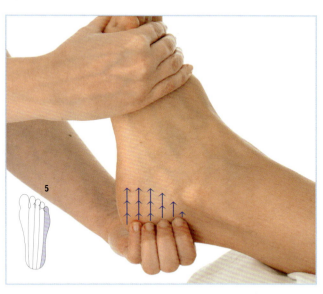

1 Segurando a borda medial do pé esquerdo com a mão esquerda, trabalhe com quatro de seus dedos da mão direita a área do cóccix. Repita duas ou três vezes.

2 Segurando o pé esquerdo com a mão direita, trabalhe com quatro de seus dedos da mão esquerda a área do quadril/pélvis. Repita esse movimento duas ou três vezes.

A coluna

Pé esquerdo – medial
Apoio em cima

Pé esquerdo – medial
Apoio em cima

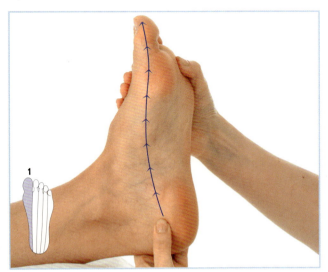
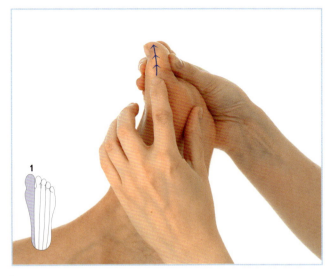

1 Segure o pé esquerdo com a mão direita e, usando o polegar esquerdo, trabalhe a linha da coluna vertebral em sentido ascendente.

2 Segure o pé esquerdo com a mão direita e, usando o indicador esquerdo (que dá melhor resultado que o polegar), trabalhe a delicada linha da coluna cervical em sentido ascendente.

Lado do pescoço e coluna

Pé esquerdo – plantar
Apoio em cima

Pé esquerdo – medial
Apoio em cima

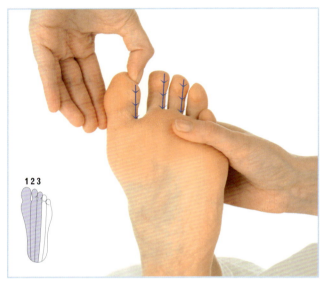

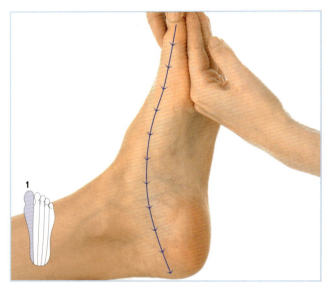

1 Segurando o pé esquerdo com a mão direita, trabalhe em sentido descendente, com o polegar esquerdo, a área do lado do pescoço ao longo da borda lateral dos três primeiros dedos.

2 Segurando o pé esquerdo com os a mão esquerda, trabalhe em sentido descendente a linha da coluna vertebral com o polegar direito.

A área do ombro

Pé esquerdo – plantar
Medial a lateral – apoio em cima

Pé esquerdo – plantar
Lateral a medial – apoio em cima

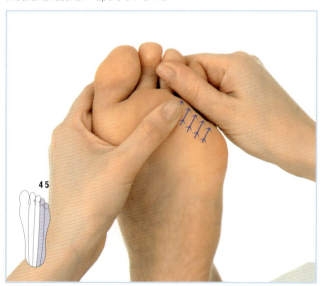

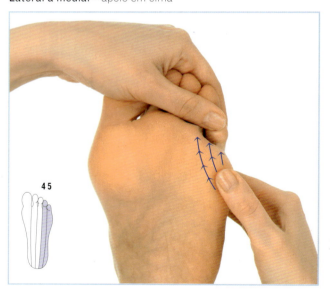

1 Segurando o pé esquerdo com a mão direita, trabalhe com o polegar esquerdo a área da borda medial à lateral.

2 Segurando o pé esquerdo com a mão esquerda, trabalhe com o polegar direito a área da borda lateral à medial.

O SISTEMA MÚSCULO-ESQUELÉTICO **139**

A área do joelho/cotovelo
Pé esquerdo – lateral
Apoio em cima

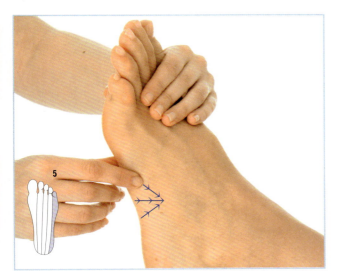

> **CIÁTICA**
>
> A ciática ocorre quando um disco é comprimido na coluna (geralmente, L5 ou S1), causando irritação no nervo ciático. Esse é o maior nervo do corpo humano: sai de cada lado da porção inferior da coluna e penetra profundamente nas costas e na coxa, descendo para a perna e o pé. Durante uma crise de ciática, a dor é sentida na nádega, atrás da coxa e na panturrilha, estendendo-se às vezes para o pé. A reflexologia pode proporcionar grande alívio se o tratamento for ministrado diariamente até que os sintomas desapareçam.

Segure o pé esquerdo com a mão esquerda e, usando o indicador direito, trabalhe toda a área triangular. O joelho se localiza no vértice do triângulo; o cotovelo, dentro da área triangular.

As áreas ciáticas primária e secundária
Pé esquerdo – lateral
Apoio em cima

Pé esquerdo – plantar
Medial a lateral – apoio no calcanhar

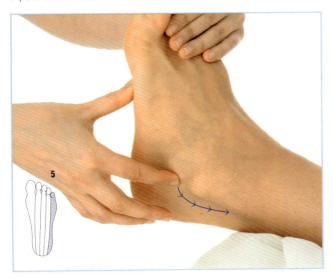

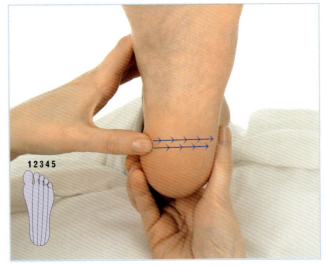

1 Segure o pé esquerdo com a mão esquerda e, fazendo pressão com o indicador direito, trabalhe a área ciática primária localizada bem atrás do osso do quadril. Percorra cerca de 8 cm.

2 Mantenha o pé esquerdo na palma da mão direita e, usando o polegar esquerdo, trabalhe a área ciática secundária duas ou três vezes.

O sistema urinário

O sistema urinário compreende dois rins, dois ureteres e uma bexiga. Os rins atuam como um equipamento processador de resíduos, filtrando substâncias nocivas do sangue. Caso se acumulem, os resíduos podem atingir níveis de concentração tóxica, de sorte que o modo como os rins funcionam reflete-se na saúde geral.

Os rins

Os rins são um par de órgãos em formato de feijão. Estão encapsulados em gordura e situam-se na frente do estômago, fazendo face por trás à coluna. Juntos, os rins têm o mesmo tamanho do coração.

Cada rim consiste de uma medula central e de um córtex em volta. O sangue que transporta resíduos penetra no rim para ser filtrado, alcançando a medula pela artéria renal, que se projeta diretamente da aorta, a principal artéria do corpo. Tanto o córtex quanto a medula contêm minúsculas unidades de filtração de sangue conhecidas como néfrons. Um só rim pode conter mais de um milhão de néfrons.

Dentro da medula, a artéria se ramifica em pequenos vasos sanguíneos retorcidos chamados glomérulos, que se espalham por toda a área da medula e do córtex. Envolvendo quase completamente cada glomérulo há uma bolsa do tamanho de uma cabeça de alfinete, a cápsula de Bowman, onde se coletam os fluidos oriundos do sangue dos glomérulos. O líquido filtrado continua seu caminho por um tubo cercado de capilares. Esses pequeninos vasos reabsorvem para o sangue boa parte da água e das substâncias químicas úteis como os aminoácidos e a glicose. Um par de rins pode processar 180 litros de sangue por dia.

O sangue tratado e purificado deixa então o rim pela veia renal e volta para a corrente sanguínea. Os resíduos extraídos fluem por um tubo coletor até a área conhecida como pélvis do rim. Esses resíduos formam a urina.

Os ureteres, a bexiga e a uretra

Da pélvis de cada rim, a urina coletada entra num tubo chamado ureter. Os dois ureteres conduzem, por seu turno, à bexiga.

A bexiga se situa na pélvis, na frente do osso púbico, e funciona como uma bolsa de armazenamento provisório da urina. A bexiga vazia é achatada, mas possui dobras que lhe permitem expandir-se. Quando a urina chega à bexiga pelos ureteres, as paredes da bexiga se descontraem e esticam. Uma vez cheia, pode conter até 600 ml de urina.

A urina é depois despejada num tubo mais largo chamado uretra, que se abre na base da bexiga e conduz para fora do corpo. Um anel de músculos, o esfíncter uretral, normalmente mantém essa saída fechada; mas, quando a bexiga recebeu o equivalente a um copo de urina, os nervos enviam sinais ao cérebro para iniciar a micção. Durante a micção, o músculo externo do esfíncter uretral se relaxa e a parede da bexiga se contrai, forçando a urina pela uretra e para fora do corpo.

A CONSTITUIÇÃO DA URINA

A urina é constituída, em grande parte, de água, resíduos de nitrogênio (sobretudo uréia), sais inorgânicos e outras substâncias de que o corpo não precisa. O volume de urina produzida depende, é óbvio, da quantidade de líquidos tomada, mas diminui quando dormimos e quando transpiramos muito. A transpiração é apenas uma maneira de livrar o corpo do excesso de líquidos por outros meios.

A consistência e o cheiro da urina variam de acordo com o que comemos e bebemos. Se bebemos muita água, nossos rins produzem urina bem diluída, cor amarelo-clara; pouca quantidade de líquidos resulta em pouca quantidade de urina, mas também em maior concentração dela, que apresenta cor mais escura e cheiro forte.

Testes clínicos de urina podem detectar diversas infecções e disfunções orgânicas, da cistite ao diabetes e à toxemia durante a gravidez.

O SISTEMA URINÁRIO **141**

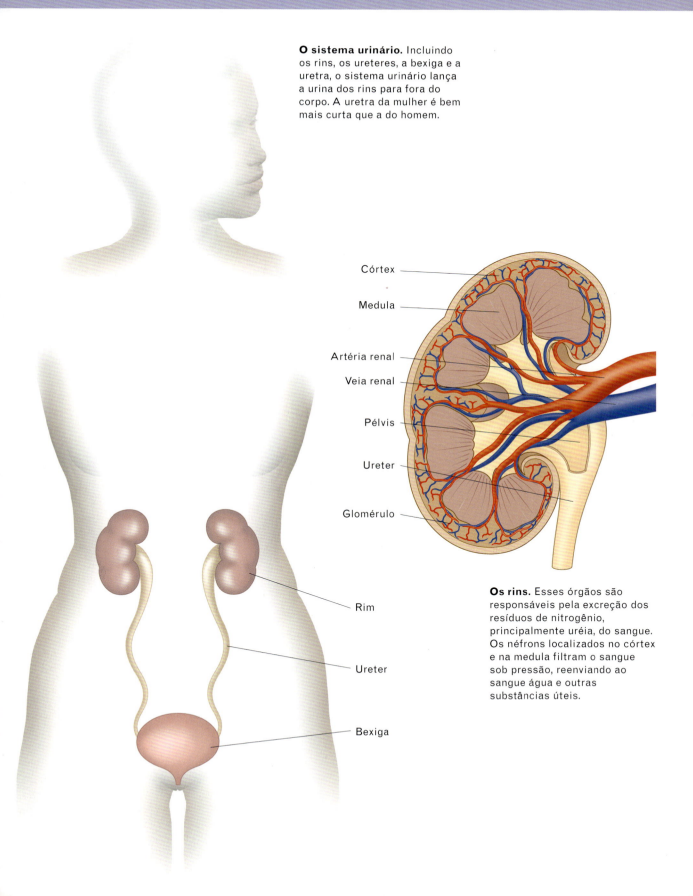

O sistema urinário. Incluindo os rins, os ureteres, a bexiga e a uretra, o sistema urinário lança a urina dos rins para fora do corpo. A uretra da mulher é bem mais curta que a do homem.

Córtex
Medula
Artéria renal
Veia renal
Pélvis
Ureter
Glomérulo

Rim
Ureter
Bexiga

Os rins. Esses órgãos são responsáveis pela excreção dos resíduos de nitrogênio, principalmente uréia, do sangue. Os néfrons localizados no córtex e na medula filtram o sangue sob pressão, reenviando ao sangue água e outras substâncias úteis.

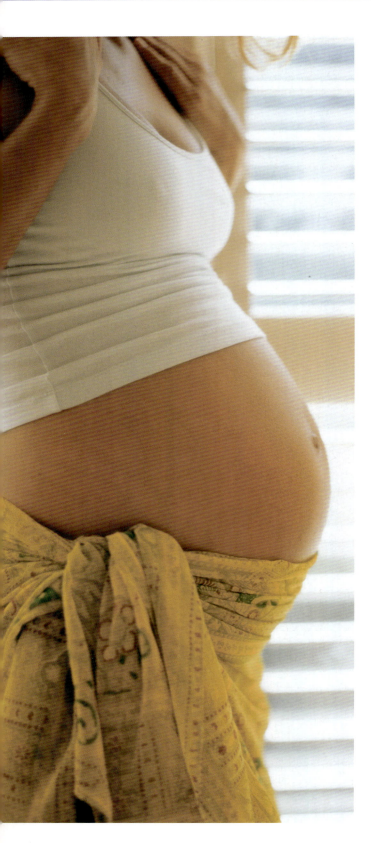

Problemas urinários que podem melhorar com a reflexologia

A uretra feminina é curta, pois se abre logo acima da vagina; mas a do homem, que se estende pelo pênis, tem cerca de 20 cm de comprimento e passa por uma pequena glândula chamada próstata. Essas duas configurações apresentam seus próprios problemas.

Infecções da bexiga

São mais comuns nas mulheres que nos homens porque a uretra masculina mais comprida age como uma barreira à invasão bacteriana. A infecção mais comum de bexiga é a cistite, causada por bactérias que penetram nas membranas delicadas da bexiga. Resulta em dor, micção freqüente e mal-estar generalizado.

A próstata, que envolve a base da uretra masculina, quase sempre aumenta de tamanho à medida que o homem envelhece. Isso pode comprimir ou distorcer a uretra, provocando micção freqüente, mas escassa. Como a bexiga nem sempre se esvazia por completo, aumenta a tendência a infecções urinárias. O câncer de próstata é um distúrbio comum em homens com mais de 50 anos (ver também p. 152).

Incontinência urinária

A soltura involuntária de urina é especialmente comum em pessoas idosas e com freqüência acompanha a demência senil, pois as células do cérebro morrem e a coordenação cérebro-bexiga diminui. No entanto, a incontinência urinária pode ocorrer em qualquer idade, por uma série de razões. A soltura às vezes ocorre após uma tosse ou espirro súbito, e mesmo ao erguer um objeto pesado. A incontinência é mais freqüente nas mulheres que nos homens, sobretudo porque elas apresentam fraqueza nos músculos do assoalho pélvico depois de ter filhos ou de passar por um parto difícil, que exigiu o uso de fórceps. Mulheres grávidas também sentem necessidade freqüente de urinar e podem apresentar incontinência temporária por causa da pressão do útero dilatado contra a bexiga, situada logo abaixo dele. Lesões da medula espinal, em resultado de acidente na área espinal lombar, são outras causas de incontinência.

Problemas urinários na gravidez. Durante a gravidez, a bexiga pode ser pressionada pelo peso do bebê, o que facilita infecções de urina e incontinência temporária.

O SISTEMA URINÁRIO **143**

Problemas de rins

Mais comuns em homens que em mulheres, os cálculos renais são uma queixa muito freqüente. Pedras aparecem na parte dos rins que coleta a urina ou nos ureteres quando certas substâncias concentradas se coagulam e formam depósitos sólidos. Pedras grandes (com mais de 5 mm de diâmetro) não conseguem ser facilmente eliminadas pelo fluxo da urina e a dor que provocam ao tentar passar pelo sistema tem sido descrita como a mais lancinante que se possa padecer. Cálculos nos rins e nos ureteres são detectados pelos raios-x ou tomógrafos.

A pressão alta tem estreita associação com os rins. Pessoas que sofrem de hipertensão crônica notam que sua função renal às vezes fica comprometida. A pressão cada vez maior do sangue contra as paredes dos tubos renais causa freqüentemente o colapso dos néfrons, de constituição muito delicada, e torna menos eficiente a função do sistema de filtragem. A inflamação dos néfrons chama-se nefrite.

Como os rins se voltam, atrás, para a região lombar da coluna, as dores renais são muitas vezes confundidas com problemas nas costas e, por isso, persistem durante muito tempo antes que o médico seja consultado.

A gravidez costuma exercer pressão extra sobre os rins, que precisam eliminar resíduos de dois seres em vez de um. A retenção de líquidos, que se manifesta sob a forma de tornozelos e dedos inchados, é comum; mas se a amostra de urina revela também a presença de proteínas e há pressão alta, a toxemia se torna uma possibilidade. A intervenção imediata de um especialista se faz necessária e ele decidirá se o simples repouso poderá melhorar a situação ou se mãe e filho se beneficiarão de um parto prematuro.

O diabetes de longa data também provoca complicações na função renal e pode evoluir para o colapso dos rins.

Como a reflexologia pode ajudar

A reflexologia tem se mostrado eficiente no alívio de muitas das condições descritas acima. A estimulação da área da cavidade pélvica incrementa o suprimento de nervos e sangue para o sistema urinário, o que ajuda o corpo a livrar-se de suas impurezas. A reflexologia também reduz a tensão acumulada no corpo, apressando ainda mais o processo de cura.

O tratamento reflexológico é seguro durante a gravidez e, como melhora a função urinária, abranda os efeitos dos problemas urinários devidos a essa condição.

Aliviando a pressão nos rins, conseguimos melhorar a função renal, o que também faz baixar a pressão sanguínea. Pacientes com hipertensão costumam apresentar reflexos muito sensíveis nas áreas dos rins.

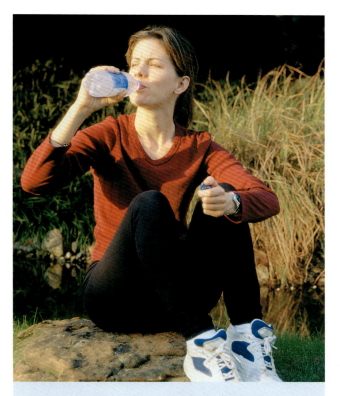

COMO AJUDAR O SISTEMA URINÁRIO

Todo ser vivo depende da água para sua sobrevivência. A água transporta hormônios e nutrientes para o corpo todo, dilui substâncias tóxicas e absorve resíduos.
É essencial repor os líquidos perdidos na respiração, na transpiração e na excreção de resíduos. Sem líquidos suficientes, os rins não conseguem manter em perfeito equilíbrio a química do corpo. Eis algumas maneiras de ajudar o sistema urinário:

- Beba dois litros de líquidos diariamente, e mais se estiver se exercitando ou em dias de calor. Lembre-se de que a água existe em diversas formas, como suco de frutas.
- Suco de oxicoco é excelente se você sofrer de cistite, pois ele evita que bactérias grudem na parede da bexiga e ali se multipliquem.
- Evite a cafeína e quaisquer alimentos que a contenham, caso esteja com uma infecção.
- O vinagre de maçã é um ótimo anti-séptico e antiinflamatório natural. Se você estiver com uma infecção urinária, tome três colheres de manhã e à tarde num copo grande de água morna.

Como trabalhar os pontos reflexos associados

Á área reflexa dos rins situa-se no arco de cada pé; os pontos da bexiga, na borda medial da linha da pélvis (quadril). Tal como ocorre no próprio corpo, o reflexo dos ureteres corre ao longo dessas duas áreas. Não deixe de trabalhar os pontos ligados às áreas da pélvis, quadril e cóccix, como também os da coluna lombar, sempre que tratar de problemas da bexiga e dos rins.

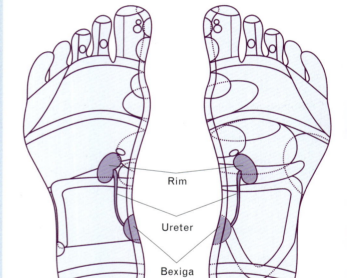

Plantar

ESTUDO DE CASO **CÁLCULOS RENAIS**

PERFIL DO CLIENTE
Tom tinha 65 anos e sofria de cálculos renais há muito tempo. Quando as pedras passavam pelo delicado revestimento dos ureteres para a bexiga, ele se queixava de dores lancinantes e hemorragia. Em quase todas essas ocasiões, tinha de correr para o hospital a fim de controlar a dor. Embora superasse sempre as crises, elas o deixavam exausto e deprimido. Decidiu, pois, tentar a reflexologia para obter algum alívio.

REGULARIDADE DO TRATAMENTO REFLEXOLÓGICO
Sessões semanais por dois meses.

REFLEXOS

Principais reflexos	Assistência
Rim, ureter, bexiga	Combater, nessas áreas, a inflamação devida às lacerações provocadas pela passagem dos cálculos
Coluna lombar/nervos	Estimular a função urinária

RESULTADOS DO TRATAMENTO
Tom reagiu bem às sessões de reflexologia e teve uma experiência surpreendente: expeliu e guardou um cálculo renal depois de cada tratamento! Embora se queixasse de uma sensação de rigidez e dormência na parte baixa das costas, certamente estava livre da dor terrível que padecia antes. Continuou com o tratamento reflexológico por muitos anos e, embora produzisse mais pedras, não voltou a enfrentar os incômodos penosos do passado.
A reflexologia amenizou os espasmos dolorosos em seus ureteres e possibilitou a passagem mais fácil dos cálculos.

O SISTEMA URINÁRIO **145**

Bexiga/ureteres e rins
Pé direito – medial
Apoio em cima

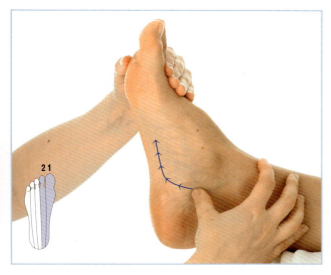

1 Segurando o pé direito, em cima, com a mão esquerda, trabalhe toda a área da bexiga com o polegar direito. Prossiga até a borda medial da linha do ligamento, para trabalhar a área do ureter.

Pé direito – medial
Apoio em cima

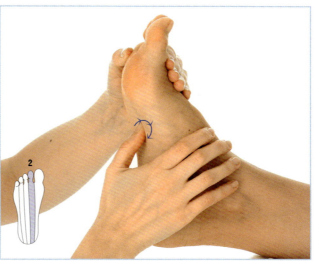

2 Segurando o pé direito com a mão esquerda e colocando o polegar direito na borda lateral da linha do ligamento, trabalhe a área do rim conforme mostrado.

Bexiga/ureteres e rins
Pé esquerdo – medial
Apoio em cima

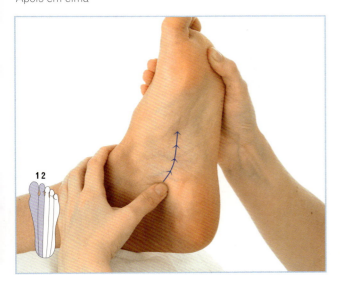

1 Segurando o pé esquerdo, em cima, com a mão direita, trabalhe toda a área da bexiga com o polegar esquerdo. Prossiga até a borda medial da linha do ligamento a fim de trabalhar a área do ureter.

Pé esquerdo – medial
Apoio em cima

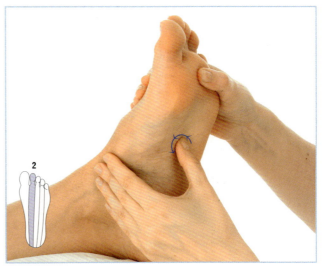

2 Segure o pé esquerdo com a mão direita e, colocando o polegar esquerdo na borda lateral da linha do ligamento, trabalhe a área do rim conforme mostrado.

O sistema reprodutor

Os hormônios controlam as diversas maneiras pelas quais homens e mulheres se desenvolvem a partir da infância, bem como as funções específicas de seus sistemas reprodutores. Embora estes pareçam muito diferentes, na verdade se assemelham na estrutura anatômica, o que se pode observar nos pontos reflexos dos pés.

Hormônios em ação

Os sistemas reprodutores do homem e da mulher são regulados e controlados por hormônios. Mesmo antes do nascimento, os hormônios determinam o sexo e a sexualidade do indivíduo e, em certas fases da vida, tornam-se muito ativos, provocando mudanças físicas. Na puberdade, por exemplo, são responsáveis pelo aparecimento dos pêlos secundários, pela voz masculina grave e feminina aguda, pelos seios e o começo da menstruação nas moças.

Dois hormônios, orquestrados pela glândula pituitária localizada no cérebro (ver "O sistema endócrino", p. 98), são os principais instigadores do ciclo reprodutor mensal das mulheres. O hormônio estimulador de folículo (HEF) promove o desenvolvimento e o amadurecimento do folículo ovariano. Em sua fase de desenvolvimento, o folículo ovariano secreta seu próprio hormônio, o estrogênio. À medida que o nível de estrogênio vai subindo no sangue, a secreção de HEF diminui. Então, o hormônio luteinizante (HL) apressa a maturação final do folículo ovariano e a ovulação. A principal função do HL é promover a formação de um corpo chamado corpo lúteo, que secreta um segundo hormônio ovariano, a progesterona.

O HEF e o HL também trabalham no corpo masculino. O HEF estimula o tecido epitelial dos tubos seminíferos nos testículos, que irão produzir os espermatozóides, enquanto o HL estimula as células intersticiais também nos testículos, que irão secretar testosterona.

O sistema reprodutor feminino, ao contrário do masculino, é o único que tem menor prazo de vida no organismo. A idade média do início da menopausa, e conseqüentemente da cessação da ovulação, da menstruação e da fertilidade, gira em torno de 52 anos (ver p. 149).

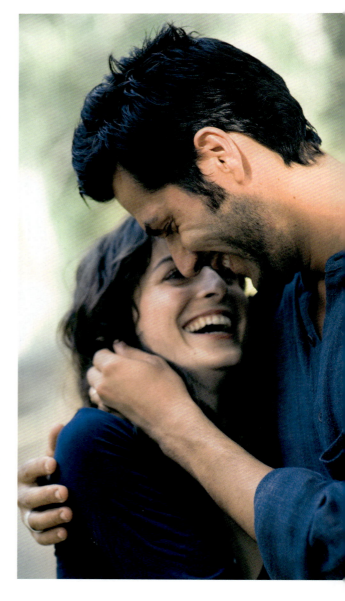

O papel dos hormônios. O sexo e a sexualidade tanto do homem quanto da mulher são determinados mesmo antes do nascimento por hormônios produzidos pelo sistema endócrino.

O SISTEMA REPRODUTOR 147

O sistema reprodutor da mulher. Uma vez desprendido do ovário, o óvulo penetra na tuba uterina. Leves contrações da trompa e o movimento de minúsculos cílios empurram o óvulo para o útero. Ele pode sobreviver na trompa por 24 horas, e, quando não fertilizado, é reabsorvido pelo corpo.

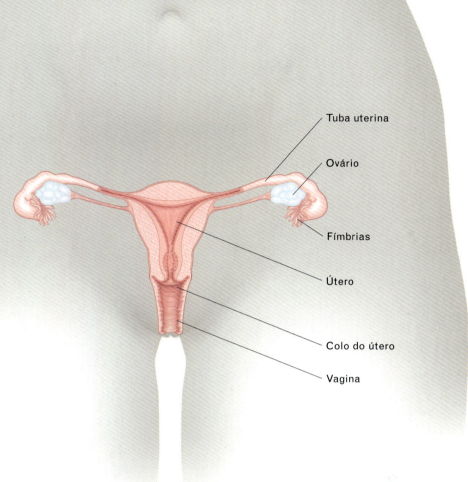

Tuba uterina
Ovário
Fímbrias
Útero
Colo do útero
Vagina

O sistema reprodutor da mulher

Os ovários, o útero e a vagina trabalham juntos num ciclo harmonioso que mantém o sistema reprodutor da mulher pronto para a gravidez e o parto.

A vagina

A vagina, um tubo elástico de 10-15 cm de comprimento, revestida de tecido epitelial úmido (ver p. 70), proporciona tanto acesso ao pênis durante o ato sexual (*vagina* significa, em latim, "bainha de espada") quanto um canal para o nascimento do bebê.

Na entrada da vagina abre-se um par de dobras semelhantes a lábios, os grandes lábios (maiores e mais espessos) e os pequenos (menores e mais interiores). Dispõem-se aos lados da entrada vaginal e juntam-se na frente para formar o monte de Vênus. Ali, envolvem a saída da uretra, atrás da pequena protuberância que é a parte externa do clitóris.

O colo do útero, o útero e as tubas uterinas

Na extremidade superior da vagina localiza-se o útero ou matriz, cuja entrada é guardada pelo colo do útero, também chamado "pescoço da matriz". É uma estrutura grossa, fibrosa e musculosa revestida de células especiais que formam um muco.

O útero, em si, é pequeno e em forma de pêra. Situa-se atrás da bexiga e bem na frente do reto, sendo mantido no lugar por músculos e quatro fortes ligamentos fibrosos do assoalho pélvico. Dos lados, pares de ligamentos suspensórios redondos também o sustentam, desdobrando-se pelo peritônio, o sólido revestimento da cavidade abdominal.

O útero é coberto pelo peritônio, uma densa parede de fibras musculares entretecidas. Os músculos uterinos estão sempre se contraindo e relaxando imperceptivelmente. As paredes internas do útero são revestidas por células endometriais especializadas, que reagem e se modificam sob influência hormonal.

À direita e à esquerda do útero, estendem-se as tubas uterinas, cada uma com 12 cm de comprimento. Em suas extremidades livres, perto dos ovários, elas possuem projeções semelhantes a dedos, as fímbrias.

Os ovários

Esses dois órgãos pequenos, ovais e cor de pérola situam-se logo abaixo das tubas uterinas, de cada lado do útero. Dentro dos ovários ficam os óvulos que representam o começo de uma nova vida.

A mulher traz nos ovários, quando ainda é um feto de vinte semanas no ventre da mãe, o maior número de óvulos que jamais terá (cerca de vinte milhões). O relógio da reprodução começa a bater na mulher mesmo antes de seu nascimento.

Ovulação, fertilização e menstruação

A partir de mais ou menos treze anos e pelos próximos quarenta, um ou outro ovário libera um óvulo cerca de uma vez por mês. (O óvulo é a maior célula isolada do corpo humano, embora não maior que o ponto final desta frase.) A "maturação" do óvulo pronto para ser liberado é controlada por um hormônio oriundo da glândula pituitária. As células dos folículos, nos ovários, secretam outro hormônio, o estrogênio, que provoca a erupção de um pequeno cisto a cada mês, erupção que produz um líquido aquoso conhecido como licor folicular, o qual empurra o óvulo do ovário para as tubas uterinas.

A tuba uterina adjacente ao ovário que ovulou serve de caminho para o óvulo até o útero. Sua extremidade em fímbria capta o óvulo liberado e as contrações musculares da parede da trompa, bem como os cílios que se eriçam ao longo de todo o seu trajeto, ajudam o óvulo a se movimentar na direção do útero.

A fim de acertar o passo com a ovulação, a glândula pituitária libera no momento certo outro hormônio, o HL, que estimula o desenvolvimento de uma massa temporária de tecido no folículo ovariano, o corpo lúteo. Este, em seguida, secreta outros hormônios, a progesterona e o estrogênio, que preparam o útero para uma possível gravidez.

A fertilização ocorre bem no alto da tuba uterina. Dos milhares de espermatozóides que nadaram vagina acima,

CRENDICES ANTIGAS

Sem que isso chegue a surpreender, a capacidade de gerar uma nova vida tem sido há muito tempo associada a rituais e crenças fortemente arraigadas. A menstruação e a geração são historicamente assinaladas por rituais de purificação e, em algumas culturas, atribuem-se aos órgãos reprodutores da mulher poderes talismânicos. Nas sociedades pré-históricas, vulvas e triângulos púbicos eram freqüentemente desenhados ou inscritos nas paredes das cavernas para simbolizar um lugar sagrado, um umbral para a vida. Nas culturas taoístas, julga-se que os ovários contenham a força vital que produz a energia sexual.

Algumas tradições viam o cordão umbilical com reverência, não como um resíduo a ser jogado fora logo após o nascimento. Consideravam-no um vínculo poderoso que refletia a unidade e a proteção entre filho e mãe. Algumas tribos indígenas norte-americanas amarravam o cordão umbilical numa pedra e deixavam-no secando ao sol, após o que guardavam-no numa caixa, onde gravavam o dia e a hora do nascimento. Chegado o momento de ensinar o rapaz a cavalgar, o cordão era entrelaçado à crina do animal, na crença de que o laço entre filho e mãe asseguraria proteção ao cavaleiro.

só um rompe a camada externa do óvulo. Ele se desvencilha então da cauda e do corpo, enquanto a cabeça, que contém todo o material genético, avança para o núcleo do óvulo. Os núcleos do espermatozóide e do óvulo contêm, cada qual, 23 cromossomos, que juntos fornecem os dados genéticos exigidos para a formação de uma vida.

Depois que o óvulo foi fertilizado, a tarefa do corpo lúteo, de produzir progesterona, é assumida pela placenta,

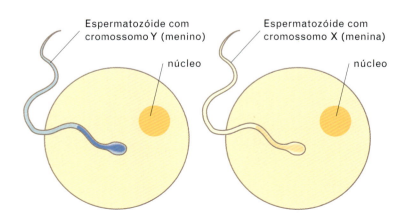

Como o sexo é determinado.
Cada óvulo contém um único cromossomo sexual X, enquanto cada espermatozóide contém um cromossomo sexual X ou Y. Se o espermatozóide fertilizador contiver um cromossomo Y, o bebê será um menino; se contiver um cromossomo X, o bebê será uma menina.

O SISTEMA REPRODUTOR

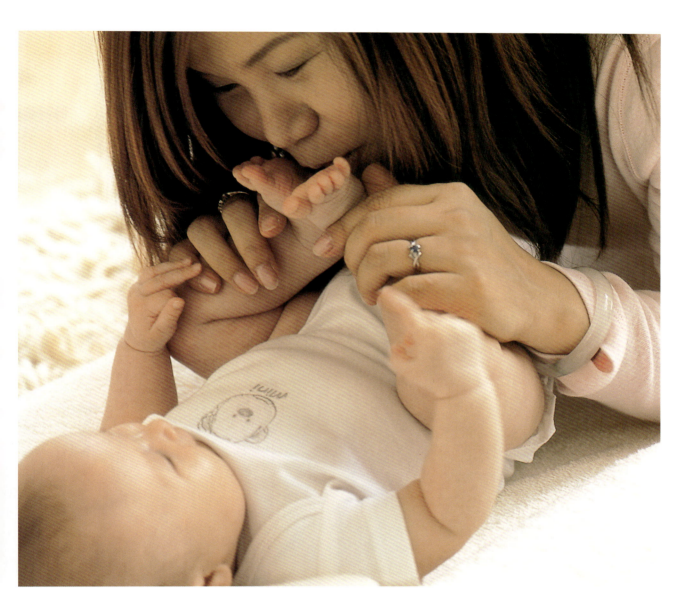

O vínculo umbilical. É uma das maiores forças protetoras do corpo, que persiste sem se esgotar mesmo depois que a conexão física foi rompida.

no interior do útero. Não havendo fertilização, e portanto nenhuma necessidade de o útero se preparar para a gravidez, o corpo lúteo morre. O revestimento espessado, repleto de sangue, que se formou no útero é então eliminado como fluxo menstrual, cerca de catorze dias após a ovulação.

A menopausa

A menina nasce com milhares de óvulos, só uns poucos dos quais ficarão maduros o suficiente para se transformar em feto. Quando a mulher esgota seu suprimento de óvulos, seus anos de reprodução terminam e seu fluxo menstrual cessa. É a menopausa. A passagem para os anos pós-menopausa pode significar sintomas desagradáveis, inclusive calores, enxaqueca e secura vaginal, enquanto o corpo da mulher vai se adaptando a diferentes níveis hormonais (ver estudo de caso sobre como aliviar os sintomas da menopausa à página 153).

Os ovários ficam menores quando a fase reprodutiva passa, mas continuam secretando hormônios que contribuem para a saúde geral da mulher. Por esse motivo, devem ser respeitados e considerados órgãos valiosos em qualquer idade.

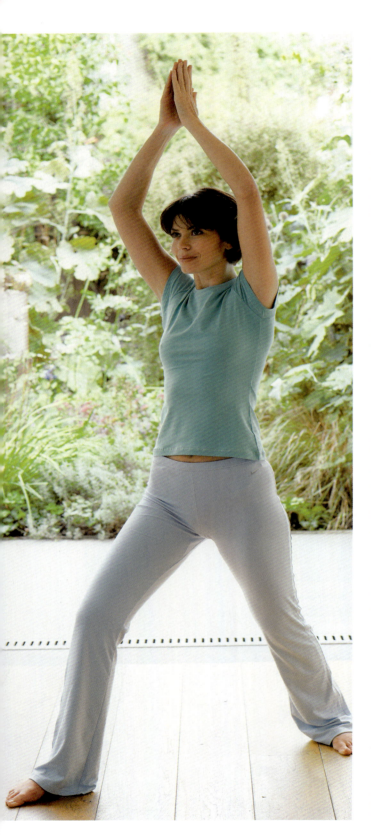

Distúrbios na função reprodutora da mulher que podem melhorar com a reflexologia

Não é de estranhar que um sistema dependente de uma série de hormônios, todos trabalhando em perfeita sincronia, apresente problemas quando esse equilíbrio é abalado por um ou outro motivo. Cistos ovarianos e ovários policísticos ocorrem geralmente em conseqüência de uma disfunção hormonal. Alguns cistos surgem por si mesmos e desaparecem. Outros, porém, ficam grandes e pressionam os órgãos da cavidade pélvica, gerando incômodo. Esses precisam ser tratados clínica ou cirurgicamente. Também o câncer ovariano, infelizmente, vem aumentando a olhos vistos.

O *stress* costuma desregular o ciclo menstrual e é um dos grandes responsáveis pela dificuldade de concepção. Pode ser psicológico ou físico. Atletas que exigem demais do corpo e mulheres (sobretudo adolescentes) que exageram na dieta, ou são anoréxicas, muitas vezes têm a menstruação interrompida. As preocupações também podem afetar o ciclo ovulatório/menstrual, o que é irônico quando elas se devem ao fato de a mulher não conseguir engravidar ou ter medo da gravidez.

Como a reflexologia pode ajudar

Na época da ovulação, muitas mulheres sentem dores. Vale notar que a reflexologia consegue perceber a sensibilidade do ovário, como faz com qualquer outra parte do corpo inflamada, congestionada ou tensa. Se a ovulação ocorrer do lado direito, você notará uma reação sensível ao pressionar o pé direito; e, se ocorrer do lado esquerdo, notará o mesmo no pé esquerdo.

Muitas mulheres que se submeteram a tratamentos reflexológicos por causa de cistos ovarianos constataram que, em questão de semanas, o incômodo desapareceu, tanto quanto os próprios cistos. Vale, pois, a pena tentar a reflexologia antes de recorrer a outras medidas. A cirurgia deve ser sempre o último recurso, não a primeira escolha.

Ao tratar de pacientes com sintomas pré-menstruais, o objetivo será normalizar o desequilíbrio do sistema hormonal que dá origem a efeitos secundários desagradáveis como irritabilidade, dores nos seios, apetite excessivo, dores de cabeça e congestão dolorosa no útero.

As sessões de reflexologia para tratamento da infertilidade ou do ciclo menstrual irregular devem visar ao relaxamento do corpo. Podem ser de grande benefício para restaurar o ritmo natural.

Dor no período menstrual. Ficar muito tempo sentada agravará sua dor, de modo que convém tentar um exercício leve, relaxante.

O SISTEMA REPRODUTOR **151**

O sistema reprodutor masculino.
A produção de esperma, no homem, inicia-se na puberdade e continua até a velhice, embora comece a declinar no final da meia-idade. Das centenas de milhões de espermatozóides em cada ejaculação, somente uns dois mil sobrevivem à jornada para dentro do útero e da tuba uterina.

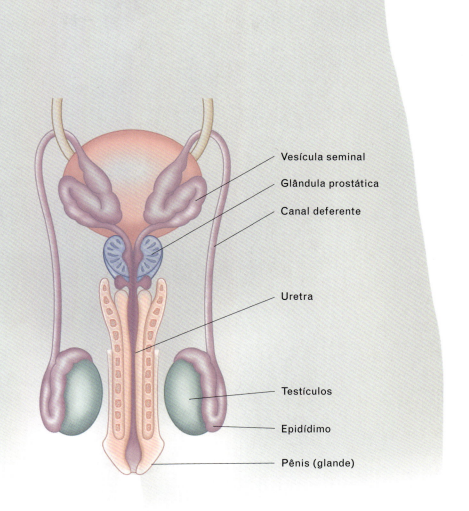

- Vesícula seminal
- Glândula prostática
- Canal deferente
- Uretra
- Testículos
- Epidídimo
- Pênis (glande)

Os órgãos reprodutores do homem

O sistema reprodutor do homem compreende dois testículos suspensos no saco escrotal, a vesícula seminal, a próstata, diversos canais e o pênis.

Os testículos têm dupla função: produzem testosterona e espermatozóides. A testosterona é responsável pelos hormônios gonadotrópicos oriundos da glândula pituitária em várias etapas da vida do menino (a primeira quando ele ainda está no ventre materno), mas o efeito mais conhecido é o desenvolvimento de características sexuais secundárias como pêlos pubianos e faciais, agressividade crescente, musculatura forte e aprofundamento da voz.

Os canais no interior dos testículos produzem grandes quantidades de espermatozóides diariamente, que entram por vários dutos comunicantes. O primeiro deles, o epidídimo, é um tubo encurvado que desemboca no canal deferente. Este passa do escroto, pelo canal inguinal, às vesículas seminais, onde o espermatozóide maduro fica armazenado. Um duto das vesículas seminais leva ao canal ejaculatório e se abre na uretra. Ao contrário do sistema reprodutor feminino, em que os tratos urinário e reprodutor são completamente separados, o pênis desempenha duas funções: a ejaculação do esperma e a excreção da urina contida na bexiga.

A glândula prostática situa-se na parte superior da uretra, junto à base da bexiga, e suas secreções ajudam a manter a atividade espermática. Um par adicional de glândulas, as glândulas de Cowper, liberam algumas gotas de líquido para neutralizar a acidez da uretra e lubrificar ao mesmo tempo a uretra e o pênis.

Distúrbios comuns do sistema reprodutor masculino

Mudanças na próstata costumam aparecer em homens com mais de 50 anos e, devido ao papel duplo da uretra na micção e na ejaculação, o aumento no tamanho da próstata afeta a ereção e o desempenho sexual, ao mesmo tempo que dificulta o ato de urinar. Alterações na próstata podem dever-se a um processo canceroso, mas esse nem sempre é o caso: a deficiência de zinco na alimentação produz o mesmo efeito (ver abaixo).

Testículos inchados são outra queixa comum relacionada ao sistema reprodutor do homem e devem-se, quase sempre, ao acúmulo de líquidos chamado hidrocele. Na maioria das vezes o inchaço é indolor, mas ainda assim o médico deve ser consultado. Traumas testiculares são muito freqüentes na prática de esportes. A mínima lesão provoca dores agudas, contusões e inchaços.

Outro distúrbio é a varicocele. Trata-se de uma veia varicosa muito dilatada na rede que sai dos testículos. Ocorre com freqüência em garotos na puberdade e pode diminuir a produção de espermatozóides.

Deficiência de zinco

Episódios de alargamento da próstata estão aumentando consideravelmente e isso se deve muitas vezes à deficiência do mineral zinco na alimentação. O zinco existia em abundância no solo e conseqüentemente atendia, em nossa alimentação, às necessidades de reprodução tanto no homem quanto na mulher. Todavia, o uso de produtos químicos nos modernos métodos agrícolas eliminou os minerais do solo, inclusive o zinco. Ao mesmo tempo, a quantidade de minerais em nossa alimentação também se reduziu porque os vegetais estão sendo colhidos antes da maturação, para poderem ser transportados a longas distâncias.

O sistema reprodutor do homem depende de uma ingestão adequada de zinco para produzir espermatozóides e secretar, na próstata, líquidos suficientes para que o espermatozóide alcance o óvulo. Quando o sistema é deficiente em zinco, a próstata se dilata. Isso provoca dores e dificuldades de micção, mas às vezes aumenta sua freqüência, sobretudo à noite. Para combater isso, é aconselhável que os homens (e as mulheres) tomem suplementos de zinco em forma de comprimidos.

Como a reflexologia pode ajudar

Um paciente, Paul, passou a sofrer de hérnia poucos meses depois de uma extensa cirurgia dos intestinos. As incisões feitas nas paredes da parte baixa do abdome foram apontadas como a causa do problema. A reflexologia ajudou a amenizar a dor e o inchaço, até ele poder tratar cirurgicamente da hérnia. Continuou o tratamento reflexológico depois da operação, e garante que isso aliviou o incômodo e o inchaço que se seguiram à intervenção.

A reflexologia se mostra eficiente no tratamento de muitos problemas do aparelho reprodutor masculino. Muitos homens consultam seu médico queixando-se de impotência. O procedimento usual é eliminar todas as causas possíveis como diabetes, alguns tipos de doença neurológica ou reações a medicamentos como soníferos, anti-depressivos e anti-hipertensivos. O mais das vezes, porém, a causa são as tensões da vida moderna. O tratamento reflexológico pode ajudar a reduzir o *stress* e combater seus efeitos no corpo.

A reflexologia também ajuda no caso de lesões esportivas como trauma testicular. Elas em geral se curam depois de poucas sessões.

Anatomia de um espermatozóide.
O espermatozóide sadio pode nadar em direção a um óvulo à velocidade de 2-3 mm por minuto. Só algumas centenas alcançam o óvulo e só um atravessa a camada externa para fertilizá-lo.

cauda

porção medial

cabeça

O SISTEMA REPRODUTOR 153

Como trabalhar os pontos reflexos associados

A saúde do sistema reprodutor é sempre importante, e não apenas nos anos férteis da vida. Espelhando os mesmos aspectos fundamentais, os pontos reflexos são idênticos nos dois sexos, percorrendo a borda dorsal do pé como uma tira de sandália.

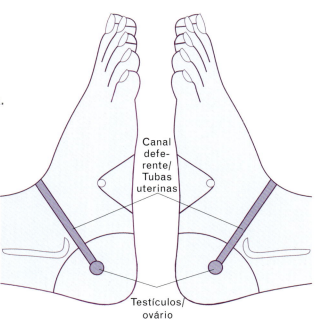

Lateral

Canal deferente/ Tubas uterinas

Testículos/ovário

ESTUDO DE CASO
SINTOMAS DA MENOPAUSA

PERFIL DA CLIENTE
Glória fora saudável e ativa a vida toda e, com 52 anos, nunca imaginara os sintomas que passou a apresentar quando seus períodos se tornaram irregulares e por fim cessaram. Cheia de energia que era, tornou-se apática. Transpirava muito à noite, o que lhe perturbava o sono, e sentia a vagina seca, dolorida, sem condições para o ato sexual. Não queria saber de terapia de reposição hormonal e preferiu tentar a reflexologia.

REGULARIDADE DO TRATAMENTO REFLEXOLÓGICO
Semanalmente por dois meses e depois mensalmente enquanto se sentisse beneficiada pelas sessões.

REFLEXOS

Principais reflexos	Assistência
Todo o sistema endócrino: pituitária, hipotálamo, tireóide, supra-renais	Estimular o sistema endócrino
Sistema reprodutor, especialmente útero	Estimular esse sistema

RESULTADOS DO TRATAMENTO
Depois da primeira sessão, Glória passou a transpirar muito mais à noite. (Às vezes, a reflexologia agrava os problemas antes de aliviá-los, ver p. 61.) Depois da segunda, a transpiração noturna diminuiu e ela conseguiu dormir por mais tempo. A depressão cedeu e a energia aumentou, e, após oito sessões, sua qualidade de vida estava bem melhor. Glória resolveu submeter-se a sessões mensais em bases regulares, a fim de preservar a saúde recuperada.

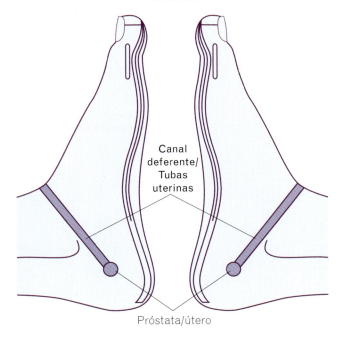

Medial

Canal deferente/ Tubas uterinas

Próstata/útero

A área do útero/próstata
Pé direito – medial
Apoio em cima

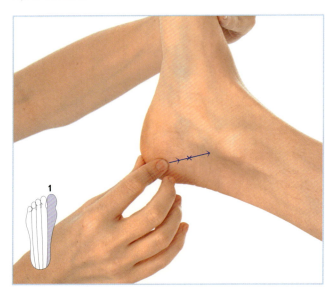

Segure o pé direito com a mão esquerda e, usando o indicador direito, trabalhe a área assinalada do útero/próstata, em linha reta. Repita duas ou três vezes.

As tubas uterinas/canal deferente
Pé direito – dorsal
Apoio no calcanhar

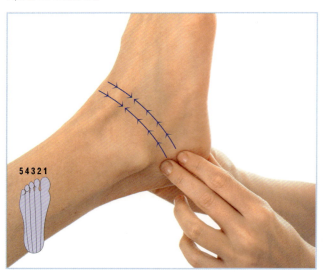

Segure a borda plantar do pé direito e, pressionando-a com os dois polegares a fim de mantê-la firme, trabalhe a área das tubas uterinas/canal deferente, à volta da parte frontal do pé, com o indicador e o terceiro dedo juntos. Repita duas ou três vezes.

O ovário/testículos
Pé direito – lateral
Apoio em cima

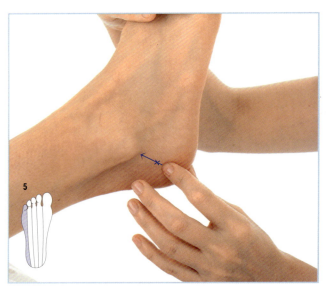

Segure o pé direito com a mão direita e, usando o indicador esquerdo, trabalhe a área assinalada do ovário/testículos, em linha reta. Repita duas ou três vezes.

O útero/próstata
Pé esquerdo – medial
Apoio em cima

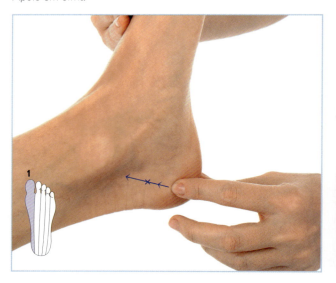

Segure o pé esquerdo com a mão direita e, usando o indicador esquerdo, trabalhe a área do útero/próstata (marcada com uma cruz) em linha reta. Repita duas ou três vezes.

O SISTEMA REPRODUTOR **155**

O ovário/testículos
Pé esquerdo – lateral
Apoio em cima

As tubas uterinas/canal deferente
Pé esquerdo – dorsal
Apoio no calcanhar

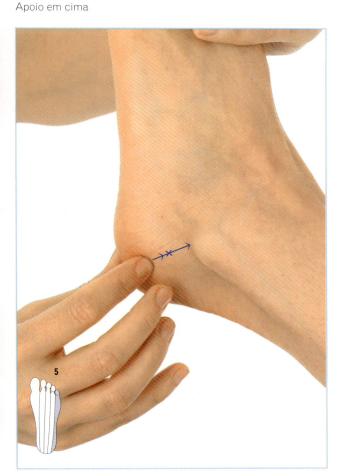

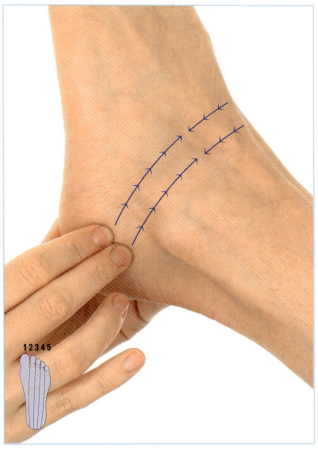

Segure o pé esquerdo com a mão esquerda e, usando o indicador direito, trabalhe a área do ovário/testículos (marcada com uma cruz) em linha reta. Repita duas ou três vezes.

Segure a borda plantar do pé e, pressionando com os dois polegares para mantê-la firme, trabalhe a área das tubas uterinas/canal deferente, à volta da parte frontal do pé, com o indicador e o terceiro dedo juntos. Repita duas ou três vezes.

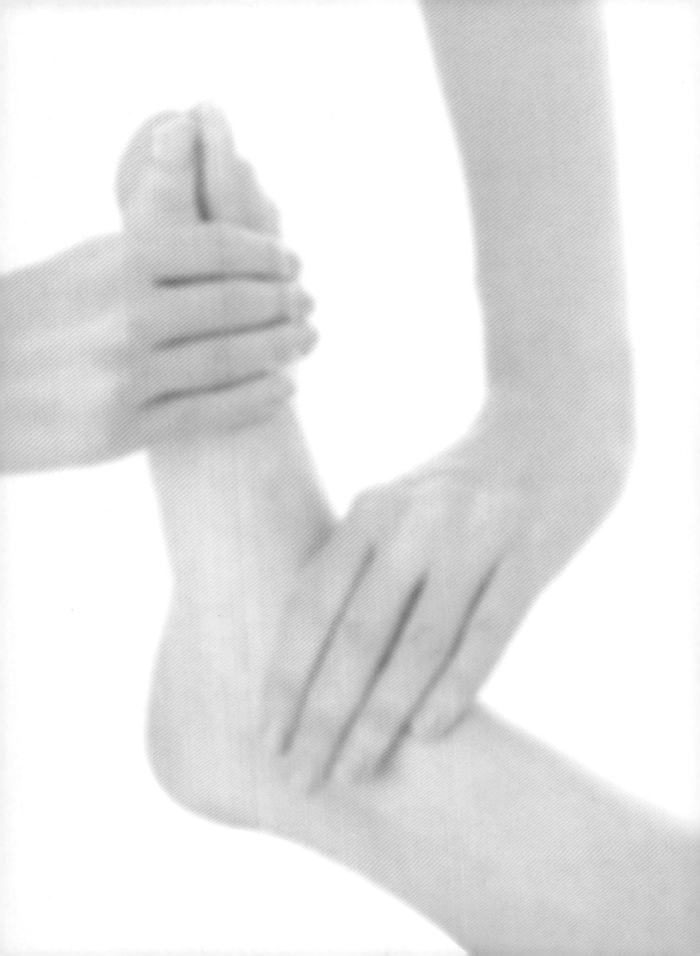

A Rotina Integral

Ao cuidar de um paciente, você deve percorrer toda a rotina na ordem apresentada neste capítulo, para detectar qualquer área sensível e não deixar de lado nenhum sistema orgânico. Tome cuidado quando trabalhar perto dos reflexos relacionados a órgãos ou sistemas onde o paciente tem problemas.

Exercícios de relaxamento preliminares

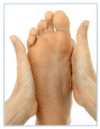 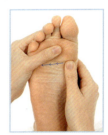 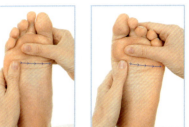 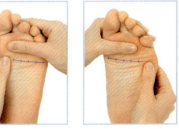

1 Comece com o exercício de relaxamento de lado a lado, no pé direito. Repita no pé esquerdo. Ver página 54.

2 Use agora o exercício de relaxamento do diafragma. Primeiro trabalhe o pé direito.

3 Agora trabalhe o pé esquerdo. Isso ajuda a diminuir o ritmo respiratório do paciente. Ver página 55.

O pé direito

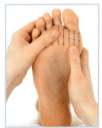 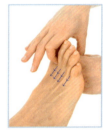 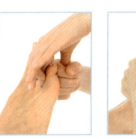

1 Trabalhe, em sentido ascendente, a área do pulmão na borda plantar (lembre-se de passar da medial à lateral e da lateral à medial). Ver página 86.

2 Trabalhe, em sentido descendente, a área do pulmão/peito na borda dorsal. Ver página 86.

3 Use o exercício relaxante de compressão da área do metatarso. Ver página 56.

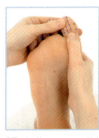 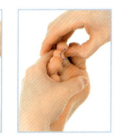 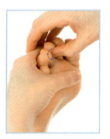 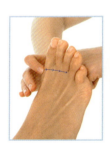

4 Trabalhe, em sentido ascendente, todas as áreas dos dedos. Elas incluem as dos sínus e da glândula pituitária, situada na borda medial do dedo grande. Ver páginas 105 e 123.

5 Trabalhe as áreas do olho e do ouvido usando o método de rotação. Ver página 124.

6 Trabalhe a área do pescoço/tireóide (borda plantar). Ver página 105.

7 Trabalhe a área do pescoço/tireóide (borda dorsal). Ver página 105.

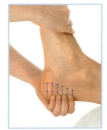 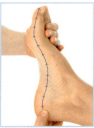 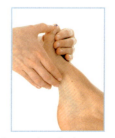 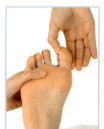

8 Trabalhe as áreas do cóccix, pélvis e quadril. Ver página 134.

9 Trabalhe, em sentido ascendente, a área da coluna, acima da do cérebro (o que afeta simultaneamente o sistema nervoso central). Ver página 115.

10 Trabalhe a área do lado do pescoço. Ver página 135.

A ROTINA INTEGRAL **159**

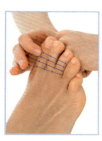
11 Trabalhe a área frontal do rosto. Ver página 125.

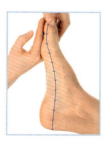
12 Trabalhe, em sentido descendente, a área da coluna. Ver página 115.

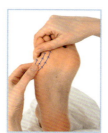
13 Trabalhe a área do ombro. Ver página 135.

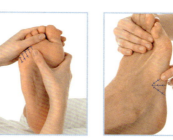
14 Trabalhe a área do joelho/cotovelo. Ver página 136.

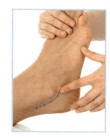
15 Trabalhe a área ciática primária. Ver página 136.

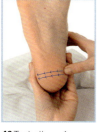
16 Trabalhe a área ciática secundária. Ver página 136.

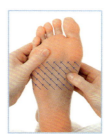
17 Trabalhe a área do fígado. Ver página 79.

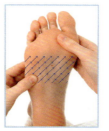
18 Use a técnica do gancho na área da válvula ileocecal. Ver página 80.

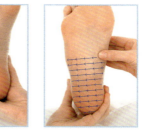
19 Trabalhe toda a área intestinal na base do tornozelo. (Inclui as áreas das nádegas e parte posterior da pélvis.) Ver página 80.

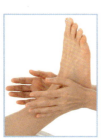
20 Use o exercício de relaxamento do calcanhar. Ver página 57.

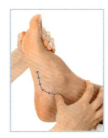
21 Trabalhe a área da bexiga, ureter e rim. Ver página 145.

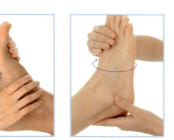
22 Use os exercícios de relaxamento com apoio em cima e embaixo. Ver páginas 57 e 58.

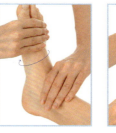
23 Trabalhe a área do útero/próstata. Ver página 154.

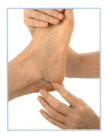
24 Trabalhe a área do ovário/testículos. Ver página 154.

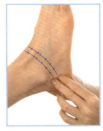
25 Trabalhe a área da tuba uterina/canal deferente. Ver página 154.

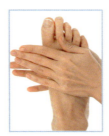
26 Use o exercício de relaxamento de modelagem do pé. Ver página 59.

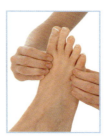
27 Use o exercício de relaxamento da caixa torácica. Ver página 60.

A esta altura, anote as sensibilidades que detectou no pé direito na ficha de registro de tratamento do paciente (ver p. 47) com caneta vermelha. Essa ficha é uma espécie de raio-x que mostra como congestões internas, inflamações e irritações se traduzem em pontos sensíveis nos reflexos dos pés.

O pé esquerdo

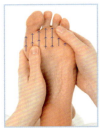

1 Trabalhe a área do pulmão na borda plantar. Ver página 87.

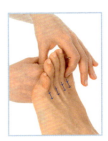

2 Trabalhe, em sentido descendente, a área do pulmão/peito na borda dorsal. Ver página 87.

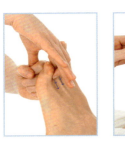

3 Trabalhe a área do coração. Ver página 93.

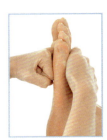

4 Use o exercício de compressão relaxante do metatarso. Ver página 56.

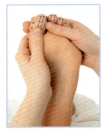

5 Trabalhe todas as áreas dos dedos. Elas incluem as dos sínus e da glândula pituitária, situada na borda medial do dedo grande. Ver páginas 106 e 124.

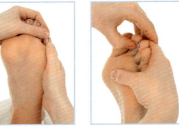

6 Trabalhe a área do olho e do ouvido, usando a técnica de rotação. Ver página 125.

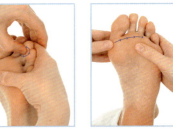

7 Trabalhe a área do pescoço/tireóide (primeiro a borda plantar). Ver página 106.

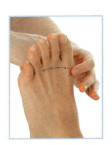

8 Trabalhe a área do pescoço/tireóide (borda dorsal). Ver página 106.

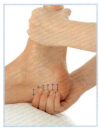

9 Trabalhe as áreas do cóccix, pélvis e quadril. Ver página 137.

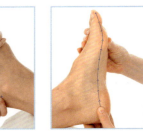

10 Trabalhe a área da coluna, em sentido ascendente, acima da do cérebro. Ver páginas 116-117.

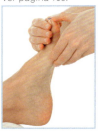

11 Trabalhe a área do lado do pescoço. Ver página 138.

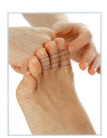

12 Trabalhe a área frontal do rosto. Ver página 125.

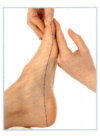

13 Trabalhe a área da coluna, em sentido descendente. Ver página 117.

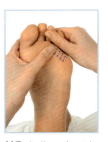

14 Trabalhe a área do ombro. Ver página 138.

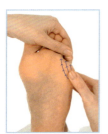

15 Trabalhe a área do joelho/cotovelo. Ver página 139.

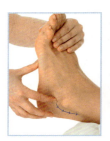

16 Trabalhe a área ciática primária. Ver página 139.

A ROTINA INTEGRAL **161**

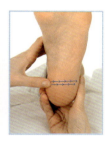 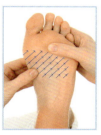 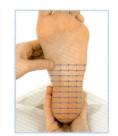

17 Trabalhe a área ciática secundária. Ver página 139.

18 Trabalhe as áreas do estômago, pâncreas e baço. Ver página 79.

19 Trabalhe as áreas do cólon ascendente e descendente. Ver página 81.

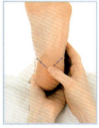 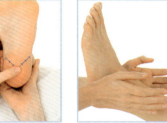 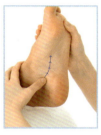

20 Trabalhe a área do cólon sigmóide. Ver página 81.

21 Use o exercício de relaxamento do calcanhar. Ver página 57.

22 Trabalhe as áreas da bexiga, ureter e rim. Ver página 145.

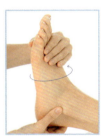 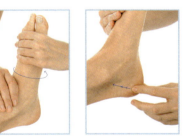 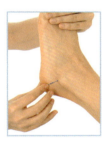 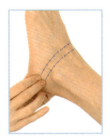

23 Use os exercícios de relaxamento com apoio em cima e embaixo. Ver página 58.

24 Trabalhe a área do útero/próstata. Ver página 154.

25 Trabalhe a área do ovário/testículos. Ver página 155.

26 Trabalhe a área da tuba uterina/canal deferente. Ver página 155.

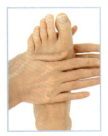 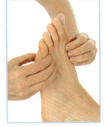

27 Use o exercício de relaxamento de modelagem do pé. Ver página 59.

28 Use o exercício de relaxamento da caixa torácica. Ver página 60.

Anote as sensibilidades detectadas no pé esquerdo. Depois volte ao pé direito e trabalhe apenas suas sensibilidades, duas ou três vezes. Repita o procedimento com o pé esquerdo. Notará que as sensibilidades diminuíram, ou seja, você fez uma boa sessão de tratamento.

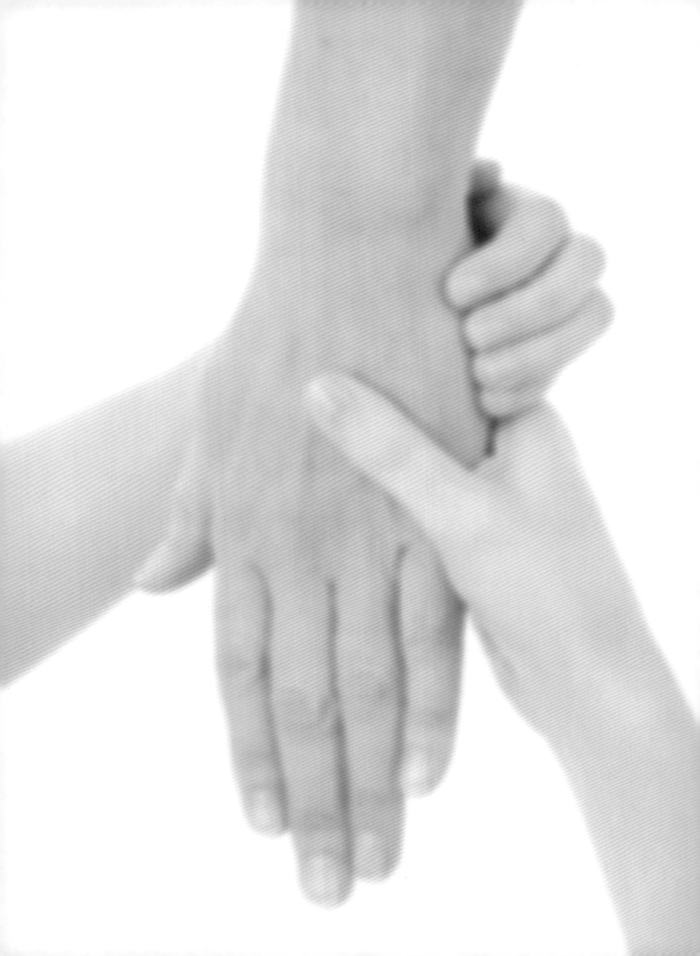

Reflexologia da Mão

As mãos e os pés são as partes do corpo que o reflexologista trata mais comumente e com melhores resultados. As mãos constituem uma área muito útil para se aprender a trabalhar por duas razões: são uma alternativa válida para um pé cujo manuseio, por algum motivo, está fora de cogitações (em virtude, por exemplo, de um osso fraturado); e podem ser tratadas facilmente pela própria pessoa. Os princípios são os mesmos da reflexologia dos pés, embora os pontos das mãos nem sempre sejam encontrados com tanta facilidade.

Como usar a reflexologia nas mãos 164

Anatomia da mão 165

Diagramas da mão 166

Exercícios de relaxamento da mão 168

Rotina de reflexologia da mão 173

Como usar a reflexologia nas mãos

Os princípios da reflexologia da mão se impõem automaticamente quando um paciente chega ao consultório com um tornozelo torcido ou um pé machucado, o que inviabiliza o tratamento dos pés. Nessas circunstâncias, é necessário tratar as mãos.

As mãos são muito menos sensíveis que os pés. Experimente colocar os pés numa bacia com água escaldante e depois mergulhe as mãos: conseguirá manter estas ali por muito mais tempo que os pés. Os pés são uma parte tão sensível de seu corpo que, se você tropeçar, sentirá no dedo grande uma dor tão forte a ponto de passar mal.

É fácil trabalhar nossas próprias mãos e você pode mostrar ao seu paciente como fazer o mesmo, todos os dias, nas deles. Isso alivia inúmeras condições patológicas e ensina os pacientes a assumir responsabilidade por seus próprios problemas de saúde, o que é elemento essencial para a continuidade do bem-estar. Mostro sempre aos meus pacientes a localização da área espinal na mão, muito fácil de trabalhar, o que por seu turno estimula as conexões nervosas com todas as partes do corpo, conforme explicado em "O sistema nervoso" (ver p. 112).

Examinando os diagramas das páginas 166-167, você notará que é fácil memorizar a localização dos pontos reflexos das mãos depois que aprendeu a detectá-los nos pés. O padrão lógico é o mesmo: os pontos reflexos da parte superior do corpo aparecem na seção superior das mãos (dedos); os da parte mediana do corpo, no meio das mãos; e os dos sistemas intestinal, pélvico e urinário, na parte baixa e no pulso.

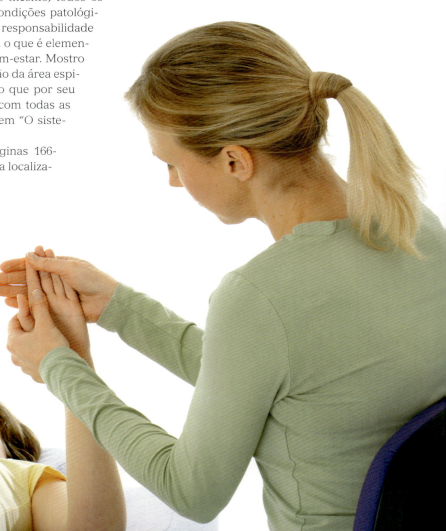

Reflexologia da mão. Usadas pelo reflexologista quando, por algum motivo, não é possível tratar os pés do paciente, as técnicas de reflexologia da mão podem também ser adaptadas para que a própria pessoa se trate.

Anatomia da mão

A capacidade que tem a mão humana de executar todos os tipos de movimentos delicados e complexos é notável. A articulação da mão humana é mais intricada que a da mão ou pata de qualquer outro animal, permitindo-nos utilizar uma ampla variedade de ferramentas e implementos.

A mão humana compõe-se de 27 ossos:

- oito ossos do carpo ou pulso, dispostos em duas fileiras de quatro
- cinco ossos do metacarpo ou palma, um para cada dedo
- catorze ossos ou falanges: duas no polegar e três em cada dedo

Os ossos carpais se encaixam numa cavidade rasa formada pelos ossos do antebraço

Músculos e articulações

Os movimentos da mão são executados por dois conjuntos de músculos e tendões: os flexores, para curvar os dedos e polegares, e os extensores, para distendê-los. Os músculos flexores localizam-se na parte inferior do antebraço e ligam-se por tendões às falanges dos dedos. Os músculos extensores localizam-se na parte superior do antebraço e têm a mesma inserção. O polegar dispõe de dois músculos flexores separados que o movem em oposição aos outros dedos. É isso que torna possível o ato de agarrar.

Os ligamentos são tecidos fibrosos que ajudam a unir as articulações, e as bainhas são estruturas tubulares que envolvem parte dos dedos.

As superfícies das articulações da mão, dedos e polegares são cobertas por cartilagem. Esse material lustroso e esbranquiçado, de consistência semelhante à da borracha, atua como amortecedor e proporciona uma superfície extremamente macia para que as articulações se movimentem com facilidade.

Os ossos da mão. O pulso e a mão lembram, na estrutura, o tornozelo e o pé, com ossos metacarpais ligando os carpais às falanges. Há três falanges em cada dedo, exceto no polegar, que possui apenas duas.

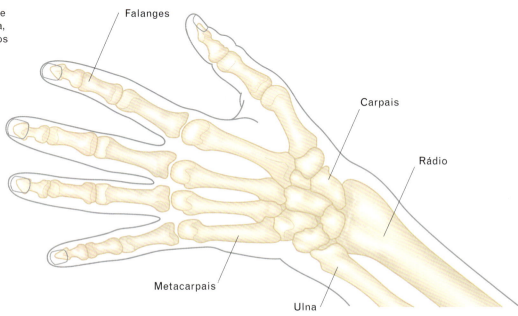

Diagramas da mão

Todos os pontos reflexos relacionados a partes do corpo são encontrados na mão e no pulso, tanto quanto nos pés. Devido ao tamanho menor da mão e ao espaço entre os dedos e o polegar, a disposição é mais compacta e menos óbvia que nos pés.

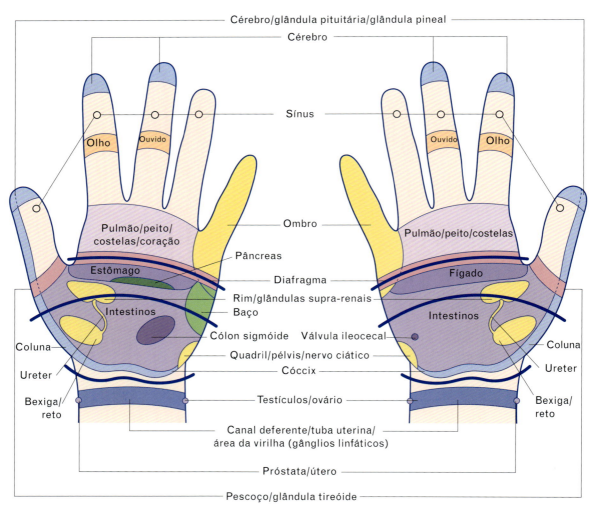

Mão esquerda plantar   **Mão direita plantar**

DIAGRAMAS DA MÃO 167

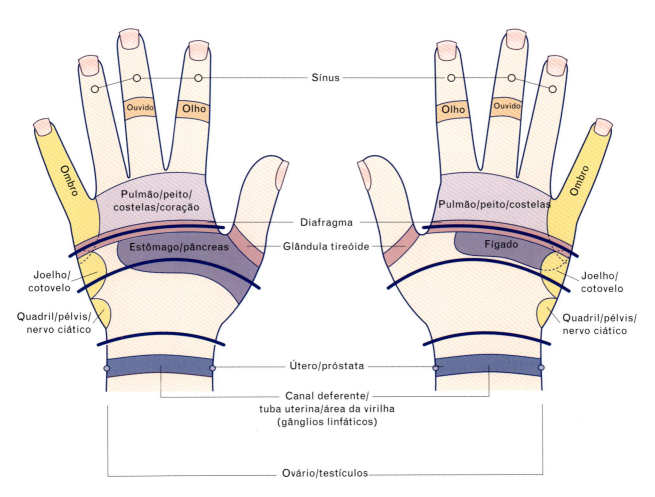

Mão esquerda dorsal **Mão direita dorsal**

Exercícios de relaxamento da mão

Os exercícios de relaxamento da mão são técnicas especiais usadas no início, meio e fim de uma sessão de tratamento. Como no caso do pé, os exercícios são importantes porque relaxam a mão, além de aproximar o paciente e o reflexologista.

A melhor posição para você iniciar o tratamento é sentar-se diante do paciente com o braço e a mão dele pousados numa mesa entre ambos. Descanse o braço numa almofada para obter um apoio firme, mas macio.

Relaxamento de lado a lado
Mão direita   Mão esquerda

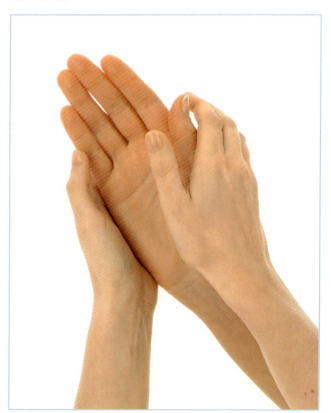 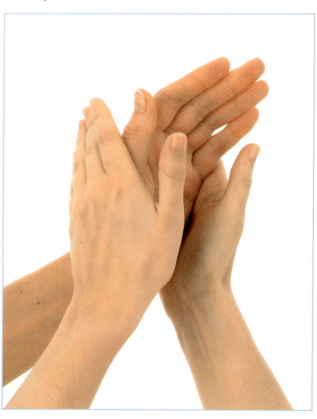

1 Segurando a mão direita com as suas duas, movimente-a suavemente de um lado para o outro.

2 Segurando a mão esquerda com as suas duas, movimente-a suavemente de um lado para o outro.

Relaxamento do diafragma

Este exercício ajuda a relaxar o grande músculo do diafragma, situado na base do pulmão.

Mão direita
Medial a lateral

Mão direita
Lateral a medial

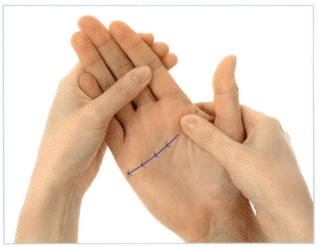

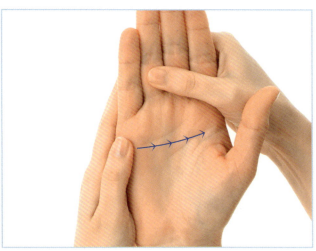

1 Coloque o polegar direito na linha do diafragma e mova-o para a borda lateral, curvando levemente os dedos na direção de seu polegar.

2 Coloque o polegar esquerdo na linha do diafragma e mova-o para a borda medial, curvando levemente os dedos na direção de seu polegar.

Relaxamento do diafragma

Mão esquerda
Medial a lateral

Mão esquerda
Lateral a Medial

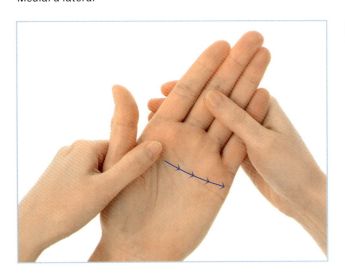

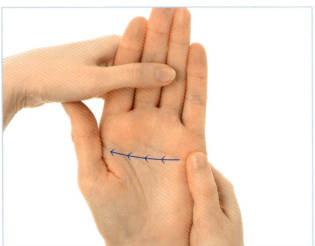

1 Coloque o polegar esquerdo na linha do diafragma e mova-o para a borda lateral, curvando levemente os dedos na direção de seu polegar.

2 Coloque o polegar direito na linha do diafragma e mova-o para a borda medial, curvando levemente os dedos na direção de seu polegar.

Compressão metacarpal
Mão direita

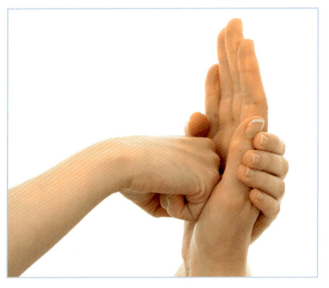

Mão esquerda

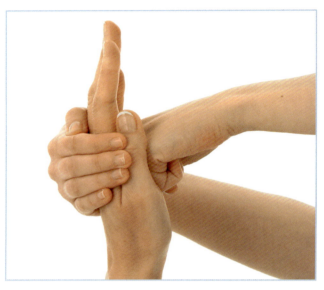

1 Segurando a mão direita com a sua esquerda, feche o punho de sua direita e use-o para massagear a palma.

2 Repita o exercício na mão esquerda, usando sua mão direita como apoio e fechando o punho de sua mão esquerda.

Descontração do pulso
Mão direita

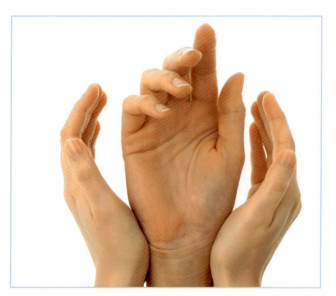

Mão esquerda

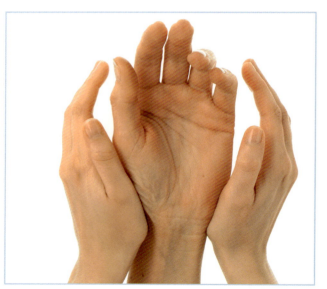

1 Segure a mão direita diante do pulso e, com a protuberância inferior de seus próprios pulsos, gire a mão de um lado para o outro.

2 Repita esse exercício na mão esquerda, segurando-a diante do pulso e girando-a com a protuberância inferior de seus próprios pulsos.

Apoio embaixo
Mão direita

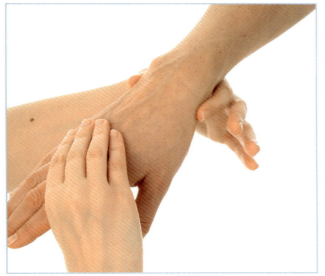

1 Segurando a mão direita com sua mão esquerda, use sua mão direita para virá-la para dentro, em sentido rotatório.

Mão esquerda

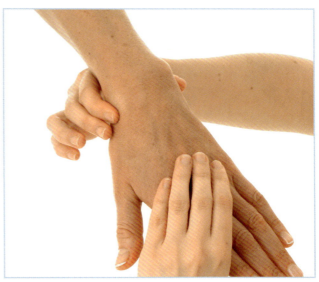

2 Segurando a mão esquerda com sua mão direita, use sua mão esquerda para virá-la para dentro, em sentido rotatório.

Apoio em cima
Mão direita

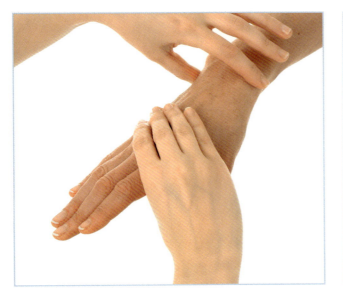

1 Segure a mão direita colocando sua mão esquerda sobre o pulso. Depois, use sua mão direita para voltar a mão para dentro.

Mão esquerda

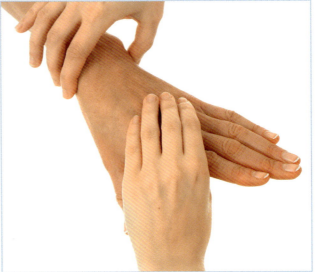

2 Repita o exercício na mão esquerda, colocando sua mão direita sobre o pulso e usando a esquerda para voltá-la para dentro.

Modelagem da mão
Mão direita

Mão esquerda

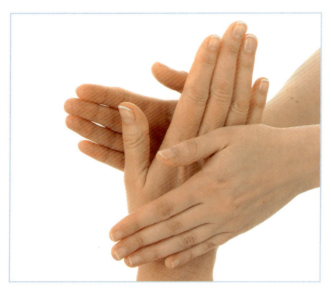

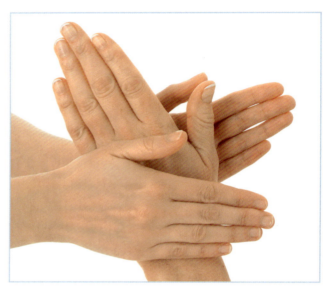

1 Envolva a mão direita com as palmas de suas mãos e gire-a a partir da borda lateral.

2 Envolva a mão esquerda com as palmas de suas mãos e gire-a a partir da borda lateral.

Relaxamento da caixa torácica
Mão direita

Mão esquerda

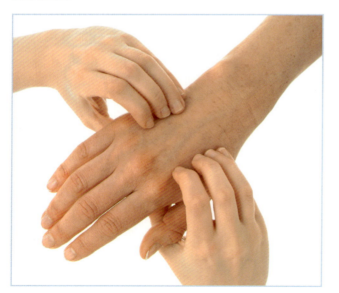

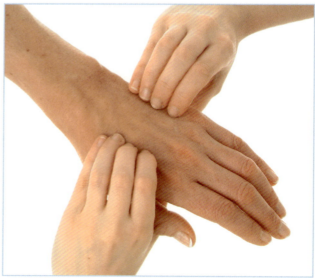

1 Trabalhando na mão direita, pressione com os polegares de ambas as mãos e deslize à volta da borda dorsal com os quatro dedos livres de cada mão.

2 Repita o exercício na mão esquerda, pressionando com os polegares de ambas as mãos e deslizando à volta da borda dorsal com os quatro dedos livres de cada mão.

Rotina de reflexologia da mão

Esta é a rotina básica a adotar quando estiver tratando um paciente, ou você mesmo, com reflexologia da mão. Não conseguirá, é claro, aplicar as técnicas de relaxamento das duas mãos (pp. 168-172) quando estiver tratando as suas próprias.

Área do pulmão

Mão direita – plantar
Medial a lateral

Mão direita – plantar
Lateral a medial

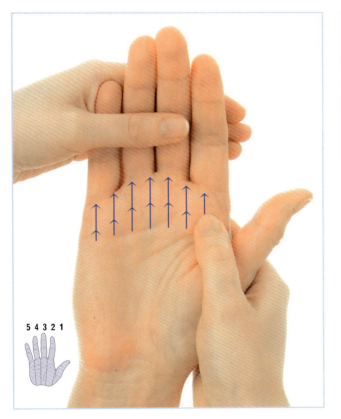

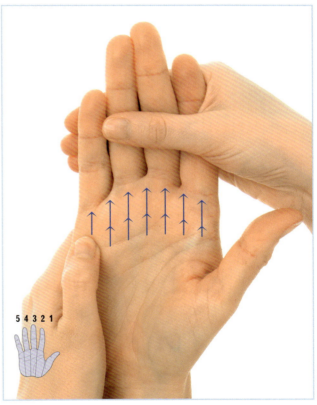

1 Coloque o polegar direito na linha do diafragma da mão direita. Mantenha-o trabalhando em sentido ascendente, em linhas retas, até a base dos dedos, da borda medial à lateral.

2 Usando o polegar esquerdo, trabalhe em sentido ascendente, em linhas retas, da borda lateral à medial.

Área do pulmão
Mão direita – dorsal
Medial a lateral

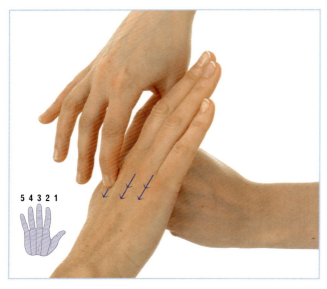

Mão direita – dorsal
Lateral a medial

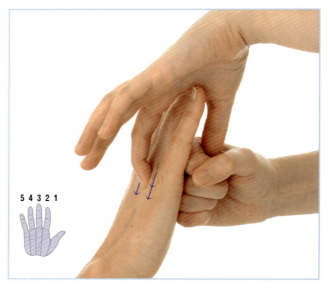

1 Na borda dorsal da mão direita, coloque seu indicador direito no ponto onde os dedos se juntam à mão e siga em sentido descendente as linhas indicadas.

2 Siga em sentido descendente as linhas indicadas, da borda lateral à medial, usando o indicador esquerdo.

Área do pulmão
Mão esquerda – plantar
Medial a lateral

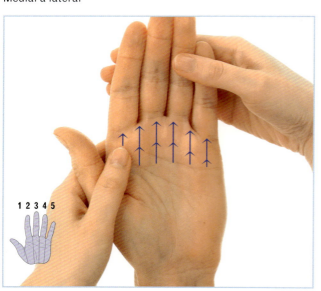

Mão esquerda – plantar
Lateral a medial

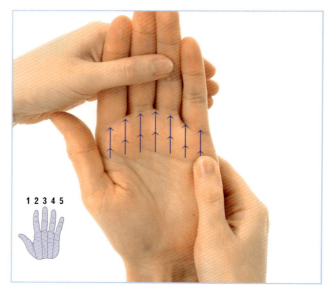

1 Coloque o polegar esquerdo na linha do diafragma da mão esquerda. Mantenha-o trabalhando em sentido ascendente, em linhas retas, até a base dos dedos.

2 Trabalhe em linhas retas da borda lateral à medial, usando o polegar direito.

Área do pulmão

Mão esquerda – dorsal
Medial a lateral

Mão esquerda – dorsal
Lateral a medial

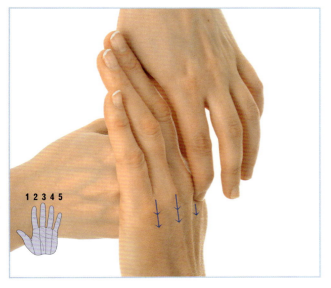

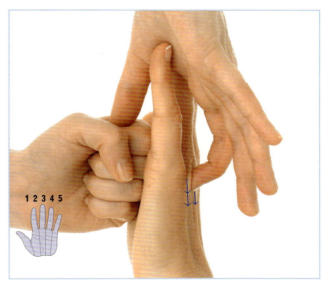

1. Na borda dorsal, coloque seu indicador esquerdo no ponto onde os dedos se juntam à mão e trabalhe em sentido descendente as linhas indicadas.

2. Trabalhe em sentido descendente as linhas indicadas, da borda lateral à medial, usando o indicador direito.

Os sínus

Mão direita – plantar
Medial a lateral

Mão direita – plantar
Lateral a medial

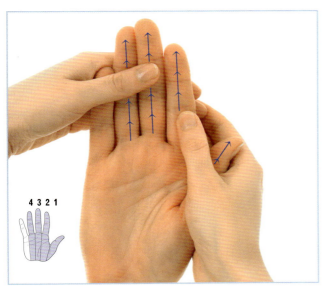

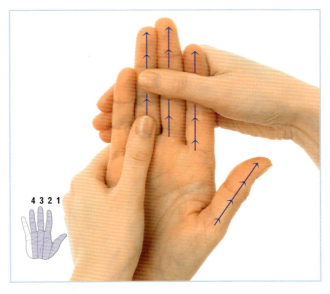

1. Use o polegar direito para trabalhar os pontos reflexos conforme indicado, na direção das setas, da borda medial à lateral.

2. Use o polegar esquerdo para trabalhar os pontos reflexos conforme indicado, da borda lateral à medial.

Os sínus

Mão esquerda – plantar
Medial a lateral

Mão esquerda – plantar
Lateral a medial

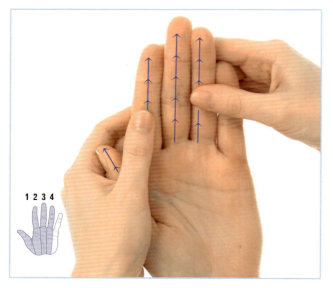

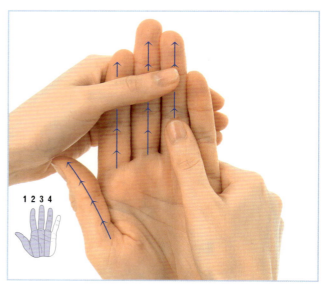

1 Use o polegar esquerdo para trabalhar os pontos reflexos conforme indicado, na direção das setas, da borda medial à lateral.

2 Use o polegar direito para trabalhar os pontos reflexos conforme indicado, da borda lateral à medial.

O olho e o ouvido

Mão direita – plantar

Mão direita – plantar

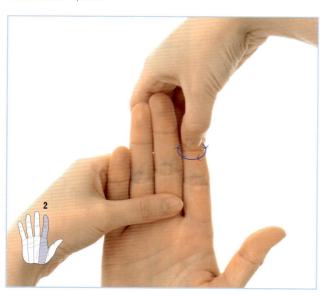

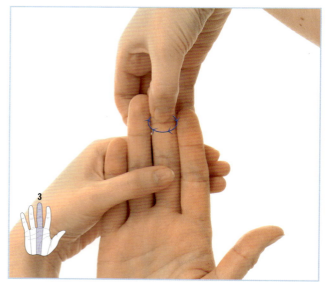

1 Usando o polegar direito, pressione a área do olho na articulação superior do indicador; faça um movimento de rotação.

2 Usando o polegar esquerdo, pressione a área do ouvido na articulação superior do terceiro dedo; faça um movimento de rotação.

O olho e o ouvido
Mão esquerda – plantar

Mão esquerda – plantar

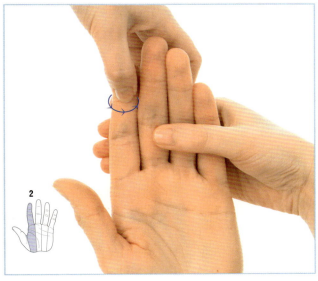

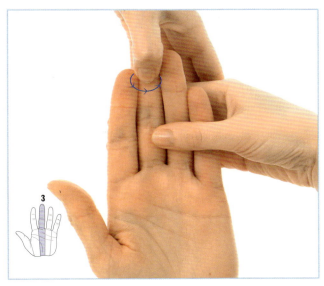

1 Usando o polegar esquerdo, pressione a área do olho na articulação superior do indicador; faça um movimento de rotação.

2 Usando o polegar esquerdo, pressione a área do ouvido na articulação superior do terceiro dedo; faça um movimento de rotação.

O pescoço e a glândula tireóide
Mão direita – plantar

Mão direita – dorsal

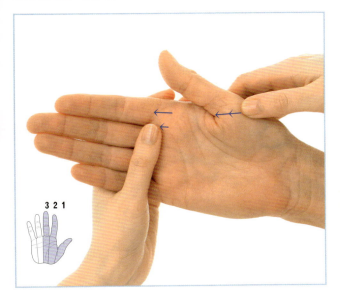

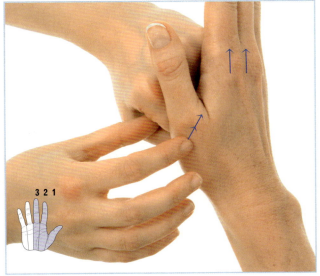

1 Usando o polegar direito, trabalhe o reflexo da tireóide na base do polegar da mão direita. Trabalhe também as bases dos dois primeiros dedos, para aumentar o suprimento nervoso e sanguíneo ao pescoço e aliviar a tensão deste.

2 Ao trabalhar o reflexo da tireóide na borda dorsal, apóie a mão com seu punho esquerdo.

O pescoço e a glândula tireóide
Mão esquerda – plantar

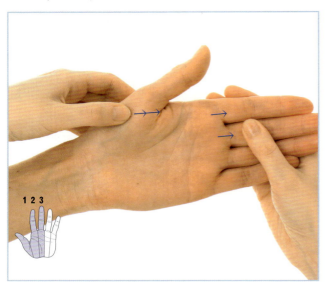

Mão esquerda – dorsal

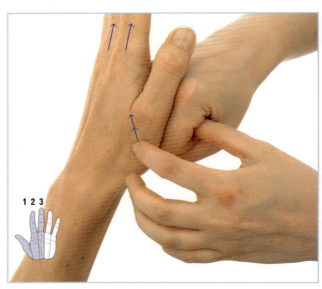

1 Usando o polegar esquerdo, trabalhe o reflexo da tireóide na base do polegar da mão esquerda. Trabalhe também as bases dos dois primeiros dedos, para aumentar o suprimento nervoso e sanguíneo ao pescoço e aliviar a tensão deste.

2 Ao trabalhar o reflexo da tireóide na borda dorsal, apóie a mão com seu punho direito.

O cóccix
Mão direita – plantar

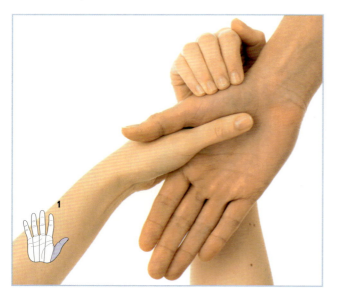

Mão esquerda – plantar

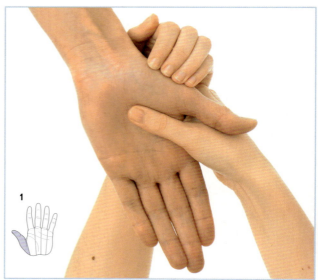

1 Pressione, com os quatro dedos de sua mão direita, a área diante do polegar, na borda medial da mão direita.

2 Pressione, com os quatro dedos de sua mão esquerda, a área diante do polegar, na borda medial da mão esquerda.

ROTINA DE REFLEXOLOGIA DA MÃO **179**

O quadril e a pélvis
Mão direita – dorsal

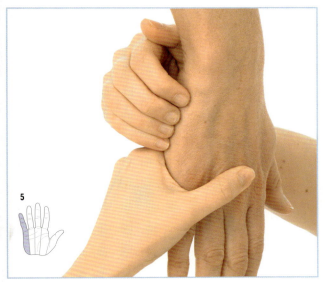

Mão esquerda – dorsal

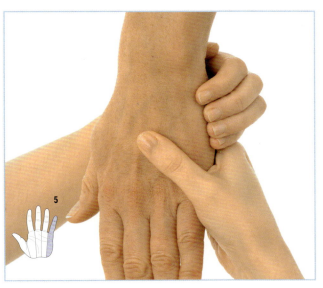

1 Pressione, com os quatro dedos da mão direita, em redor da área do quadril e da pélvis, na borda lateral da mão direita.

2 Pressione, com os quatro dedos da mão esquerda, em redor da borda lateral da mão esquerda.

A coluna
Mão direita – plantar

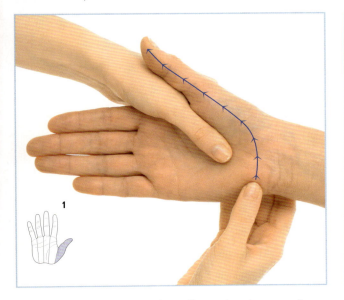

Mão direita – plantar

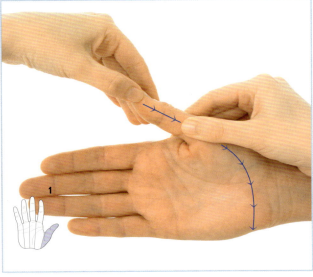

1 A fim de contatar os pontos reflexos da coluna na mão direita, trabalhe com o polegar direito, em sentido ascendente, a linha indicada.

2 Use o polegar esquerdo para descer pela linha da coluna, conforme indicado.

A coluna
Mão esquerda – plantar

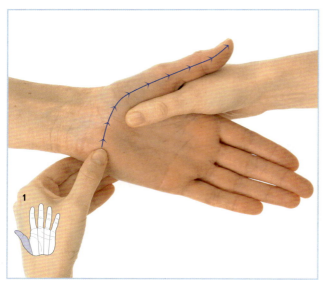

Mão esquerda – plantar

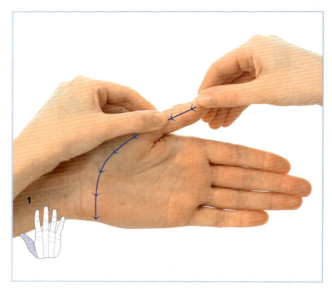

1 Para contatar os pontos reflexos da coluna na mão esquerda, trabalhe com o polegar esquerdo, em sentido ascendente, a linha indicada.

2 Use o polegar direito para descer pela linha da coluna, conforme indicado.

O cérebro
Mão direita

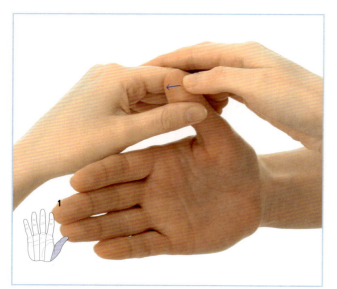

Mão esquerda

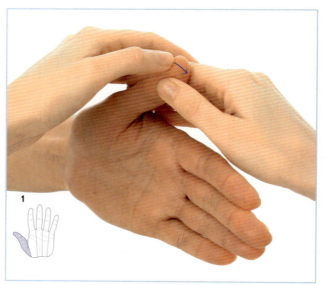

1 Para trabalhar a área do lado direito do cérebro, pressione diretamente com o polegar direito a extremidade do polegar.

2 Para trabalhar a área do lado esquerdo do cérebro, pressione diretamente com o polegar esquerdo a extremidade do polegar.

O ombro
Mão direita – plantar
Medial a lateral

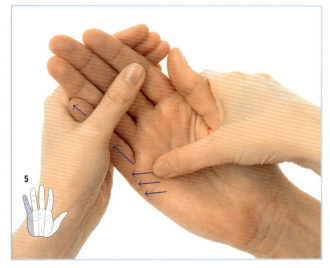

1 Para trabalhar o ombro direito, pressione com o polegar direito a área indicada, trabalhando da borda medial à lateral e prosseguindo daí para o dedo mínimo.

Mão direita – plantar
Lateral a medial

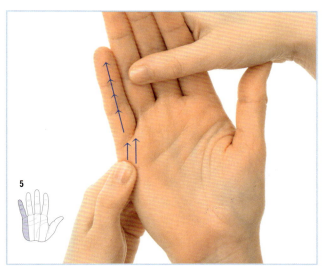

2 Pressione com o polegar esquerdo a área indicada, trabalhando da borda lateral à medial e prosseguindo daí para o dedo mínimo.

O ombro
Mão esquerda – plantar
Medial a lateral

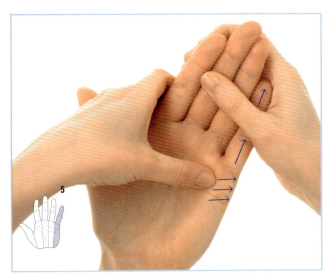

1 Para trabalhar o ombro esquerdo, pressione com o polegar esquerdo a área indicada, trabalhando da borda medial à lateral e prosseguindo daí para o dedo mínimo.

Mão esquerda – plantar
Lateral a medial

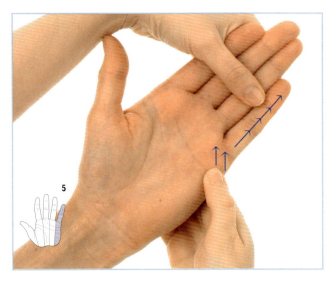

2 Pressione com o polegar direito a área indicada, trabalhando da borda lateral à medial e prosseguindo daí para o dedo mínimo.

O joelho e o cotovelo
Mão direita – dorsal

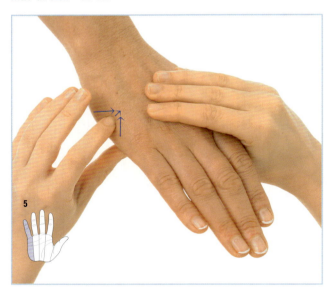

Mão esquerda – dorsal

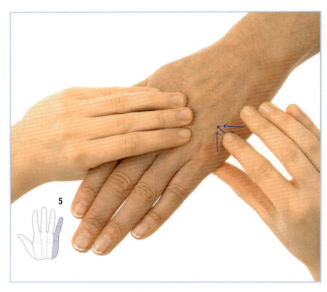

1 Com o indicador da mão esquerda, trabalhe a pequena área triangular indicada.

2 Com o indicador da mão direita, trabalhe a pequena área triangular indicada.

O fígado e a vesícula biliar
Mão direita – plantar
Medial a lateral

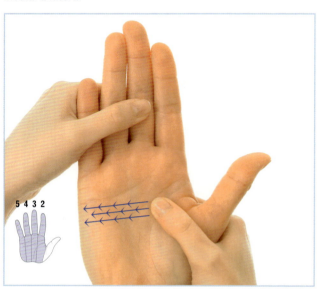

Mão direita – plantar
Lateral a medial

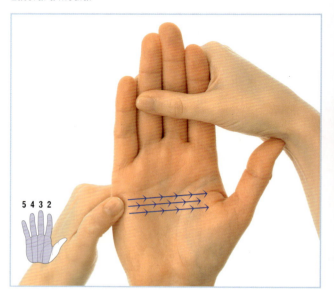

1 O ponto reflexo do fígado e da vesícula biliar localiza-se unicamente na mão direita. Com o polegar direito, trabalhe a área assinalada da palma direita, no sentido indicado.

2 Com o polegar esquerdo, trabalhe a área assinalada da palma direita, no sentido indicado.

O estômago, o pâncreas e o baço

Mão esquerda – plantar
Medial a lateral

Mão esquerda – plantar
Lateral a medial

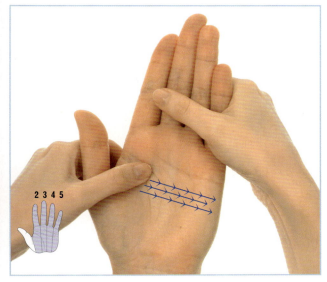
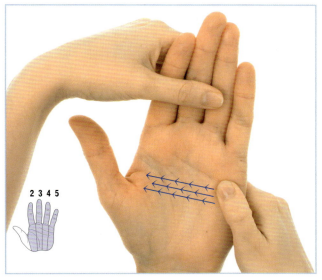

1 Os pontos reflexos dessas partes do corpo só se encontram na mão esquerda. Trabalhe com o polegar esquerdo a área assinalada, da borda medial à lateral da palma.

2 Trabalhe com o polegar direito a área assinalada, da borda lateral à medial da palma.

Cólon ascendente, transverso e descendente

Mão direita – plantar
Medial a lateral

Mão direita – plantar
Lateral a medial

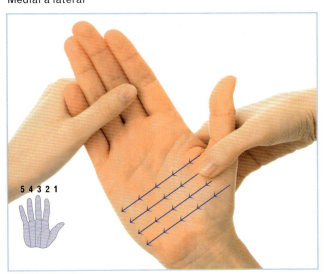
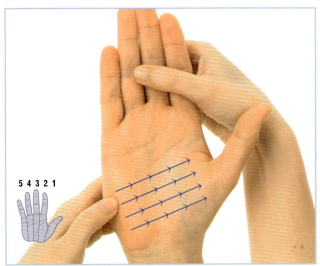

1 Com o polegar direito, trabalhe a área indicada na palma direita, da borda medial à lateral.

2 Com o polegar esquerdo, trabalhe a área indicada na palma direita, da borda lateral à medial.

Cólon ascendente, transverso e descendente

Mão esquerda – plantar
Medial a lateral

Mão esquerda – plantar
Lateral a medial

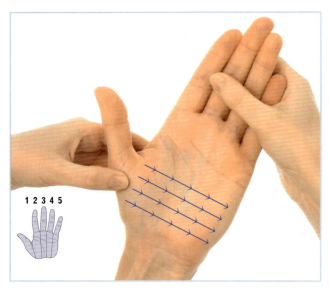

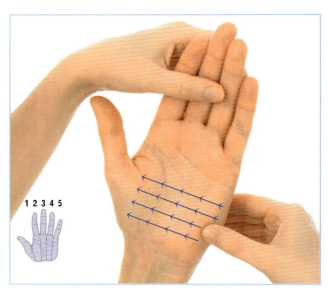

1 Com o polegar esquerdo, trabalhe a área indicada da palma esquerda, da borda medial à lateral.

2 Com o polegar direito, trabalhe a área indicada da palma esquerda, da borda lateral à medial.

A bexiga

Mão direita – plantar

Mão esquerda – plantar

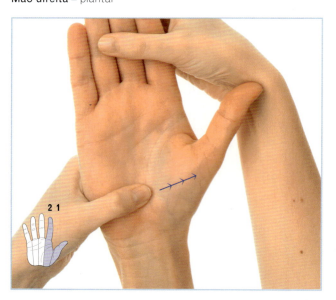

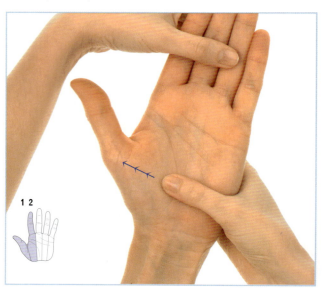

1 Segurando a mão com sua mão direita e usando o polegar esquerdo, pressione a parte carnuda abaixo do polegar.

2 Segurando a mão com sua mão esquerda e usando o polegar direito, pressione a parte carnuda abaixo do polegar.

O ureter
Mão direita – plantar

Mão esquerda – plantar

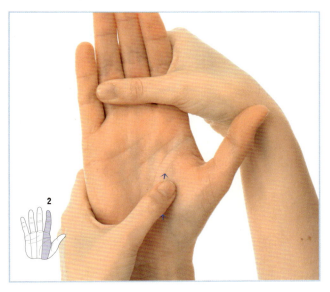

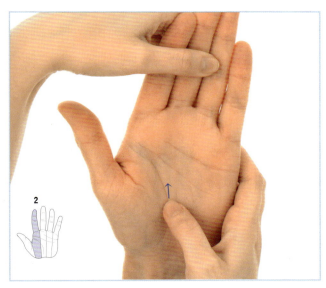

1 Com o polegar esquerdo, trabalhe a partir da área da bexiga (ver acima) até a base do indicador.

2 Com o polegar direito, trabalhe a partir da área da bexiga (ver acima) até a base do indicador.

Os rins
Mão direita – plantar

Mão esquerda – plantar

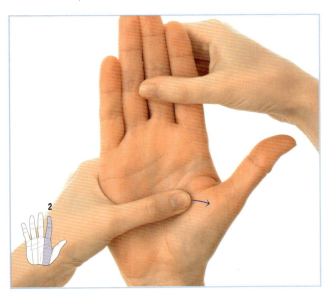

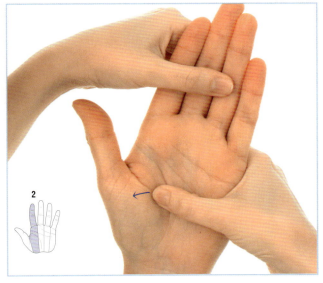

1 Você encontrará o ponto reflexo do rim bem no alto da área do ureter (ver acima). Trabalhe esse ponto com o polegar esquerdo.

2 Você encontrará o ponto reflexo do rim bem no alto da área do ureter (ver acima). Trabalhe esse ponto com o polegar direito.

O útero/próstata

Mão direita – dorsal

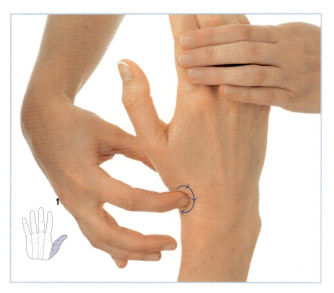

1 Com o indicador de sua mão direita, faça contato com os pontos reflexos da área de seu pulso, abaixo do polegar. Trabalhe-os.

Mão esquerda – dorsal

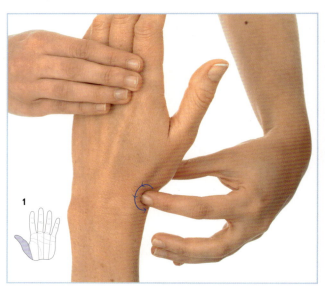

2 Com o indicador da mão esquerda, faça contato com os pontos reflexos da área de seu pulso, abaixo do polegar. Trabalhe-os.

Os ovários/testículos

Mão direita – dorsal

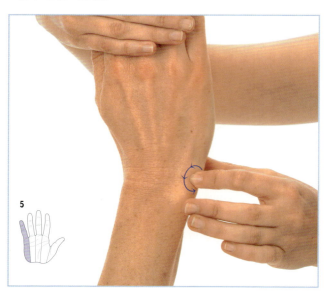

1 Use o indicador da mão esquerda para contatar e trabalhar o ponto reflexo diante do osso do pulso direito.

Mão esquerda – dorsal

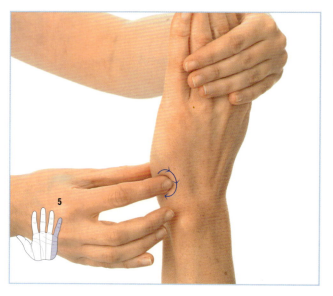

2 Use o indicador da mão direita para contatar e trabalhar o ponto reflexo diante do osso do pulso esquerdo.

Tubas uterinas/canal deferente
Mão direita – dorsal

Mão esquerda – dorsal

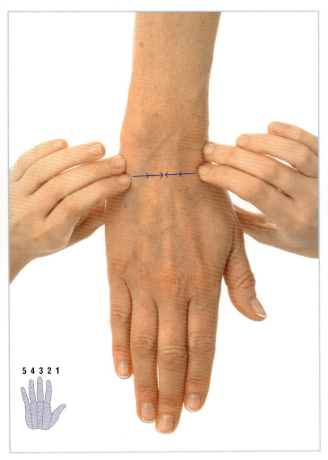

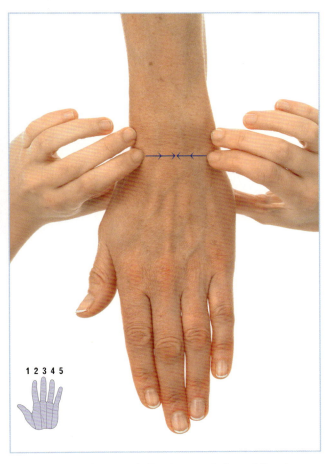

1 Pressionando com o indicador e os dedos médios de ambas as mãos, trabalhe a área no alto do pulso, conforme mostrado.

2 Pressionando com o indicador e os dedos médios de ambas as mãos, trabalhe a área no alto do pulso, conforme mostrado.

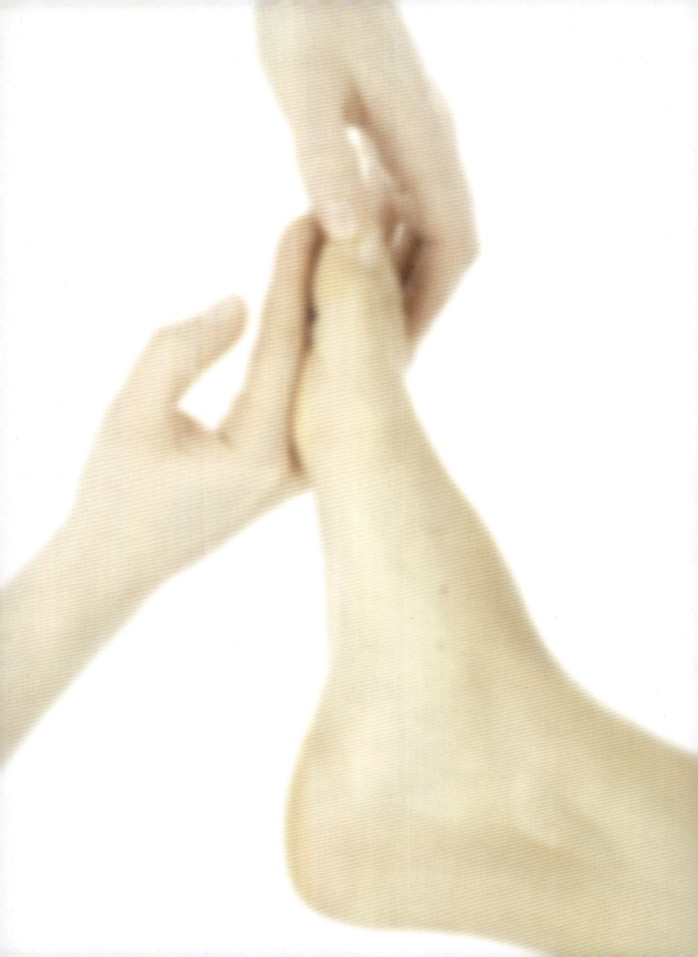

Reflexologia para Melhorar a Saúde

Indisposições e doenças às vezes resultam de uma combinação surpreendentemente complexa de fatores; mas, por trás de tudo isso, está quase sempre a debilidade do sistema imunológico. Se o sistema imunológico do corpo funcionasse continuamente no nível máximo de eficiência, só raramente seríamos vítimas de moléstias; mas o estilo de vida e as tensões reduzem essa eficiência. Ao mesmo tempo que explora o modo como podemos fortalecer nossas defesas, reduzindo pressões indevidas sobre o corpo e a mente, este capítulo inclui listas de checagem muito úteis contendo as áreas reflexas que mais convém tratar em diferentes casos.

O sistema imunológico 190

Stress 194

Áreas de assistência 198

Guia de referência para tratar condições específicas 200

O sistema imunológico

Nossa resistência à moléstia, bem como a rapidez e eficiência com que a combatemos, dependem de nosso sistema imunológico. Esse sistema complexo abrange muitas e diferentes partes do corpo, sendo fortalecido ou enfraquecido pela maneira como o tratamos desde o nascimento. A reflexologia pode fortalecer o sistema imunológico, ajudando-nos a recuperar e manter o bem-estar.

Uma rede intricada, que inclui timo, baço, medula óssea, adenóides, amígdalas e sistema linfático, trabalha para criar o delicado sistema de controle e equilíbrio que é o sistema imunológico.

Os guerreiros do corpo

Conforme tratado em "O sistema linfático", o timo e a medula óssea produzem linfócitos (ver p. 96), as células brancas especializadas do sangue que procuram e destroem invasores indesejados como bactérias, vírus e fungos parasitas, causadores de infecções. Sob a influência do sistema nervoso, as células imunes também possuem receptores de hormônios e transmissores do cérebro, acionando as respostas defensivas do corpo sempre que há necessidade.

O sistema imunológico esboça uma reação individualizada a cada microrganismo que se apresenta. A imunidade adquirida, por exemplo, ao vírus do sarampo de nada valerá contra a catapora: o sistema imunológico tem de dar uma resposta específica a um invasor específico.

Linhas sucessivas de defesa

A primeira barreira contra a infecção é a pele. Embora muitos de nós só nos preocupemos com a pele de um ponto de vista cosmético, nunca deveríamos nos esquecer de que ela desempenha um papel crucial na manutenção da saúde de todo o nosso corpo. Além de envolver as diversas partes do corpo, a pele mantém a distância os visitantes indesejáveis. Um corte ou arranhão rompe esse selo importante e, potencialmente, abre as portas aos invasores, que se instalam e iniciam o processo infeccioso.

Outros guardas protegem os diversos orifícios do corpo: os pêlos das narinas e as membranas mucosas do nariz, da boca, da garganta e da vagina. O material infectante que atravessa a primeira linha de defesa esbarra com uma segunda, formada pelas amígdalas, adenóides e gânglios linfáticos. Isso significa que poucos invasores chegam à corrente sanguínea.

Imunidade por vacina

A medicina moderna nos proporcionou outro modo de defesa: as vacinas. A medicina convencional vê no processo de vacinação um modo de nos armar eficientemente contra as doenças infecciosas. Entretanto, muitos terapeutas alternativos sublinharam que a proteção oferecida pelas vacinas é um tanto diferente dos efeitos fortalecedores da imunidade naturalmente adquirida.

As vacinas contêm quantidades relativamente grandes de antígenos injetados diretamente na corrente sanguínea, os quais conseguem romper com facilidade a primeira linha de defesa do corpo. Em resultado, o sistema imunológico registra isso como invasão. Os terapeutas alternativos consideram essa agressão violenta ao sistema imunológico responsável, em parte, pelos sintomas que

---

IMUNIDADE NATURAL E ADQUIRIDA

Nascemos com imunidade natural, chamada também passiva ou de primeira linha. Ela é em parte física (começando da pele) e em parte herdada. Pode ser reforçada desde os primeiros dias caso a criança seja amamentada ao peito, pois isso faz com que anticorpos passem para o bebê no leite da mãe. O sistema imunológico adaptativo é às vezes chamado de imunidade adquirida, já que se desenvolve em resposta a micróbios que invadem o corpo ao longo dos anos. Depois que se implanta, a imunidade a um organismo específico permanece "no arquivo", de modo que, caso entre de novo em contato com esse organismo, possa responder pronta e vigorosamente à invasão.

O SISTEMA IMUNOLÓGICO 191

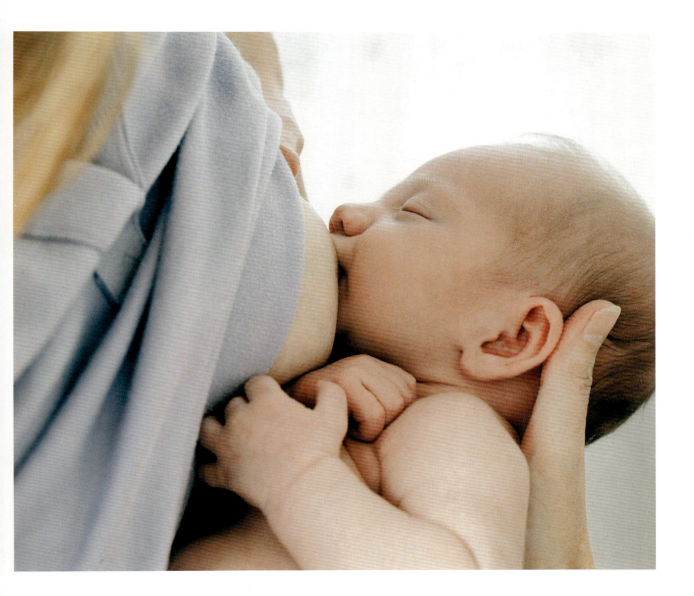

alguns pacientes relatam. Afirmam estes que nunca mais se sentiram perfeitamente bem após a vacinação e alguns chegam a relatar problemas adicionais após uma reação severa à vacina, inclusive alergias, catarro persistente, agravamento de asma e infecções recorrentes do peito ou dos ouvidos.

Antibióticos
O uso constante de antibióticos reduz a eficácia do sistema imunológico, enquanto a vacinação tem efeito drástico na capacidade de combate às infecções da infância como sarampo, caxumba, catapora, rubéola e coqueluche. Essas doenças ensinam o sistema imunológico a defender-se das infecções e estimulam o baço a trabalhar com eficiência na

Reforço da imunidade natural. Os anticorpos da mãe passam para o bebê no leite do peito, fortalecendo seu sistema imunológico.

produção de anticorpos que garantem a imunidade natural. As vacinas não fazem o mesmo e, de um modo geral, reduzem a imunidade natural da população.

Nunca ficaremos livres de doenças: elas são coisas da vida. Contudo, podemos ajudar-nos assumindo a responsabilidade pelo que fazemos ao nosso próprio corpo. Acredito que prevenir é bem melhor que inventar cada vez mais tratamentos para combater doenças.

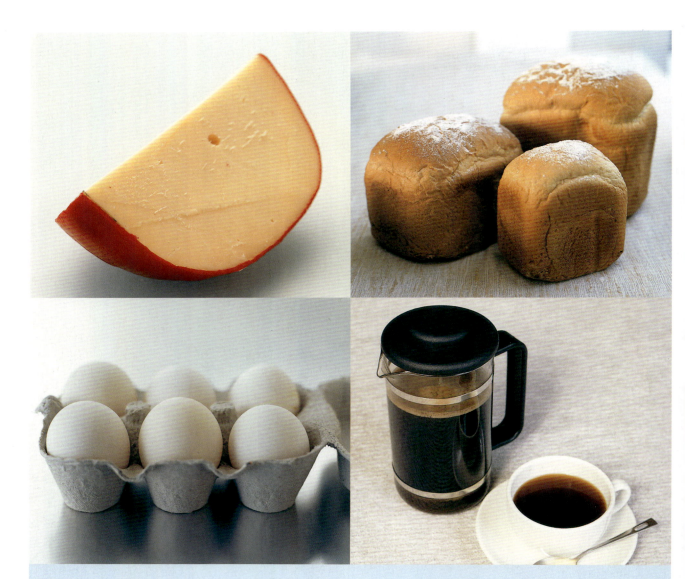

REAÇÕES ALÉRGICAS

Quando o sistema imunológico do corpo se mostra hipersensível, pode reagir com violência a agentes que, em condições normais, seriam inócuos. Substâncias inofensivas como pólen, poeira, pêlos de animais e certos alimentos podem provocar uma reação exagerada do corpo, resultando em asma, febre do feno, eczema, náuseas e outras respostas alérgicas. Uma resposta alérgica clássica caracteriza-se pelo aumento de substâncias conhecidas como anticorpos igE. Quando um anticorpo igE depara com um invasor, provoca a liberação de substâncias químicas como a histamina. Por isso a solução médica convencional para sintomas alérgicos é a prescrição de anti-histamínicos. A reação igE é rápida e óbvia. Mas uma resposta por mediação celular pode mostrar-se mais sutil nos sintomas. Estes às vezes não se definem claramente e incluem desde distúrbios digestivos, como a síndrome do intestino irritável, até hiperatividade ou déficit de concentração nas crianças. Os sintomas comumente aparecem em conseqüência da exposição a todo um leque de alimentos comuns como açúcar, chá, café, laticínios, trigo, milho e ovos.

Um sistema imunológico robusto

Um sistema imunológico que funciona bem desfechará ataques fulminantes contra todo organismo que reconheça com base em experiência anterior. A resposta é às vezes tão eficiente que nós sequer percebemos ter sido "invadidos" (com efeito, todos temos células cancerosas perambulando pelo corpo, mas felizmente, na maioria dos casos, as células imunes as reconhecem e as destroem). Entretanto, se o organismo for um visitante desconhecido para nosso corpo, uma boa resposta pode levar dias. Nesse intervalo, notamos que nossas glândulas ficaram doloridas, intumescidas e inchadas, e que nossa temperatura subiu. São sinais de que as células brancas do sangue andam incubando um suprimento de anticorpos nos gânglios linfáticos e de que nosso corpo está combatendo uma infecção.

Muitas drogas convencionais atuam camuflando esses avisos. Há algum alívio a curto prazo; mas a supressão implica a possibilidade de que a infecção prossiga. O mesmo se aplica a medicações destinadas ao alívio temporário da tosse ou do corrimento nasal. O corpo provocou a tosse ou o corrimento para expelir o máximo de resíduos tóxicos no prazo mais curto possível, e interferir no processo significa que talvez continuemos a nos sentir mal por mais tempo do que aconteceria se colaborássemos com o esforço do organismo para curar-se.

Um sistema imunológico debilitado

Caso o sistema imunológico não esteja em boa forma, é provável que experimentemos uma série de doenças até que ele se restabeleça. Se problemas com o sistema imunológico persistirem por muito tempo, correremos o risco de passar de problemas simples como alergias, infecções recorrentes ou irritações de pele para distúrbios mais graves, inclusive diversas formas de câncer e doenças auto-imunes como a artrite reumatóide.

Problemas comuns que podem surgir em consequência do mau funcionamento do sistema imunológico incluem resfriados constantes, crises repetidas de infecções urinárias, fraca resistência a qualquer micróbio ou vírus que ronde pelas imediações e cansaço crônico.

Um sistema imunológico pode ser debilitado não apenas por um ataque de vírus, bactérias e toxinas, mas também pela falta de exposição às ameaças "diárias" graças às quais armazenamos um arsenal de respostas defensivas. No mundo ocidental, a maioria dos bebês e crianças não tem a oportunidade de construir um forte sistema imunológico porque mal entra em contato com bactérias e sujeira. Hoje, o sistema imunológico é superprotegido e nunca aprende a fazer o seu trabalho.

Distúrbios emocionais também podem danificar perigosamente o sistema imunológico. Exemplo extremo é o de uma mulher chamada Martina, nascida na Alemanha e que nunca adoecera até a idade de 35, quando perdeu sua filha única, uma menina muito amada de apenas 3 anos, atacada de leucemia. A despeito da psicoterapia e do apoio do marido e dos amigos, Martina não aceitou a perda e, no ano seguinte, também ela definhou e morreu da mesma doença da filha. A perda e a dor afetaram seu sistema imunológico de tal maneira que ele não mais conseguiu atender às necessidades de seu corpo. Eis um exemplo real de como o poder da mente pode afetar as funções orgânicas.

HIV e AIDS

Um sistema imunológico saudável depende de dois tipos de células T, auxiliar e supressor, que trabalham em harmonia para proteger o corpo. Um problema sério pode surgir caso as células supressoras predominem, tornando o sistema imunológico fraco ou deficiente. Isso pode suceder em decorrência de uma condição geneticamente herdada ou de uma infecção oportunista, como o vírus da imunodeficiência humana (HIV).

O HIV ataca as células T auxiliares e destrói um vínculo essencial no funcionamento do sistema imunológico. O resultado é um ciclo de infecções, inclusive glândulas cronicamente inchadas, aftas, herpes labial, herpes genital e cansaço extremo. Se não for tratada, a maioria das pessoas desenvolverá AIDS (síndrome da imunodeficiência adquirida).

Como a reflexologia pode ajudar

É preciso muita energia para combater uma infecção. Andaríamos bem se aprendêssemos com os animais, que, quando ficam doentes, param de comer (evitando assim desviar energia para o processo digestivo) e ficam quietos num canto, longe de ameaças e tensões. O descanso induz um estado de tranquilidade mental e é absolutamente necessário para ajudar a recuperação do corpo.

A reflexologia produz uma sensação profunda de relaxamento para o corpo, a mente e o espírito, o que colabora com a luta do sistema imunológico contra a doença. Estimula a eliminação de resíduos tóxicos do fígado, dos rins e dos intestinos. Aumenta o suprimento nervoso e sanguíneo, normalizando a função orgânica.

O sistema imunológico é notoriamente influenciado pelos choques emocionais e físicos graves, bem como pelas tensões constantes. Nossa saúde física e mental pode afetar profundamente o sistema imunológico: muitas pessoas sucumbem à doença em consequência de um período de *stress* acentuado, da perda do parceiro por morte ou divórcio, do desemprego e da preocupação com os filhos. A capacidade da reflexologia de induzir o relaxamento e o alívio das tensões é de imenso valor (ver "*Stress*", pp. 194-196). Precisamos da reflexologia em bases regulares, particularmente quando a vida está problemática ou difícil, a fim de ajudar o sistema imunológico a funcionar melhor.

Stress

O *stress* é a causa mais comum de má saúde na sociedade moderna, responsável talvez por 70% das visitas ao médico. É muito importante reconhecer quando o *stress* está nos prejudicando, e a reflexologia pode ser uma das medidas a tomar para combater seus efeitos adversos.

Pode-se definir o *stress* como toda influência que interrompe ou perturba o funcionamento do corpo: articulações e músculos ficam sujeitos ao *stress* quando, por exemplo, corremos, e a exposição ao frio coloca nosso corpo inteiro em situação de *stress* físico. Mas, se um músculo distendido ou um resfriado nos chamam a atenção, os sintomas de *stress* mental ou emocional costumam passar despercebidos ou são aceitos como parte da vida, em detrimento da saúde de nosso corpo e mente.

Causas, efeitos e reações

Todos podemos listar uma série de causas bem-conhecidas de *stress* emocional. Elas incluem morte de entes queridos, problemas no trabalho, dificuldades de relacionamento, divórcio, ocasiões de provas e testes, mudança de casa e preocupações financeiras, só para mencionar algumas.

Uma situação que deixa uma pessoa emocional ou mentalmente tensa pode não afetar em nada outra, e cada qual experimenta o *stress* à sua própria maneira. Algumas pessoas ficam irritadas ou chorosas e descarregam tudo em quem está por perto. Outras interiorizam o problema e começam a apresentar distúrbios alimentares, a beber demais ou a manifestar fobias. Um indivíduo afetado de doença crônica pode achar que ela se agrava sob uma carga extra de *stress*. Pessoas que ruminam ansiedades ou inseguranças às vezes reagem violentamente, fazendo com que uma pequena dificuldade pareça uma crise – a "tempestade em copo d'água".

Nosso condicionamento anterior tem seu papel nisso. Uma mãe medrosa, sem autoconfiança e que não sabe enfrentar as situações da vida ensinará, sem querer, seus filhos a reagir da mesma maneira. Amigos, ambiente familiar, professores, educação e crenças religiosas influenciam o modo como enfrentamos os desafios do cotidiano. O umbral da autoconfiança de uma pessoa dita com freqüência o modo como ela reage emocional ou mentalmente a um acontecimento e enfrenta as adversidades daí decorrentes.

Stress crônico

A forma mais insidiosa de *stress* é aquela que, sem ser atribuível a um acontecimento dramático ou uma pressão qualquer, assume contornos de um problema crônico. Isso nos esgota tanto mental quanto fisicamente, podendo enfraquecer o sistema imunológico de nosso corpo e tornar-nos vulneráveis a uma série de doenças. O *stress* crônico às vezes se deve a uma preocupação emocional, como no caso de um relacionamento infeliz, mas também a fatores externos, como poluição e barulho.

O *stress* emocional e/ou mental agudo ou de longa data invariavelmente se reflete no corpo, com sintomas como enrijecimento muscular, pressão sanguínea alta, transpiração excessiva, dores de cabeça, baixa imunidade ou desinteresse pela vida. Isso, por seu turno, pode afetar outras funções orgânicas: a pressão alta precipita a eventualidade de doença coronariana, derrame e infarto.

Stress. Por diminuir a eficiência do sistema imunológico, o *stress* a que a maioria das pessoas fica sujeita no dia-a-dia ameaça a saúde física do corpo.

QUANDO O *STRESS* É BOM

Contudo, o *stress* nem sempre é mau. É a maneira de o corpo replicar a um desafio e preparar-se para uma situação difícil, mobilizando a concentração, a força, a disposição e o estado de alerta (ver p. 102). Inúmeras conquistas do homem se devem à "descarga de adrenalina". Sem ela, poucas montanhas teriam sido escaladas, poucos recordes esportivos teriam sido batidos, poucas descobertas teriam sido realizadas. Não fosse o "bom *stress*", atravessaríamos a vida sem fazer nada!

STRESS 195

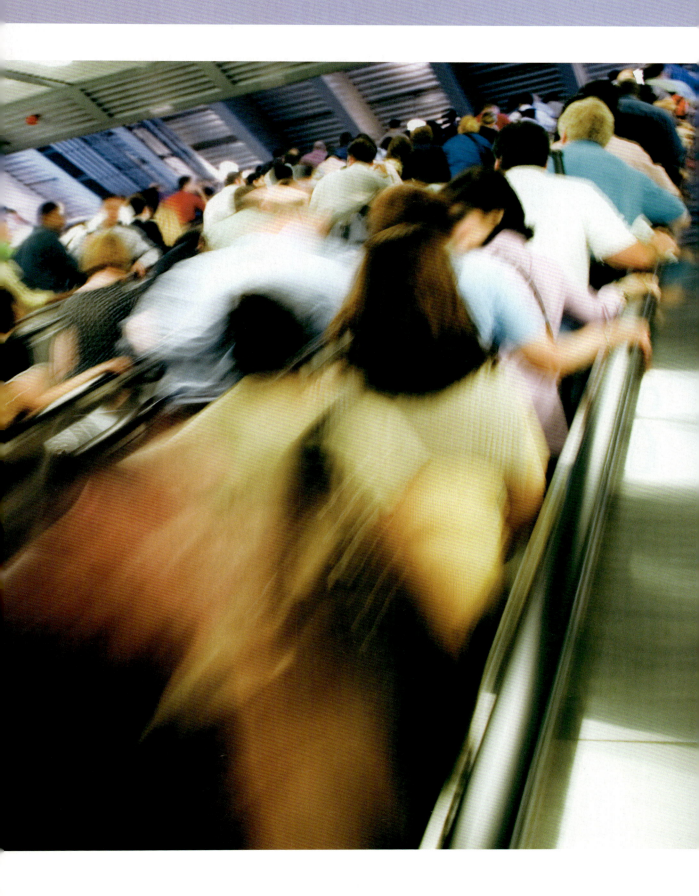

Os hormônios secretados pelas glândulas supra-renais reduzem a atividade de certas células brancas do sangue que dotam o nosso corpo de resistência à infecção e auxiliam outros processos vitais do sistema imunológico.

Em "O sistema endócrino", foram descritas (ver pp. 101-102) as reações de "lutar ou fugir" precipitadas pelas glândulas supra-renais. Ali registramos também alguns dos efeitos físicos do *stress* crônico ou excessivo. O *stress* pode provocar ainda nervosismo, irritabilidade, ansiedade, fadiga crônica e insônia, além de estar na raiz de problemas como:

- Alergias
- Eczema
- Perda de interesse sexual
- Consumo exagerado de açúcar, cafeína, fumo e álcool
- Incapacidade de concentração
- Perda de interesse pela vida
- Ataques de pânico
- Distúrbios alimentares
- Agressividade

Como enfrentar o *stress*

Precisamos sempre relaxar, quer por intermédio da reflexologia, meditação, técnicas respiratórias, yoga, massagem, tai chi, natação ou de qualquer outro método que escolhermos. Um simples passeio pelo campo pode ser uma excelente maneira de restaurar as forças.

O exercício é particularmente recomendável. Quando estamos nervosos, nossa tendência é ficar irrequietos ou crispar os dedos. O corpo tenta transmitir-nos uma mensagem: quer se movimentar. O exercício estimula o corpo, elimina a toxicidade e aumenta o suprimento de oxigênio. Nada é melhor que o exercício aeróbico para eliminar as tensões, e existem muitos tipos adequados a escolher, da corrida e ciclismo à dança e aos jogos como futebol e peteca.

O corpo dispõe de um antídoto natural ao *stress*, chamado "resposta de relaxamento". As reações químicas que ele provoca criam uma sensação de bem-estar e tranqüilidade. Você pode acionar a resposta de relaxamento com uns simples exercícios respiratórios, quando se vir apanhado numa situação difícil.

Poste-se diante de uma janela aberta, inspire profundamente pelo nariz (imagine o ar chegando à parte mais baixa do abdome) e expanda a caixa torácica. Segure o ar por alguns segundos e depois expire o mais lentamente possível. Repita ao menos dez vezes. É difícil alguém se sentir tenso quando respira dessa maneira.

Aqui vão algumas boas dicas para anular os efeitos nocivos do *stress*:

- O relaxamento e a meditação diminuem o *stress* porque acalmam a mente. Podem ser praticados segundo uma técnica conhecida ou de maneira mais pessoal, que melhor lhe convenha: sentar-se calmamente à beira de um lago, observar os tições se consumindo numa fogueira ou apenas brincar com um animal de estimação pode induzir o estado meditativo.
- O riso é um tônico excelente, que reduz o *stress* e, conforme se descobriu, estimula bastante o sistema imunológico.
- Policie o que você pensa: uma dose saudável de otimismo ajuda a tirar o melhor das coisas.
- A insônia provoca cansaço e desinteresse, portanto certifique-se de dormir o suficiente sempre que possível. O sono dá a seu corpo tempo para restaurar-se e prepara-o para enfrentar o *stress* negativo.
- Suplementos de vitamina e sais minerais podem ajudar. O magnésio e o cálcio trabalham juntos para manter a função nervosa. A vitamina B_6 é útil quando existem sintomas de exaustão das supra-renais, e o zinco e a vitamina C aliviam essas glândulas quando elas estão sobrecarregadas.
- Diminua ou corte o consumo de cafeína, álcool e açúcar. Essas substâncias estimulam excessivamente as supra-renais, e o álcool prejudica o fígado. Lembre-se de que este tem papel de destaque na eliminação de resíduos tóxicos do corpo, inclusive hormônios liberados em grandes quantidades durante situações de *stress* (ver p. 74).

Como a reflexologia pode ajudar

Sessões regulares de reflexologia constituem um excelente método de combater todas as formas de *stress* e promover o relaxamento. Não é incomum que pacientes adormeçam durante uma sessão e relatem mais tarde melhora em seu padrão de sono. Passam a dormir mais, sem ser perturbados por pesadelos ou acordar a toda hora com a cabeça cheia de preocupações. Em sono profundo, o corpo consegue se regenerar e preparar o sistema nervoso para as exigências do dia seguinte.

Você perceberá se um paciente está particularmente tenso quando trabalhar o ponto reflexo do plexo solar (ver p. 109). O estímulo da área do plexo solar durante um tratamento de reflexologia ajudará o paciente a enfrentar o *stress* e as pressões da vida moderna.

Combate ao *stress*. O relaxamento obtido de atividades como a meditação é uma maneira suave, mas eficiente, de livrar o corpo de tensões.

STRESS **197**

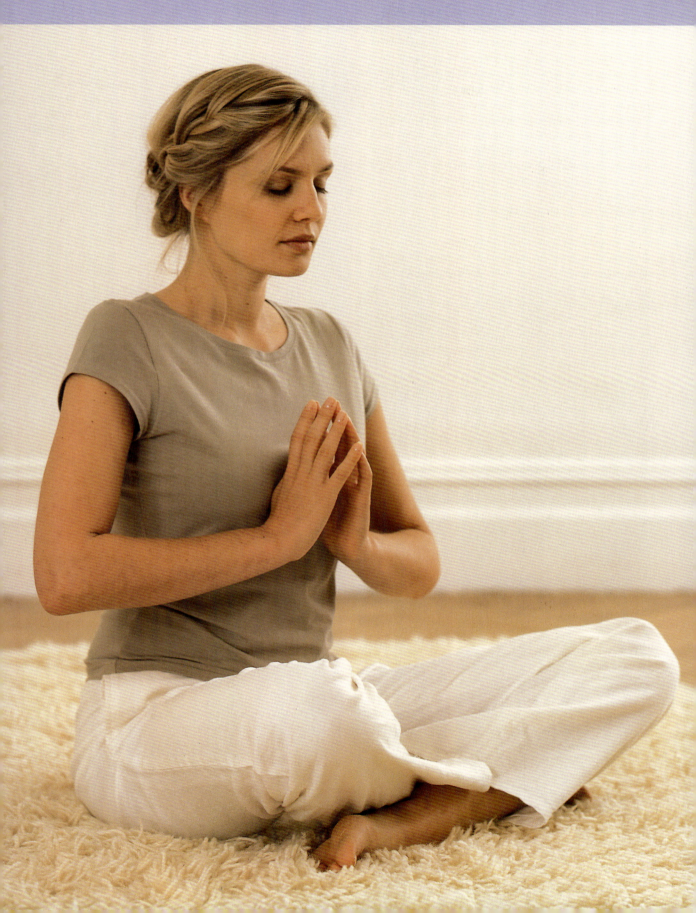

Áreas de assistência

Área de assistência é a área ou sistema do corpo que ajuda a corrigir disfunções em outras partes, embora não pareça ter relação alguma com a doença. Às vezes, a área assistida se encontra na mesma zona reflexológica. Detalhes e exemplos são fornecidos a seguir.

Condição	Área de assistência	Por quê?
Ombro	Quadril	Porque estão na mesma zona e tratar essa área de assistência equilibra a estrutura do corpo
Quadril	Ombro	Como acima
Asma e todas as condições alérgicas e respiratórias, inclusive eczema	Sistema digestivo e supra-renais	A alergia geralmente começa na infância, atacando o sistema digestivo. Também o pulmão e o sistema digestivo estão nessas zonas
Joelho	Coluna lombar	Muitos problemas do joelho, afora condições como artrite ou contusões, são causados por compressão dos nervos da coluna lombar
Olho e ouvido	Joelho e coluna cervical	Porque estão na mesma zona. Também é aceito clinicamente que os olhos são afetados quando há disfunção no rim
Infertilidade (por desequilíbrio hormonal)	Sistema endócrino	Ciclos irregulares às vezes se devem a distúrbios hormonais
Infertilidade (por causas orgânicas)	Sistema reprodutor	Pode não ter nada a ver com o sistema hormonal
Dores na panturrilha	Coluna lombar e todo o sistema circulatório	Pode haver compressão espinal na área lombar ou problema circulatório nas pernas. É sintoma comum em diabéticos e naqueles que sofrem de arteriosclerose, quando o coração não consegue bombear sangue suficiente para as extremidades. A isso se dá geralmente o nome de claudicação intermitente

ÁREAS DE ASSISTÊNCIA 199

Condição	Área de assistência	Por quê?
Fraqueza nas mãos e formigamento nos dedos	Coluna cervical	Sintomas causados por compressão no pescoço
Insuficiência, como da tireóide	Glândulas pituitária e supra-renais	Para estimular o corpo e tornar a tireóide mais ativa
Qualquer condição de hiperatividade	Plexo solar	Produzir efeito calmante e relaxante. Evitar as supra-renais
Vertigem (tontura)	Coluna cervical	Aumenta o suprimento nervoso e sanguíneo para a cabeça
Caroços e cistos nos seios	Sistema endócrino	Sintomas freqüentemente devidos a desequilíbrio endócrino
Palpitações (coração acelerado)	Área do estômago	Na ausência de doença cardíaca, esses sintomas podem resultar de indigestão, que faz o estômago pressionar o coração
Depressão	Sistema endócrino	A depressão resulta muitas vezes de desequilíbrio hormonal
Exaustão	Tireóide e supra-renais	Ajuda a estimular o corpo
Problemas cardíacos	Fígado e coluna torácica	O fígado colabora com o sistema circulatório, controlando a coagulação e os níveis de colesterol. Os nervos da coluna torácica ajudam a função do músculo cardíaco
Constipação	Fígado e coluna lombar	A vesícula lubrifica os intestinos, e os nervos da coluna lombar estimulam a função nervosa da área pélvica
Indigestão	Fígado e coluna torácica	Os nervos da coluna torácica aumentam o suprimento de sangue para o fígado
Enxaqueca	Fígado e coluna cervical	Ajuda a desintoxicar e alivia a tensão no pescoço
Retenção de fluidos nas pernas	Todas as áreas linfáticas principais e o sistema urinário	Ajuda a equilibrar os níveis de fluido e a eliminar o excesso de líquidos
Varizes	Intestinos e coluna lombar	Toda pressão na área intestinal (como constipação ou prolapso do intestino) pode provocar varizes nas pernas. Trabalhar a área da coluna lombar aumenta o suprimento de sangue para as áreas pélvicas

Guia de referência para tratar condições específicas

Condição	Sintomas/descrição	Principais áreas a tratar
Doença de Addison	Insuficiência das supra-renais	Todo o sistema endócrino
Mal de Alzheimer	Degeneração do córtex cerebral. Perda de memória e paralisia	Trabalho intenso em toda a coluna e cérebro, de preferência diariamente
Espondilite anquilosante	Doença das articulações, destruição do espaço interarticular seguida de esclerose e calcificação. Resulta na rigidez da coluna espinal e do tórax	Coluna, cérebro, ombro, quadril, joelho, cóccix e pélvis. Supra-renais, para ajudar a combater a inflamação
Arterite	Inflamação das artérias	Coração/pulmão, coluna torácica, supra-renais
Asma (ver Bronquite)		
Bronquite e asma	Inflamação dos tubos bronquiais. Espasmo dos bronquíolos, resultando em dificuldade para expirar	Coração/pulmão, supra-renais, coluna torácica (a fim de aumentar o suprimento nervoso para a área torácica), sistema digestivo (às vezes, uma fraqueza no sistema digestivo produz muco excessivo no sistema)
Bursite	Inflamação da bolsa de uma articulação	Trabalhe a articulação correspondente, como joelho/cotovelo, mais a coluna lombar caso a articulação afetada seja o joelho; e a coluna cervical para o cotovelo. Isso aumenta o suprimento nervoso para a parte afetada
Câncer	Depende do órgão comprometido	O corpo inteiro, especialmente o baço, para ajudar o sistema imunológico
Cândida	Fungo que causa aftas	Toda a área intestinal e reprodutora
Síndrome do túnel carpal	Entorpecimento e formigamento dos dedos e mãos, resultado da compressão do nervo mediano do pulso	Coluna cervical e cotovelo para aumentar o suprimento nervoso para o pulso
Catarata	Opacidade do cristalino do olho	Olho, sínus e coluna cervical

Condição	Sintomas/descrição	Principais áreas a tratar
Hemorragia cerebral (derrame)	Ruptura de uma artéria do cérebro devida à pressão alta ou doença arterial	Toda a coluna, cérebro, sistemas respiratório e circulatório, e rim (para melhorar o suprimento sanguíneo para o rim e normalizar a pressão sanguínea)
Paralisia cerebral (espástica)	Condição em que o controle do sistema motor é afetado devido a uma lesão resultante de problema de nascença ou privação de oxigênio no nascimento	Coluna e cérebro. Trabalhe essa área freqüentemente durante o tratamento, seis ou sete vezes para cima e para baixo em cada pé
Espondilose cervical	Alterações degenerativas nos discos intervertebrais da coluna cervical	Toda a coluna e área crônica do pescoço
Colecistite	Inflamação da vesícula biliar	Zona do fígado e vesícula biliar
Síndrome da fadiga crônica (ver EM)		
Colite, diverticulite e síndrome do intestino irritável	Inflamação do cólon	Todo o sistema digestivo e coluna lombar, para aumentar o suprimento de sangue à área pélvica
Cólica	Espasmos agudos de dor	Sistema digestivo, plexo solar
Conjuntivite (problema do olho)	Inflamação da conjuntiva	Olho/coluna cervical e área dos sínus
Constipação	Dificuldade de defecar	Toda a área dos intestinos e fígado/vesícula biliar (a bile ajuda a lubrificar os intestinos) e nervos da coluna lombar
Doença de Crohn	Forma crônica de enterite que afeta as partes terminais do íleo	Toda a área dos intestinos e coluna lombar para aumentar o suprimento de sangue à área pélvica
Cistite	Inflamação do sistema urinário que afeta principalmente a bexiga	Sistema urinário. Cóccix, pélvis e coluna lombar
Depressão	Sentimento de tristeza	Todo o sistema endócrino para equilibrar a produção hormonal. Forte aplicação de técnicas de relaxamento
Diabetes	Causado por deficiência de produção de insulina no pâncreas	Sistemas endócrino, circulatório e respiratório, além de coluna torácica
Síndrome de Down	Deficiência cromossomática	Condição que não pode ser melhorada. Tratar, porém, a área do sistema respiratório, muito sujeita a doenças

Condição	Sintomas/descrição	Principais áreas a tratar
Dismenorréia	Menstruação difícil ou dolorosa	Sistemas urinário e reprodutor, cóccix/pélvis e coluna lombar
Infecção de ouvido	Infecção e inflamação do ouvido interno	Sistema digestivo (para eliminar excesso de muco), sínus, ouvido e olho
Eczema e todas as doenças de pele	Inflamação da pele	Tratar como a asma, pois a fonte é a mesma. Sistema digestivo e glândulas supra-renais
Enfisema	Superdistensão dos pulmões pelo ar. Os alvéolos pulmonares se dilatam devido à atrofia das paredes alveolares	Tratar como a asma
Endometriose	Inflamação do revestimento do útero (endométrio)	Sistemas reprodutor e endócrino, pois pode tratar-se de desequilíbrio hormonal
Epilepsia	Distúrbio do cérebro caracterizado por crises convulsivas	Cérebro e coluna
Febre	Aumento da temperatura normal do corpo	Pituitária, hipotálamo, tireóide
Fibróide	Tumor composto de tecido misto muscular e fibroso, no útero	Sistema reprodutor
Febre glandular	Febre com dilatação e amolecimento dos gânglios linfáticos	Sistema linfático
Gota (excesso de ácido úrico)	Área vermelha inflamada; em geral dedos, cotovelo e joelho	Sistema digestivo, fígado e rins
Hemorróidas	Veias varicosas no reto	Cólon descendente e reto, pélvis e cóccix
Febre do feno	Rinite alérgica	Sínus, ouvido, olho, supra-renais, sistema digestivo
Cefaléia	Dores na cabeça	Toda a coluna, cérebro
Hepatite	Inflamação do fígado que provoca náuseas, incômodo na parte superior do abdome, amarelão e prurido na pele	Fígado, sistema digestivo e supra-renais
Hérnia de hiato	Refluxo ácido após comer; dor no estômago	Sistema digestivo, estômago, plexo solar
HIV	Falha do sistema imunológico	Supra-renais, baço e sistema respiratório

Condição	Sintomas/descrição	Principais áreas a tratar
Hipertensão	Pressão sanguínea elevada	Sistemas circulatório e respiratório; rim. Não trabalhe as glândulas supra-renais ao tratar a pressão alta
Hipotensão	Pressão sanguínea baixa	Como acima; mas trabalhe as supra-renais para aumentar os níveis da pressão sanguínea
Incontinência	Falta de controle voluntário sobre os intestinos ou a bexiga	Áreas urinária/intestinal, coluna lombar, cóccix, pélvis
Indigestão (dispepsia)	Falha dos processos digestivos	Áreas digestiva e intestinal
Infertilidade	Incapacidade de conceber	Todo o sistema endócrino e reprodutor
Insônia	Incapacidade de dormir	Coluna, cérebro (pituitária), sistemas respiratório e circulatório; tratamento geral
Irite	Inflamação do olho	Olho, rim, pescoço (problemas urinários afetam os olhos)
Lumbago	Condição dolorosa dos músculos lombares devida a inflamação. Pode ser causada por deslocamento de disco intervertebral	Cóccix, pélvis, coluna lombar
Mastite	Inflamação do seio	Peito, ombro, sistema endócrino
Mastoidite	Inflamação do osso mastóide, no ouvido	Cabeça, pescoço, ouvido, coluna cervical
EM (encefalomielite) e síndrome da fadiga crônica	Fadiga extrema, debilitante, e baixa imunidade à infecção	Baço e sistema nervoso
Doença de Ménière	Crises de vertigem, náusea, zumbidos no ouvido e perda da audição	Ouvido, cabeça, sínus, coluna cervical e pescoço
Enxaqueca	Crises paroxísticas de dor de cabeça, em geral acompanhadas de náusea e distúrbios de visão	Cabeça, pescoço cervical e coluna cervical; fígado (a origem é em geral digestiva e o fígado pode ser afetado)
Esclerose múltipla	Degeneração da bainha mielínica dos nervos	Coluna, cérebro
Miocardite	Inflamação do miocárdio	Sistemas respiratório e circulatório; coluna torácica
Nefrite	Inflamação do rim	Sistema urinário; coluna lombar

Condição	Sintomas/descrição	Principais áreas a tratar
Neuralgia	Dor nos nervos da face	Três primeiros dedos, olho, ouvido, área facial, sínus e coluna cervical
Edema	Quantidade anormal de líquidos nos tecidos que provoca inchaço sobretudo nos tornozelos e pernas	Sistemas urinário e circulatório, coluna lombar, área linfática na região da virilha
Orquite	Inflamação dos testículos	Sistema reprodutor, cóccix, pélvis, coluna lombar
Osteoartrite	Distúrbio devido ao desgaste das articulações que afeta as responsáveis pela sustentação, quadris, joelhos e coluna	Trabalhe a articulação ou parte do corpo afetada, coluna e sistema urinário, a fim de apressar a eliminação
Cistos ovarianos	Desequilíbrio hormonal. Incômodo abdominal	Sistemas reprodutor e endócrino; coluna
Palpitações	Coração disparado e ansiedade	Peito, coração, plexo solar
Pancreatite	Inflamação do pâncreas	Sistema digestivo
Mal de Parkinson	Tremor nos membros, expressão fixa, má coordenação	Sistema nervoso central, coluna e cérebro
Flebite	Inflamação das veias	Sistemas circulatório e respiratório
Pleuris (ver Bronquite e Asma)		
TPM (tensão pré-menstrual)	Alterações de humor, gases, mãos inchadas, depressão, apetite exagerado	Sistemas endócrino e reprodutor
Prostatite	Inflamação da próstata	Sistemas urinário e reprodutor; coluna lombar
Artrite reumatóide	Dor, rigidez, inchaço de articulações como joelho, pé, mão, cotovelo, ombro	Sistema digestivo, quadril, pélvis, cotovelo, ombro, joelho, tireóide/paratireóide
Rinite ou febre do feno	Inflamação do nariz	Sínus, nariz/garganta, supra-renais para diminuir a inflamação e sistema digestivo (trata-se com freqüência de alergia alimentar)
Salpingite	Inflamação das tubas uterinas	Todo o sistema reprodutor/endócrino, cóccix, pélvis/quadril
Ciática	Compressão do nervo ciático	Coluna lombar, cóccix, pélvis/quadril, área ciática

Condição	Sintomas/descrição	Principais áreas a tratar
Herpes	Inflamação dos terminais nervosos na coluna	Toda a área espinal
Sinusite	Inflamação dos sínus faciais	Sínus, olho e ouvido, coluna cervical, área facial
Espondilite	Inflamação de uma vértebra, mais comum em homens jovens. Origem desconhecida (ver Espondilite anquilosante)	Todo o esqueleto
Cotovelo de tenista	Inflamação da bolsa da articulação que afeta a inserção do tendão extensor dos músculos do antebraço	Coluna cervical, ombro, cotovelo
Trombose (coágulo no sistema circulatório)	Coagulação do sangue nos vasos	Sistemas respiratório e circulatório; coluna torácica
Tirotoxicose (hipertireoidismo)	Produção excessiva de tiroxina	Tireóide e todas as glândulas endócrinas
Zumbido	Ruídos nos ouvidos	Pescoço, ouvido, sínus, coluna cervical
Amigdalite	Inflamação das amígdalas	Garganta, sínus, coluna cervical e timo nas crianças para aumentar a imunidade
Neuralgia do trigêmeo	Dores na face de origem desconhecida	Face, sínus, olho/ouvido, pescoço
Urticária	Comichão provocada por emoções ou alergia	Ver Asma e Eczema
Veias varicosas	Causadas por constipação crônica e pressão durante a gravidez	Área intestinal, coluna lombar
Vertigem	Tontura	Ouvido, cabeça, sínus, coluna cervical

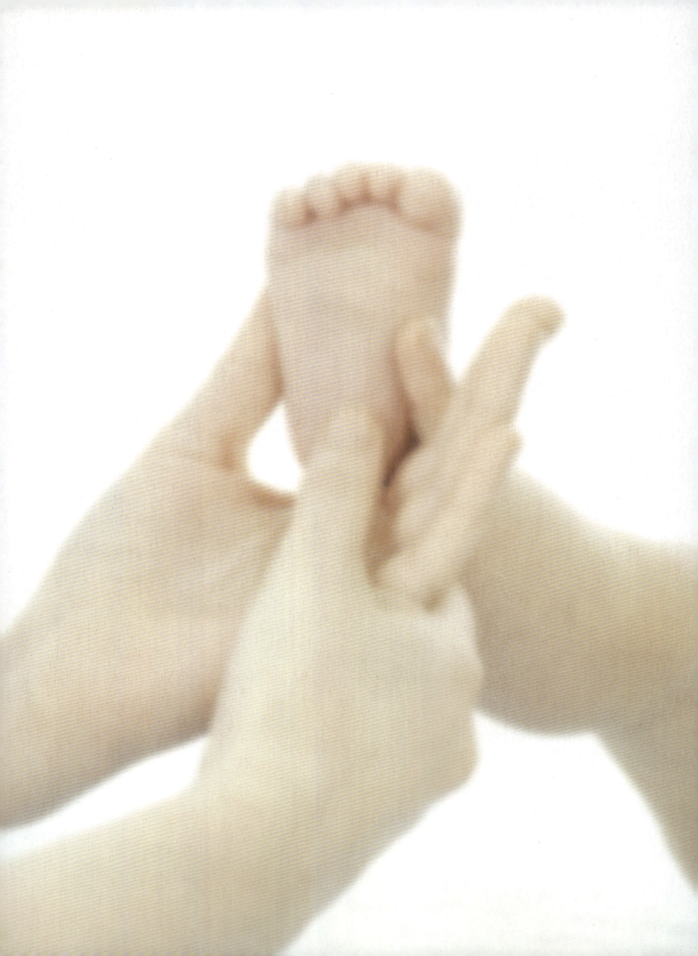

Reflexologia Especializada

Muitos de seus pacientes procurarão ajuda para aliviar um dos problemas físicos ou psicológicos listados no capítulo anterior, mas a reflexologia pode ser útil em outras circunstâncias. Ajuda muito as mulheres durante a gravidez e o parto, e mais tarde, quando surgem os sintomas da menopausa. Suas técnicas relaxantes funcionam para todos, de bebês a doentes terminais, e tem também seu lugar na assistência a vítimas de dois de nossos maiores assassinos: a doença cardíaca e o câncer.

Gravidez 208

Parto 214

Menopausa 216

Câncer 220

Doença cardíaca 224

Como ajudar os doentes terminais 228

Reflexologia para bebês 230

Gravidez

A gravidez é um período de grandes ajustes físicos e psicológicos. O corpo da mulher não apenas passa por mudanças hormonais e fisiológicas, enquanto ela nutre o feto por quarenta semanas, como tem de se haver com as emoções associadas a uma fase das mais importantes da vida.

É SEGURO?

As mulheres costumam perguntar se a reflexologia é um tratamento seguro durante a gravidez. A resposta, em definitivo, é sim: a sensação de bem-estar que ela proporciona e o alívio que quase sempre promove só podem ser positivos, não havendo nenhum lado negativo. A única cautela que recomendo é para o primeiro trimestre no caso de mulheres com histórico de aborto (ver p. 64).

Nove meses parece muito tempo, mas o corpo da mulher grávida muda rapidamente à medida que o bebê em seu ventre vai crescendo: seu esqueleto, seus músculos e seus hormônios fazem constantes ajustamentos.

Muitas mulheres experimentam dores nas costas e nas pernas pela primeira vez quando engravidam. Esses incômodos podem ser causados pelo aumento de peso e também pelos hormônios que amaciam os ligamentos do corpo na preparação para o parto. Tais mudanças, é óbvio, às vezes sobrecarregam as costas. Outro problema comum é a ciática, provocada pelo peso extra na frente do corpo, que pressiona o nervo ciático. Essa dor, quando surge durante a gravidez, normalmente desaparece depois do nascimento do bebê. A reflexologia proporciona um modo muito eficiente de aliviar os problemas comuns associados a essas mudanças, como dores nas costas, enjôos matinais e mal-estar generalizado.

A gravidez é, também, um período de ajuste emocional. As alterações hormonais são enormes e geralmente explicam as súbitas mudanças de humor, que vão da depressão e da ansiedade à euforia. As preocupações não faltam: quanto à capacidade de desempenhar a contento o papel de mãe, quanto a achar tempo para o resto da família, quanto ao parto em si (sobretudo no caso de mãe de primeira viagem) e quanto à saúde do filho por nascer. Felizmente a maioria das mulheres tem gravidez normal e filhos saudáveis; mas a ansiedade, por mais normal que seja, é extenuante em termos emocionais. Esse período é emocionalmente extenuante também para os futuros papais, por muitas razões parecidas. Alguns chegam até mesmo a desenvolver sintomas associados à gravidez, como náusea semelhante ao enjôo matinal e alterações de humor. A reflexologia pode ajudar aos futuros pai e mãe com um tratamento que é ao mesmo tempo relaxante e restaurador.

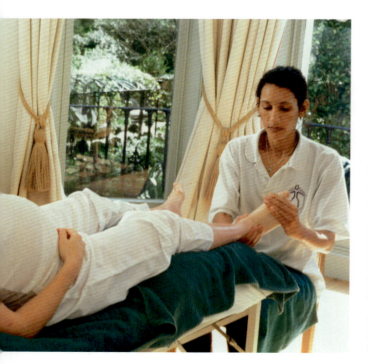

Reflexologia durante a gravidez. Muitos bebês se tornam mais ativos quando as mães se submetem a tratamento reflexológico.

Tratamento de problemas menores durante a gravidez

A reflexologia é uma terapia ideal, não-invasiva, para aliviar os problemas menores que muitas mulheres grávidas experimentam.
O tratamento ajudará a futura mamãe e em nada prejudicará o bebê em seu ventre. Também será útil para relaxá-la durante o parto, animando-a
e livrando-a da ansiedade por que muitas passam nessa ocasião.

Enjôo matinal

Trabalhe as áreas associadas à glândula pituitária e ao estômago.

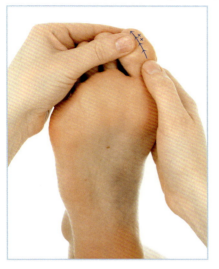

1 Com o polegar direito, trabalhe três vezes a área da pituitária no pé direito, subindo pela borda medial do dedo grande (ver p. 105).

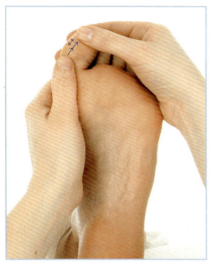

2 Com o polegar esquerdo, trabalhe três vezes a área da pituitária no pé esquerdo, subindo pela borda medial do dedo grande.

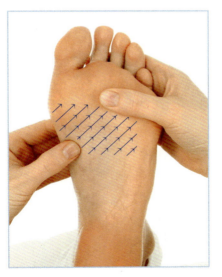

3 Com o polegar esquerdo, trabalhe a área do estômago no pé esquerdo, em sentido oblíquo, da borda medial à lateral (ver p. 79).

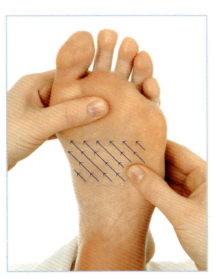

4 Com o polegar direito, trabalhe a área do estômago no pé esquerdo, da borda lateral à medial.

Constipação e hemorróidas
Trabalhe as áreas associadas aos intestinos, cólon sigmóide e reto.

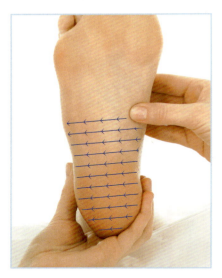
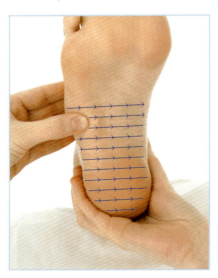
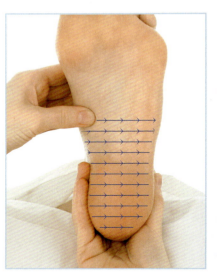

1 Com o polegar direito, trabalhe a área intestinal no pé direito, em linhas retas, da borda medial à lateral (ver p. 80).

2 Com o polegar esquerdo, trabalhe a área intestinal no pé direito, em linhas retas, da borda lateral à medial.

3 Com o polegar esquerdo, trabalhe a área intestinal no pé esquerdo, em linhas retas, da borda medial à lateral (ver p. 81).

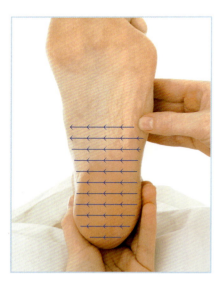
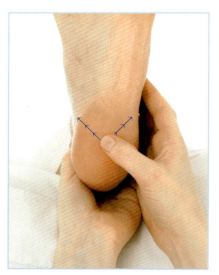
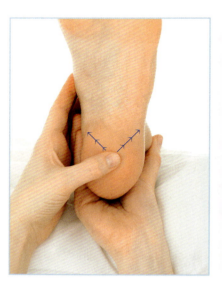

4 Com o polegar direito, trabalhe a área intestinal no pé esquerdo, em linhas retas, da borda lateral à medial.

5 A fim de trabalhar a área do cólon sigmóide no pé esquerdo, coloque o polegar direito no ponto medial e proceda na direção da borda medial, passando daí para a lateral (ver p. 81).

6 Em seguida, coloque o polegar esquerdo no ponto medial do pé direito e proceda na direção da borda lateral, passando daí para a medial, conforme indicado.

Azia

Trabalhe a área associada ao estômago e faça um relaxamento do diafragma.

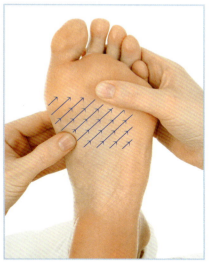

1 Com o polegar esquerdo, trabalhe a área do estômago no pé esquerdo, em sentido oblíquo, da borda medial à lateral (ver p. 79).

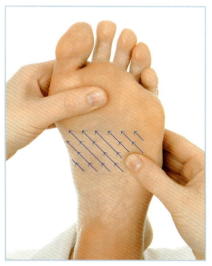

2 Com o polegar direito, trabalhe a área do estômago no pé esquerdo, da borda lateral à medial.

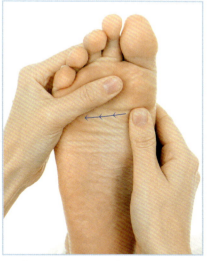

3 Para um exercício de relaxamento do diafragma (ver p. 55), coloque o polegar direito no início da linha do diafragma, no pé direito. Ao passar para a borda lateral, curve os dedos para baixo, na direção de seu polegar.

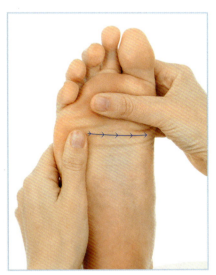

4 Coloque o polegar esquerdo na linha do diafragma. Ao passar para a borda medial, curve os dedos para baixo, na direção de seu polegar.

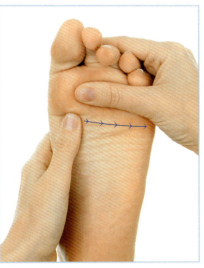

5 Coloque o polegar esquerdo no início da linha do diafragma, no pé esquerdo. Ao passar para a borda lateral, curve os dedos para baixo, na direção de seu polegar.

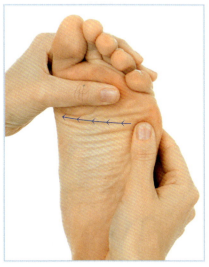

6 Coloque o polegar direito na linha do diafragma. Ao passar para a borda medial, curve os dedos para baixo, na direção de seu polegar. Em momento algum, durante o relaxamento do diafragma, seu polegar deverá deixar a superfície do pé.

Dores nas costas e nas pernas

Trabalhe as áreas do cóccix, quadril e pélvis, coluna, coluna cervical e lados do pescoço.

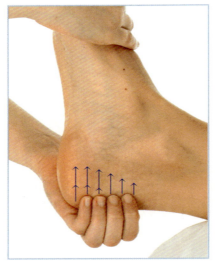

1 Pressione com os quatro dedos da mão esquerda a área do cóccix, no pé direito (ver p. 134). Repita duas ou três vezes.

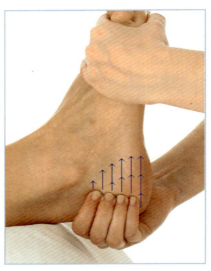

2 Pressione com os quatro dedos da mão direita a área do quadril e da pélvis, no pé direito. Repita duas ou três vezes.

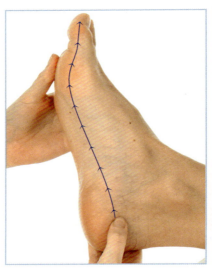

3 Com o polegar direito, trabalhe em sentido ascendente a área da coluna, no pé direito (ver p. 134).

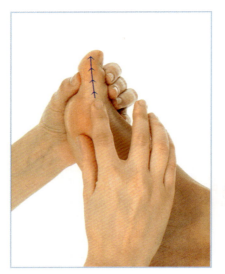

4 Com o indicador direito, trabalhe em sentido ascendente a delicada área da coluna cervical, no pé direito.

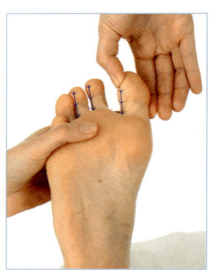

5 Com o polegar direito, trabalhe em sentido descendente a área dos lados do pescoço, nas bordas laterais dos três primeiros dedos do pé direito (ver p. 135).

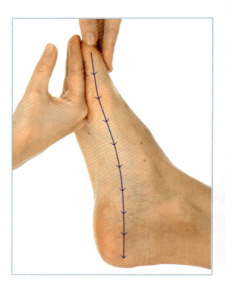

6 Com o polegar esquerdo, trabalhe em sentido descendente as mesmas áreas do pé esquerdo.

GRAVIDEZ **213**

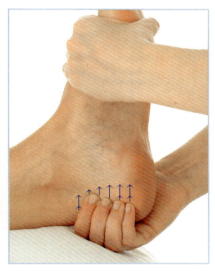

7 Pressione com os quatro dedos da mão direita a área do cóccix, no pé esquerdo (ver p. 137). Repita duas ou três vezes.

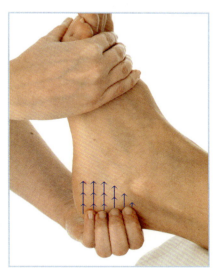

8 Pressione com os quatro dedos da mão esquerda a área do quadril e da pélvis, no pé esquerdo. Repita duas ou três vezes.

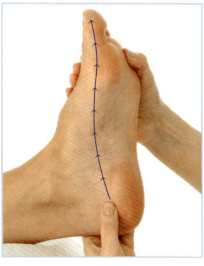

9 Com o polegar esquerdo, trabalhe a área da coluna, no pé esquerdo (ver p. 137).

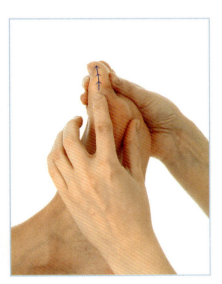

10 Com o indicador esquerdo, trabalhe a delicada área da coluna cervical, no pé esquerdo.

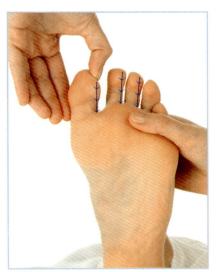

11 Com o polegar esquerdo, trabalhe em sentido descendente a área do pescoço, nas bordas laterais dos primeiros três dedos do pé esquerdo (ver p. 138).

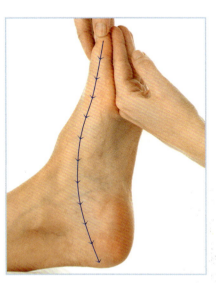

12 Com o polegar direito, trabalhe em sentido descendente a área da coluna, no pé esquerdo.

Parto

Se você tratou uma mulher no curso de sua gravidez, ela gostará da idéia de se submeter à reflexologia também no momento de dar à luz. As mulheres que recebem tratamento reflexológico durante o parto, quer em casa, quer no hospital, parecem recuperar-se mais depressa, pois o corpo se reequilibra com mais facilidade.

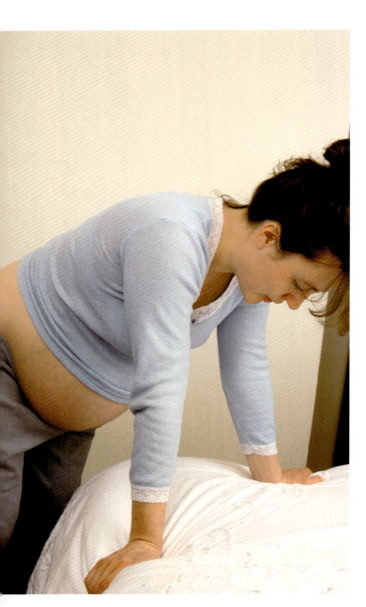

Ao longo dos anos, tenho tratado muitas mulheres durante a gravidez e no momento do parto. Uma delas já passara por dificuldades ao dar à luz, pois nas três ocasiões tivera bebês bem grandes. Outro problema que enfrentara foi que a placenta não se desprendeu por si mesma do útero e precisou ser retirada cirurgicamente.

A reflexologia foi aplicada ao longo de sua quarta gravidez e parto. O resultado foi um nascimento rápido, sem nenhum dos problemas enfrentados nas outras ocasiões.

Há várias maneiras pelas quais a reflexologia pode ser útil no parto:

- Trabalhar a área do útero estimula as contrações e diminui a dor quando os grandes músculos uterinos laterais e verticais empurram o bebê para fora do corpo.
- Trabalhar a área do sistema endócrino – os reflexos da pituitária e da tireóide – estimula a produção de hormônios necessários durante o parto.
- Trabalhar toda a zona espinal melhora o tônus nervoso e muscular na região pélvica.

Procure tratar as áreas do útero, do sistema endócrino e da coluna por dez minutos em cada pé, de hora em hora. Deve também aconselhar a paciente a manter-se ativa entre as sessões, caminhando devagar pelo quarto. A postura ereta estimula as contrações que empurram o bebê para a cavidade pélvica.

Parto. A reflexologia estimula os músculos e nervos, aliviando a dor durante a experiência desafiadora do parto.

Parto: áreas a trabalhar

A seqüência passo a passo para aliviar a dor nas pernas e nas costas durante a gravidez (descrita nas páginas 212-213) também é muito útil na ocasião do parto, pois alivia toda a área espinal: cóccix, quadril e pélvis, coluna, coluna cervical e pescoço. Atente bem para o ponto de estimulação da coluna, pois ele está associado a todo o sistema nervoso central e à coluna vertebral. Também o útero, a glândula pituitária, o hipotálamo e as áreas pineais se beneficiam do tratamento durante o parto.

As áreas da pituitária, hipotálamo e glândula pineal

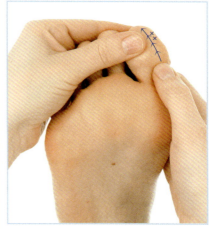

1 Com o polegar direito, trabalhe as áreas da pituitária, hipotálamo e glândula pineal no pé direito, subindo três vezes a borda medial do dedo grande (ver p. 105).

O ponto de estimulação da coluna

Este ponto reflexo situa-se na parte mais estreita do pé, na borda medial.

O útero

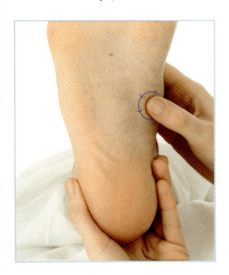

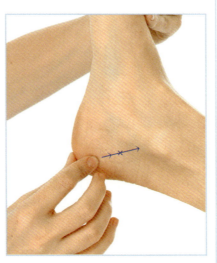

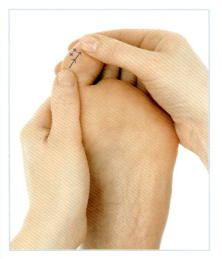

Com o polegar direito, pressione o ponto de estimulação da coluna e gire o polegar na direção da coluna, contando até cinco. Repita após uma pausa. Faça o mesmo no pé esquerdo, com o polegar esquerdo.

Com o indicador direito, trabalhe em linha reta, conforme mostrado, a área do útero no pé direito (ver p. 154). Repita duas ou três vezes. Faça o mesmo no pé esquerdo, com o indicador esquerdo.

2 Com o polegar esquerdo, trabalhe as áreas da pituitária, hipotálamo e glândula pineal no pé esquerdo, subindo três vezes a borda medial do dedo grande.

Menopausa

A menopausa afeta mulheres de 40 anos de idade em diante. É um período de ajustamento ao mesmo tempo físico e emocional. Os sintomas clássicos – apreensão, sudorese e palpitações – são os incômodos mais comuns.

Talvez a principal área a considerar aqui seja o papel das glândulas durante os anos da menopausa. Embora a produção de estrogênio pelos ovários se reduza muito nessa fase, os sinais continuam a ser emitidos da pituitária e do hipotálamo, o que quase sempre gera certa confusão biológica (ver "O sistema endócrino", pp. 98-101).

Os ovários não são as únicas glândulas a secretar hormônios sexuais. As supra-renais também fabricam estrogênios e androgênios (hormônios masculinos), e estes últimos são responsáveis pelo impulso sexual nas mulheres tanto quanto nos homens. A saúde geral das glândulas supra-renais dirá se elas serão capazes de assumir a produção de hormônios eficientemente. Excesso de café e álcool, além de uma vida conturbada, provocam a exaustão das supra-renais.

Durante seus anos de menstruação, a mulher fica menos sujeita a doenças coronarianas ou osteoporose, pois o suprimento constante de estrogênio e progesterona a protege desses problemas. Quando os ovários reduzem a produção de estrogênio, porém, ela se torna presa mais fácil de distúrbios circulatórios e ósseos. As sugestões que se seguem ajudam a contrabalançar essas alterações:

- Siga uma dieta altamente nutritiva, com a menor quantidade possível de "calorias vazias"; evite, sobretudo, açúcar branco e produtos à base de farinha branca. Pão, massas e cereais integrais são recomendáveis.
- Coma frutas pelo menos cinco vezes ao dia e três ou mais tipos de legumes.
- Suplemente sua alimentação com vitaminas do complexo B (especialmente B_6), C, D e E. Consuma também minerais suficientes, sobretudo zinco, magnésio e cálcio.
- Reduza ou corte de vez o consumo de álcool quando os sintomas da menopausa forem acentuados.
- Pare de fumar.

As alterações de humor são bastante comuns durante a menopausa, em razão tanto das mudanças no equilíbrio hormonal quanto da necessidade de aceitar essas mudanças e adaptar-se a elas. Para algumas mulheres, a cessação dos períodos significa o começo da "velhice"; mas, para outras, representa o alívio dos incômodos mensais e um recomeço, com os filhos já crescidos voando para longe do ninho e dando-lhes mais liberdade. Não poucas acham que os anos pós-menopausa são os melhores de sua vida.

Além de tratar áreas específicas que passam por mudanças durante a menopausa (ver ao lado), a reflexologia pode ser de grande ajuda ao aliviar o *stress* que afeta muitas mulheres nessa fase.

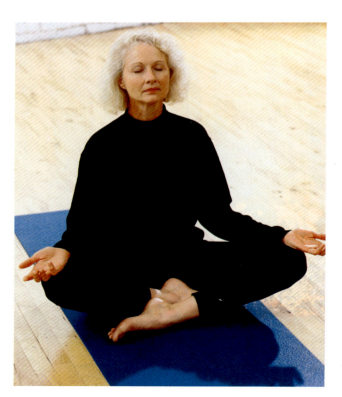

Como enfrentar a menopausa. É importante, para as mulheres que estão na fase da menopausa, reservar-se um tempo a fim de relaxar e ajustar-se às mudanças que estão ocorrendo.

Menopausa: áreas a trabalhar

Muitas mulheres descobrem que o tratamento das áreas do sistema endócrino (glândulas pituitária e tireóide) ajuda a controlar as ondas de calor. Recomendo também trabalhar a área dos reflexos espinais, pois isso aumenta o suprimento nervoso e sanguíneo para o corpo todo. Outras áreas que se beneficiam do tratamento são o útero, os ovários e o fígado.

A área da tireóide/pescoço

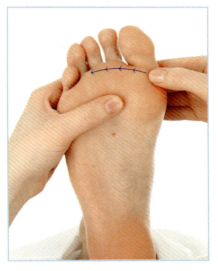

1 Com o polegar direito, trabalhe a área da tireóide/pescoço, na base dos três dedos do pé direito. Repita três vezes (ver p. 105).

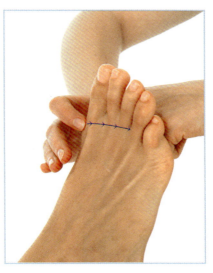

2 Segure o pé direito com a mão esquerda e, usando o indicador direito, trabalhe três vezes a juntura dos dedos na borda dorsal.

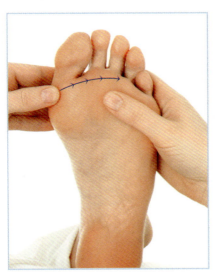

3 Com o polegar esquerdo, trabalhe três vezes a área da tireóide/pescoço na base dos três dedos do pé esquerdo.

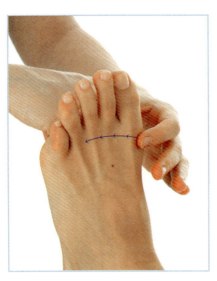

4 Segure o pé esquerdo com a mão direita e, usando o indicador esquerdo, trabalhe três vezes a juntura dos dedos na borda dorsal.

As áreas da glândula pituitária, hipotálamo e glândula pineal

Ovários

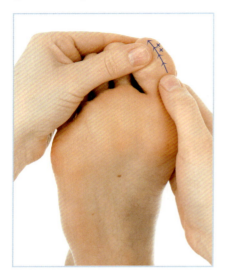
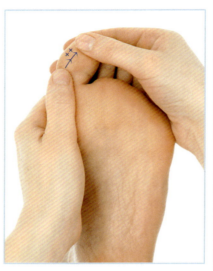
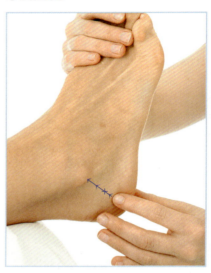

1 Com o polegar direito, trabalhe três vezes a área da pituitária no pé direito, subindo pela borda medial do dedo grande (ver p. 105).

2 Com o polegar esquerdo, trabalhe três vezes as áreas do hipotálamo e das glândulas pituitária e pineal no pé esquerdo, subindo pela borda medial do dedo grande.

1 Com o indicador esquerdo, trabalhe a área do ovário no pé direito várias vezes (ver p. 154). A cruz indica a localização exata do ovário.

O útero

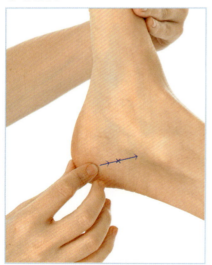
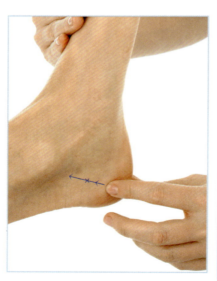
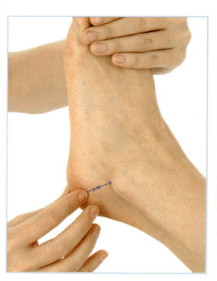

1 Com o indicador direito, trabalhe a área do útero no pé direito, em linha reta (ver p. 154). Repita duas ou três vezes.

2 Com o indicador esquerdo, trabalhe a área do útero no pé esquerdo, em linha reta. Repita duas ou três vezes.

2 Com o indicador direito, trabalhe a área do ovário no pé esquerdo várias vezes.

A coluna

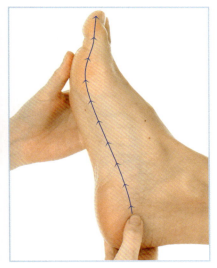
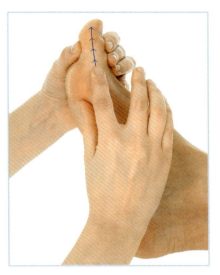
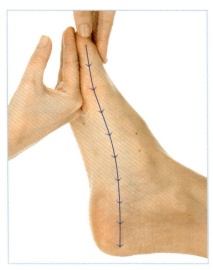

1 Com o polegar direito, trabalhe em sentido ascendente a área da coluna no pé direito (ver p. 134).

2 Com o indicador direito, trabalhe em sentido ascendente a delicada linha da coluna cervical no pé direito.

3 Com o polegar esquerdo, trabalhe em sentido descendente a área da coluna no pé direito (ver p. 135). Em seguida, repita os passos 1-3 no pé esquerdo (ver pp. 137-138).

O fígado

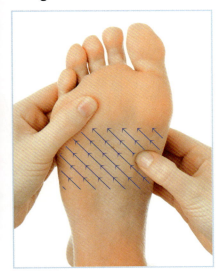
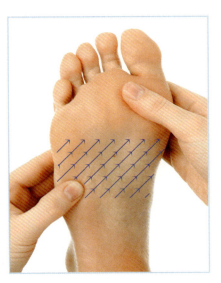

1 Com o polegar direito, trabalhe a área do fígado no pé direito, em sentido oblíquo, da borda medial à lateral (ver p. 79).

2 Com o polegar esquerdo, trabalhe a área do fígado, em sentido oblíquo, da borda lateral à medial.

Câncer

Uma em cada três pessoas, no mundo industrializado, terá câncer em alguma etapa da vida. De fato, se a medicina moderna vai debelando mais e mais as doenças que afligiam nossos antepassados, é mais e mais provável que o câncer seja responsável pelo modo como muitos de nós morrerão.

A simples menção da palavra "câncer" deixa quase todos nós amedrontados, mas o avanço do conhecimento de como o câncer aparece e se desenvolve nos dá a possibilidade de reduzir os riscos. Diferentes tipos de câncer têm diferentes causas, mas existem fatores que aumentam a incidência geral, como:

- **Fumo:** não há dúvida alguma de que fumar cigarros provoca câncer. O que muitos fumantes deixam de reconhecer é que esse hábito não apenas ameaça diretamente a garganta e os pulmões como incentiva o aparecimento da doença em todas as partes do corpo, inclusive boca, estômago, intestinos, próstata, pâncreas, útero e ovários.
- **Obesidade:** excesso de peso aumenta o risco de câncer, particularmente do útero, rim, esôfago, vesícula biliar, cólon e reto, bem como seios na mulher após a menopausa. Os pesquisadores supõem que a obesidade induz o câncer por elevar o nível de hormônios sexuais, sobretudo estrogênio (tanto em homens quanto em mulheres), ou de hormônios formadores de proteína como a insulina. Também se demonstrou uma ligação entre dieta rica em gorduras e câncer, particularmente do cólon.
- **Fatores ambientais:** na maior parte do mundo, somos bombardeados constantemente pela poluição – fumaça do trânsito, pesticidas nos alimentos, produtos químicos domésticos. As ameaças provêm também da exposição a vazamentos radiativos ou químicos, e à energia eletromagnética das linhas de transmissão de força. O câncer tem sido associado ainda aos raios-x e a tratamentos como reposição hormonal e drogas para controlar o colesterol ou aumentar a fertilidade.
- *Stress*: não se discute que o *stress* esteja ligado à proliferação do câncer. E a razão é que ele enfraquece o sistema imunológico, consumindo grandes quantidades de energia vital.
- **Predisposição genética:** eis uma ameaça completamente fora de nosso controle. No entanto, ter consciência de uma propensão familiar a determinado tipo de câncer é motivo ainda mais forte para tentar reduzir outros fatores de risco.

O câncer raramente se deve a uma causa única. À maneira de exemplo, os fatores de risco para o câncer do colo do útero incluem: deficiência de ácido fólico, tabagismo, multiplicidade de parceiros sexuais sobretudo na adolescência, quando o colo do útero ainda não está perfeitamente desenvolvido, e consumo excessivo de álcool. Qualquer desses fatores aumenta o risco; mas todos juntos elevam em muito a possibilidade.

Que podemos fazer para ajudar a nós mesmos?

Talvez não possamos fazer muito para controlar a poluição em nível planetário e absolutamente nada com relação aos genes que herdamos; mas, com um pouco de esforço, conseguiremos reduzir os outros fatores de risco:

- Adote uma alimentação saudável, pobre em gorduras saturadas e rica em carboidratos complexos, com muita fruta fresca, legumes e líquidos, secundada quando necessário por suplementos de vitaminas e minerais.
- Reserve um tempo todos os dias para exercitar o corpo, quer com ginástica, natação, anaeróbica ou uma simples caminhada revigorante.
- Deixe de fumar. É difícil, mas necessário.
- Cuide bem de seu fígado. Ele elimina as toxinas do corpo, portanto não o sobrecarregue de álcool ou gorduras.
- Controle o *stress*. O exercício é um ótimo antídoto, mas analise também sua maneira de ver a vida. Tente ser mais otimista, não alimentar rancores e não reprimir sentimentos. Emoções recalcadas prejudicam nosso corpo.

Como a reflexologia pode ajudar

A reflexologia pode ajudar os pacientes de câncer promovendo relaxamento. A estimulação do fluxo nervoso e sanguíneo melhora a função do sistema imunológico e mantém os hormônios em equilíbrio. A reflexologia também protege contra doenças, de modo que um "tratamento de manutenção" geral, em bases regulares, faz a pessoa se sentir muito melhor.

CÂNCER **221**

Câncer: áreas a trabalhar

No caso de pacientes de câncer, convém não ministrar o tratamento por pelo menos seis dias após cada sessão de quimioterapia e/ou radioterapia. A reflexologia tem efeito estimulante e pode provocar no paciente mais efeitos colaterais do que seria recomendável. As áreas a trabalhar no câncer incluem o sistema digestivo, o sistema linfático (baço) e o sistema urinário (bexiga e ureter). Os exercícios de relaxamento também são muito benéficos (ver p. 56-60).

O fígado

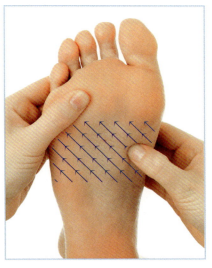

1 Com o polegar direito, trabalhe a área do fígado no pé direito em sentido oblíquo, indo da borda medial à lateral (ver p. 79).

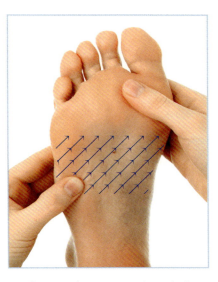

2 Com o polegar esquerdo, trabalhe a área do fígado em sentido oblíquo, indo da borda lateral à medial.

O estômago

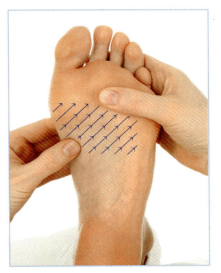

1 Com o polegar esquerdo, trabalhe a área do estômago no pé esquerdo em sentido oblíquo, indo da borda medial à lateral (ver p. 79).

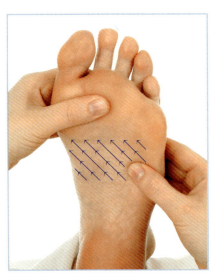

2 Com o polegar direito, trabalhe a área do estômago no pé esquerdo em sentido oblíquo, indo da borda lateral à medial.

A área intestinal

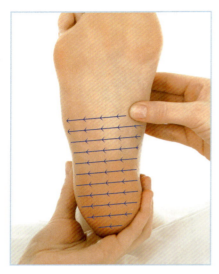

1. Com o polegar direito, trabalhe a área intestinal no pé direito em linhas retas, da borda medial à lateral (ver p. 80).

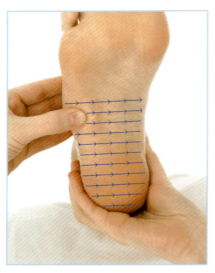

2. Com o polegar esquerdo, trabalhe a área intestinal no pé direito em linhas retas, da borda lateral à medial.

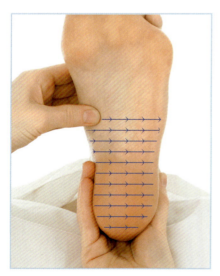

3. Com o polegar esquerdo, trabalhe a área intestinal no pé esquerdo em linhas retas, da borda medial à lateral (ver p. 81).

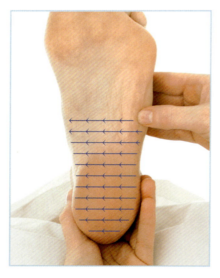

4. Com o polegar direito, trabalhe a área intestinal no pé esquerdo em linhas retas, da borda medial à lateral.

O baço

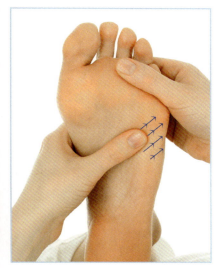
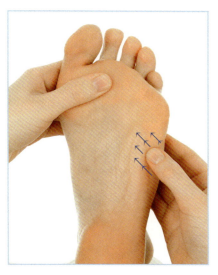

1 Com o polegar esquerdo, trabalhe a área do baço no pé esquerdo, da borda medial à lateral.

2 Com o polegar direito, trabalhe a área do baço da borda lateral à medial.

A bexiga/ureter

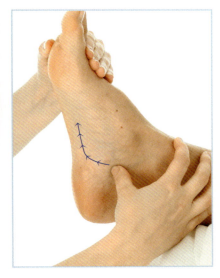
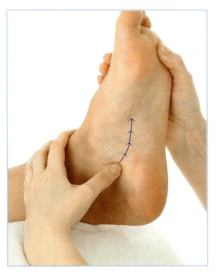

1 Com o polegar direito, trabalhe a área da bexiga no pé direito. Suba a borda medial da linha do ligamento para trabalhar a área do ureter (ver p. 145).

2 Com o polegar esquerdo, trabalhe a área da bexiga no pé esquerdo. Suba a borda medial da linha do ligamento para trabalhar a área do ureter.

COMO TRATAR PACIENTES COM DOENÇA GRAVE

- Sempre use pressão leve ao tratar pacientes debilitados.
- Não trabalhe mais que quinze minutos em cada pé.
- Use exercícios leves de relaxamento (ver pp. 54-60).
- Pacientes muito fracos às vezes adormecem durante a sessão, o que é benéfico. Outros, porém, gostam de conversar, sendo sempre conveniente que se comuniquem com o terapeuta sobre sua doença e quaisquer outras ansiedades que os aflijam.

Doença cardíaca

Ataques cardíacos respondem por 39% de todas as mortes no Reino Unido, o que significa 117 mil óbitos por ano. A aterosclerose, ou endurecimento das artérias capaz de levar à doença coronariana, é a maior causa de mortes, sobretudo entre os homens – embora o número de mulheres esteja aumentando rapidamente. Na verdade, a incidência de doença cardíaca alcançou proporções quase epidêmicas no mundo ocidental.

"O sistema circulatório" (ver pp. 88-91) explica como o coração funciona e o que pode prejudicar sua eficiência, levando-o mesmo ao colapso. Embora algumas pessoas apresentem predisposição genética à moléstia cardíaca (o que deve ser uma advertência a mais para se tomarem precauções), muitos dos problemas estão ligados ao nosso modo de vida: alimentação pouco saudável, falta de exercício, *stress* constante e hábito de fumar.

Engolir os comprimidos receitados pelos médicos pode ajudar, mas comprimidos não são a melhor resposta. Se fossem, as taxas de mortalidade por doença cardíaca não estariam tão altas. Há meios melhores e mais eficientes de reduzir o risco, que entretanto exigem dedicação e esforço. Você precisa cuidar de si mesmo com mais empenho e zelo, assumindo responsabilidade por sua saúde.

Que podemos fazer para ajudar a nós mesmos?

- Parar de fumar.
- Moderar o consumo de álcool.
- Adotar uma dieta racional (ver abaixo).
- Diminuir o açúcar. Ele aumenta as concentrações de plasma, colesterol e ácido úrico, que colaboram para o surgimento da aterosclerose.
- Reduzir o consumo de estimulantes como a cafeína do café, chá e refrigerantes à base de cola.
- Aprender a relaxar.
- Fazer mais exercícios. O coração é uma bomba poderosa que gosta de ser usada e pode ficar ainda mais forte quando solicitada em bases regulares. A caminhada é ideal (esforce-se o suficiente para transpirar e perceber as batidas de seu coração), sendo também altamente recomendáveis os exercícios aeróbicos como ciclismo e natação.

Alimentos que ajudam

Muitas autoridades concordam em que o nível de colesterol é determinado pela dieta rica em colesterol, gorduras poliinsaturadas e saturadas. É, pois, boa idéia diminuir o consumo de gorduras saturadas (contidas principalmente na carne) e prestar sempre atenção ao conteúdo gorduroso daquilo que você come. O óleo de peixe, porém, é benéfico, portanto recomendável.

Coma os alimentos mais naturais e livres de aditivos possíveis, sem se esquecer de ingerir muita fibra, pois isso fará com que os intestinos cumpram sua função mais eficientemente. O tipo de fibra encontrado na pectina, farinha de aveia e sementes de psílio também mistura a bile com o colesterol nos intestinos, absorvendo o conteúdo gorduroso.

Sabe-se que a cebola combate a formação de plaquetas após o consumo de alimentos ricos em gorduras, além de ter efeitos anti-hipertensivos e fazer baixar o colesterol. Diga-se o mesmo do alho, que além disso afina o sangue, fazendo-o correr melhor pelas artérias.

- **Vitamina B:** estudos recentes revelaram uma ligação entre a deficiência de vitamina B e a aterosclerose.
- **Vitamina C:** estimula o metabolismo das gorduras e fortalece as paredes arteriais.

VITAMINAS, MINERAIS E SUPLEMENTOS

O modo como a maioria dos alimentos é produzida, transportada, armazenada e preparada hoje em dia faz com que, antes de os comermos, boa parte de seu conteúdo de vitaminas se perca. Os suplementos podem reforçar nossa alimentação, mas são apenas auxiliares e não substitutos de uma alimentação saudável.

DOENÇA CARDÍACA **225**

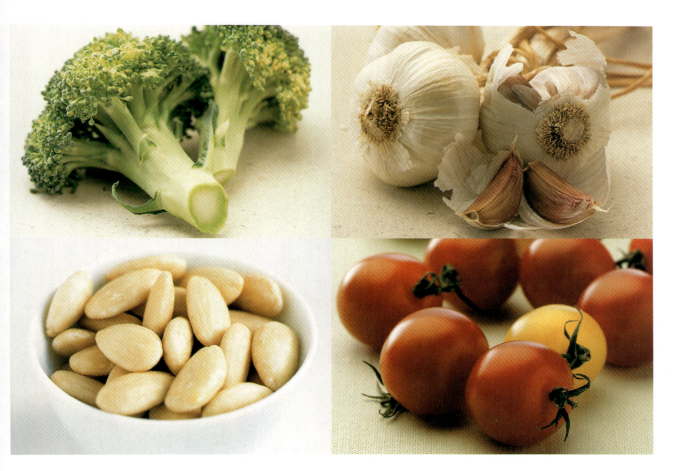

- **Vitamina E:** sua deficiência resulta em níveis consideravelmente altos de radicais livres, que causam danos cada vez maiores sobretudo ao endotélio vascular. Suplementos de vitamina E inibem a liberação de plaquetas em conseqüência da qual a placa ateromatosa se deposita nas artérias.
- **Carnitina:** esse composto em forma de vitamina inicia a ruptura dos ácidos graxos. Se o coração não recebe o suprimento adequado de oxigênio, como ocorre na angina e após um ataque cardíaco, os níveis de carnitina baixam rapidamente. A deficiência dessa substância tem sido associada a doenças como colapso congestivo cardíaco e dilatação do músculo do coração. A carnitina pode ser encontrada na forma de suplemento nutricional.
- **Magnésio:** esse mineral intensifica as contrações musculares do coração. O magnésio é benéfico no controle das batidas cardíacas irregulares, sobretudo a bradicardia, e da pressão alta. A deficiência de magnésio produz espasmos nas artérias coronarianas e parece ser a causa de ataques cardíacos em alguns casos.

Alimentos que protegem sua saúde. O alho ajuda a prevenir a formação de coágulos sanguíneos; o tomate e os brócolis são ricos em vitamina C; as amêndoas constituem uma boa fonte de vitamina E.

- **Alho, lecitina, vitamina E e ginkgo biloba:** ajudam o coração e facilitam o trabalho do sistema circulatório.

Como a reflexologia pode ajudar

No caso de pacientes com algum tipo de doença cardiovascular, a reflexologia pode ser eficiente por melhorar o suprimento de sangue para o coração.

Após um ataque cardíaco, o músculo do coração fica danificado e precisa de tempo para se recuperar. Muitos pacientes se sentem ansiosos e com medo de que o episódio se repita depois de sua saída do hospital. Sessões regulares de reflexologia apressam a recuperação do dano físico, enquanto o apoio oferecido ao paciente mediante o diálogo ajuda-o a enfrentar os efeitos psicológicos durante o período de convalescença.

Doença cardíaca: áreas a trabalhar

As principais áreas para o tratamento de angina, doença coronariana, aterosclerose e pressão alta ou baixa são as do coração, da coluna torácica e dos pulmões. É inteiramente seguro fazer sessões diárias, quando possível.
Você sem dúvida notará sensibilidade no reflexo do fígado ao tratar pacientes com doença coronariana.

A coluna torácica

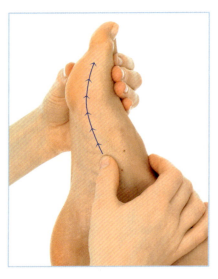

1 Com o polegar direito, trabalhe em sentido ascendente a linha da coluna torácica, no pé direito.

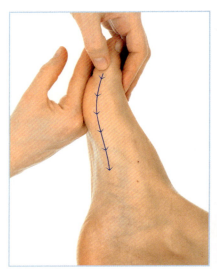

2 Com o polegar esquerdo, trabalhe em sentido descendente a linha da coluna torácica, no pé direito.

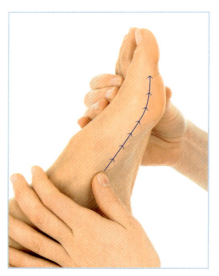

3 Com o polegar esquerdo, trabalhe em sentido ascendente a linha da coluna torácica, no pé esquerdo.

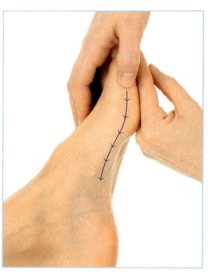

4 Com o polegar direito, trabalhe em sentido descendente a linha da coluna torácica, no pé esquerdo.

O coração

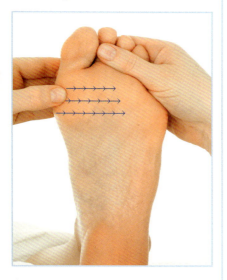

Com o polegar esquerdo, trabalhe em linhas horizontais a área do coração, no pé esquerdo, da borda medial à lateral (ver p. 93). Observe que a área do coração é trabalhada numa direção apenas quando se percorre, ao mesmo tempo, a área respiratória.

Os pulmões

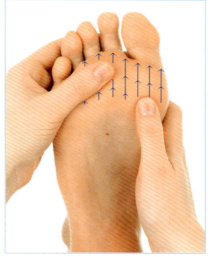

1 Com o polegar direito, trabalhe em linhas retas e sentido ascendente a área do pulmão, no pé direito, da borda medial à lateral (ver p. 86).

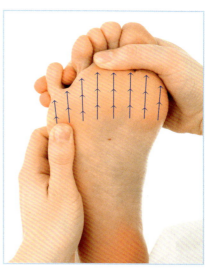

2 Com o polegar esquerdo, trabalhe em linhas retas e sentido ascendente a área do pulmão, da borda lateral à medial. Separe os dedos ao fazê-lo.

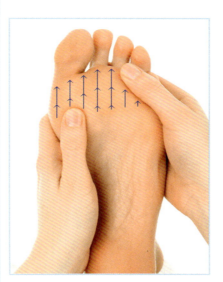

3 Com o polegar esquerdo, trabalhe em linhas retas e sentido ascendente a área do pulmão, no pé esquerdo, da borda medial à lateral (ver p. 87).

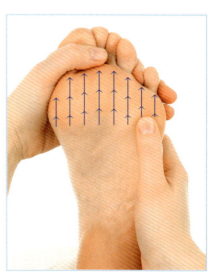

4 Com o polegar direito, trabalhe em linhas retas e sentido ascendente a área do pulmão, no pé esquerdo, da borda lateral à medial. Separe os dedos ao fazê-lo.

Como ajudar os doentes terminais

A reflexologia pode beneficiar muito os doentes terminais. Ajuda a aliviar a dor e promove o relaxamento geral, fazendo diminuir a ansiedade.

Hoje, muitos reflexologistas trabalham em hospitais e sua presença é muito respeitada pelos médicos. Os pacientes apreciam as sessões de tratamento e quase sempre pedem retorno: afinal, se alguém sabe que tem pouco tempo para viver, cabe a ele decidir se a reflexologia lhe dá alívio e sensação de bem-estar.

Sessões curtas e leves podem ser feitas diariamente, se assim for solicitado. Você deve sempre fazer pressão delicada ao trabalhar os pés de um doente terminal.

Doentes terminais: áreas a trabalhar

Aplique todas as técnicas de relaxamento, sobretudo a do relaxamento do diafragma, pois isso melhora a respiração. Também mostramos aqui os relaxamentos com apoio em cima e embaixo, mas qualquer técnica de relaxamento será eficiente.
Trabalhar a área da glândula pituitária estimula a liberação de endorfinas ("hormônios da felicidade"), gerando uma sensação de bem-estar e aliviando a dor.

Apoio em cima

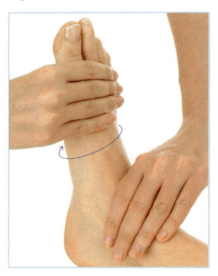

1 Coloque a mão esquerda sobre o calcanhar direito, com o polegar na borda lateral do pé. Vire o pé para dentro num leve movimento circular (ver p. 58).

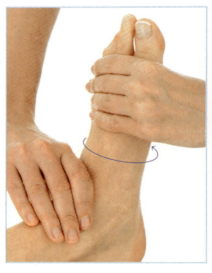

2 Inverta o procedimento, colocando a mão direita no alto do calcanhar esquerdo e girando o pé para dentro como anteriormente.

COMO AJUDAR OS DOENTES TERMINAIS 229

Apoio embaixo

Relaxamento do diafragma

Eis um ótimo exercício de relaxamento para o músculo diafragmático que promove uma respiração lenta e rítmica, quase colocando o corpo em "ponto de sono". É especialmente benéfico para pacientes com dores.

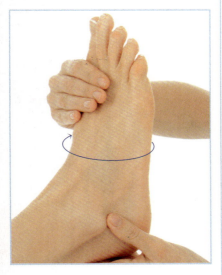

1 Coloque a mão esquerda sob o calcanhar direito, com o polegar na borda lateral do pé. Gire o pé para dentro num leve movimento circular (ver p. 57).

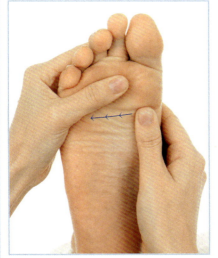

1 Coloque o polegar direito no início da linha do diafragma, no pé direito. Ao movê-lo para a borda lateral, curve os dedos na direção de seu polegar (ver p. 55).

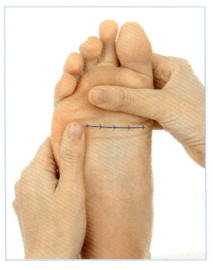

2 Coloque o polegar esquerdo na linha do diafragma. Ao movê-lo para a borda medial, curve os dedos na direção de seu polegar.

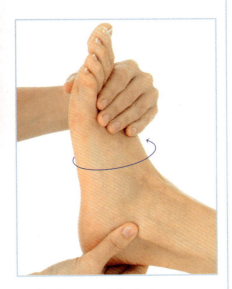

2 Repita o exercício, desta vez com a mão direita sob o calcanhar esquerdo e, com a mão esquerda, girando o pé para dentro (ver p. 58).

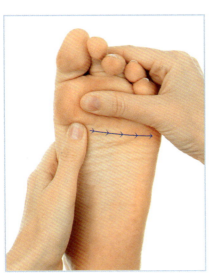

3 Coloque o polegar esquerdo no início da linha do diafragma, no pé esquerdo. Ao movê-lo para a borda lateral, curve os dedos na direção de seu polegar.

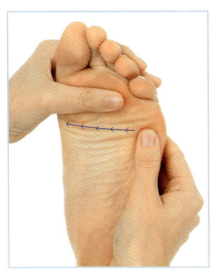

4 Coloque o polegar direito na linha do diafragma, no pé esquerdo conforme indicado. Ao movê-lo para a borda medial, curve os dedos na direção de seu polegar.

Reflexologia para bebês

Os bebês apreciam os efeitos calmantes e relaxantes da reflexologia, tal como a maioria dos adultos. O tratamento beneficia os bebês que tiveram nascimento difícil e também pode ajudar em casos de reações alérgicas como eczema e distúrbios digestivos.

Como trabalhar os pés dos bebês
Trabalhar os reflexos no pé de uma criança pequena é simples porque, conforme você notará, até a idade de 4 ou 5 anos o arco das solas é pouco acentuado. De fato, o pé de um bebê tem forma aproximadamente oval. Por isso, você só terá de percorrer toda a superfície do pé, começando pelo calcanhar e indo até o ponto onde os dedos começam, em movimentos curtos e deslizantes.

Uma área muito importante a trabalhar no caso de bebês é a borda interna de ambos os pés, que corresponde em termos de reflexo à coluna. Ela vai até a ponta do dedo grande, onde está a área do cérebro.

Como a reflexologia pode ajudar
Tanto quanto propiciar uma forma agradável de relaxamento para o bebê, incrementando seu estado geral de saúde e bem-estar, a reflexologia é particularmente útil por aliviar problemas oriundos dos traumas do parto e incômodos devidos à flatulência. Também pode ajudar a superar, sem tensões, os sintomas relacionados às alergias infantis.

Cólica
A cólica é uma condição aflitiva que perturba muitos bebês nos três primeiros meses de vida. A cólica noturna, que faz chorar o bebê aparentemente inflado de gases, é especialmente difícil para toda a família. Quanto mais o bebê chora, mais ar lhe entra pelo trato digestivo, iniciando-se um círculo vicioso.

A reflexologia sem dúvida é boa para o sistema digestivo, pois melhora a circulação nas áreas digestiva e intestinal, aliviando os episódios de gases e dores. Procure trabalhar toda a superfície dos pés do bebê durante esses períodos de desassossego. Não fique surpreendido se ouvir muito barulho na área abdominal: isso é sinal de uma crescente atividade muscular no estômago e nos intestinos, que acabará por diminuir as dores da cólica. Muitos profissionais gostam de ensinar aos pais como usar a técnica do arrastamento para tratar a cólica nos bebês.

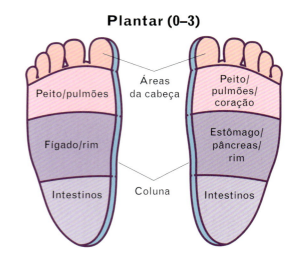

REFLEXOLOGIA PARA BEBÊS **231**

Como trabalhar os pezinhos. Os bebês raramente ficam com os pés imóveis, mas mesmo alguns minutos de reflexologia acalmarão os que sentirem cólicas ou não conseguirem dormir.

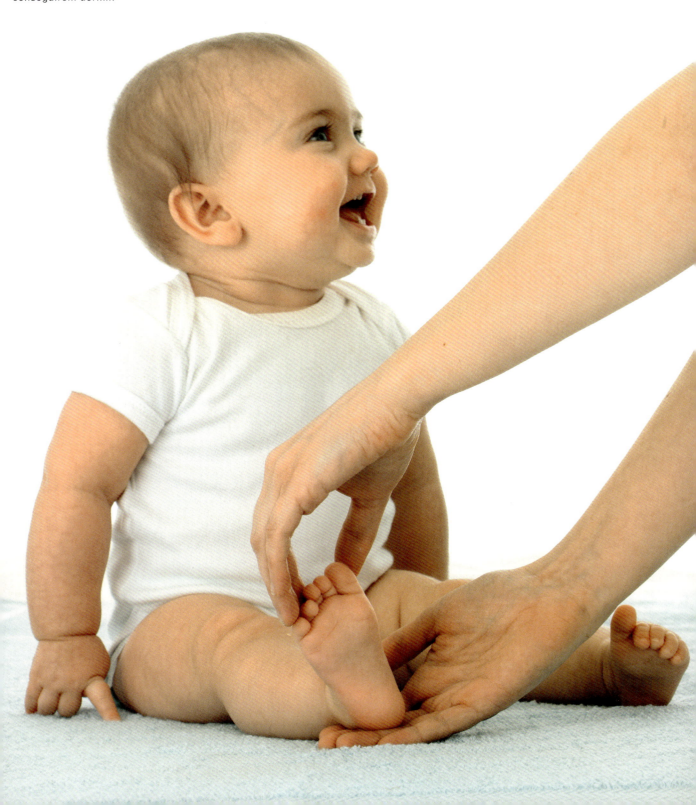

AMAMENTAÇÃO E ALERGIA

Não apenas a amamentação fortalece os sistemas digestivo e imunológico como existem hoje evidências de que, se continuada por bom tempo, ela realmente ajuda a prevenir o câncer.

A mãe que amamenta deve fazer de tudo para ter uma dieta o mais natural possível, rica em carboidratos sob a forma de arroz, massas, pão integral e batatas. A dieta vegetariana é preferível quando o bebê sofre de eczema – são raros os legumes, frutas e cereais que provocam alergias. Uma boa ingestão de cálcio também é necessária, de preferência sob a forma de suplementos e não de grandes quantidades de leite e queijo, no caso de o bebê ser alérgico a laticínios.

Lembre-se: não é preciso tomar muito leite de vaca para produzir leite de peito, bastando um pouco de líquidos. Beba sucos, sobretudo de maçã, uva e manga, pois o de laranja costuma provocar reações alérgicas.

Traumas de nascimento

Choro incessante ou incapacidade para adquirir bons hábitos de alimentação e sono são às vezes o resultado de uma jornada problemática do bebê para este mundo. Embora o canal do nascimento seja relativamente curto, o caminho do útero para o mundo exterior às vezes representa a transição mais traumática que possamos empreender. Tratar a área espinal é de grande benefício no caso de bebês que tiveram um nascimento difícil, como um parto prolongado que exigiu o uso de fórceps.

Alergias e eczema

Alergia não é doença; é sintoma de um problema e aviso de que alguma coisa não vai bem. Temos de prestar muita atenção a sintomas como eczema e, em vez de tratá-los superficialmente, procurar e debelar sua causa.

Os bebês podem nascer com reação alérgica a alimentos e apresentar episódios de eczema, o que não é nem bonito nem agradável para eles, como não é para os pais. O eczema deve ser visto como um sinal de alarme, emitido pelo bebê, para informar que certos alimentos estão provocando reações adversas em seu delicado sistema digestivo. Cobertores também são outra causa de possível alergia.

Às vezes, o alimento que provocou "desejos" na mãe durante a gravidez é o mesmo que, por ter sido comido ou bebido em excesso, provoca reação alérgica no bebê. A lista das alergias é infinita, mas as mais comuns incluem refrigerantes, bolos e doces com adoçantes ou corantes artificiais.

Para eliminar o prurido, mantenha a pele do bebê bem lubrificada com um óleo de oliva suave, de preferência a cremes de farmácia.

Desmame

Quando chega a época de desmamar o bebê, é aconselhável seguir as mesmas regras dietéticas que se aplicam à mãe lactante (ver janela). Não introduza na dieta do bebê nenhum alimento sólido, principalmente carne, até que lhe nasçam os primeiros dentes molares, por volta do final do segundo ano de vida. Nessa altura o sistema digestivo já estará maduro e haverá pouca probabilidade de reações alérgicas.

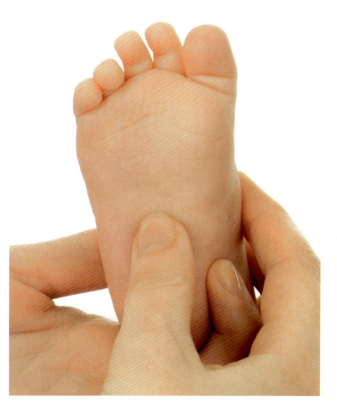

Reflexologia para bebês. Como o pé do bebê tem forma oval e arco pouco acentuado, o tratamento se resume a trabalhar a superfície inteira do pé, do calcanhar à inserção dos dedos.

Áreas a trabalhar

Sistema digestivo

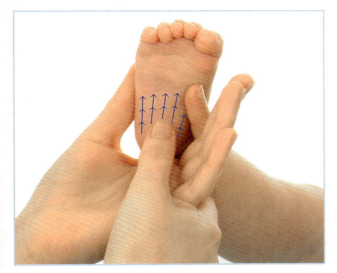

1 Segurando o pé direito do bebê com a mão esquerda, use o polegar direito para trabalhar toda a área do tornozelo. Faça isso, delicadamente, por duas ou três vezes.

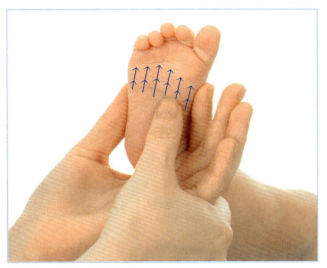

2 Continuando a fazer pressão muito leve, passe a trabalhar a área medial do pé, da borda interna à externa. Repita ambos os passos para o pé esquerdo.

Área da cabeça e do pescoço

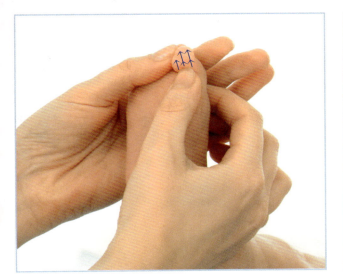

Segurando o alto do pé direito com seu polegar esquerdo, pressione delicadamente toda a área por baixo e por cima dos dedos. Repita no pé esquerdo.

A coluna

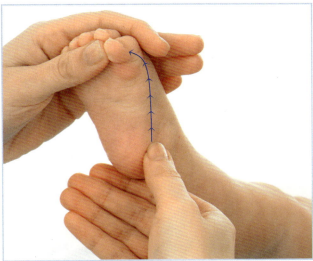

Segure o pé direito com sua mão esquerda, conforme mostrado, e trabalhe os reflexos da coluna, acompanhando a borda do pé até a ponta do dedo grande. Repita para o pé esquerdo.

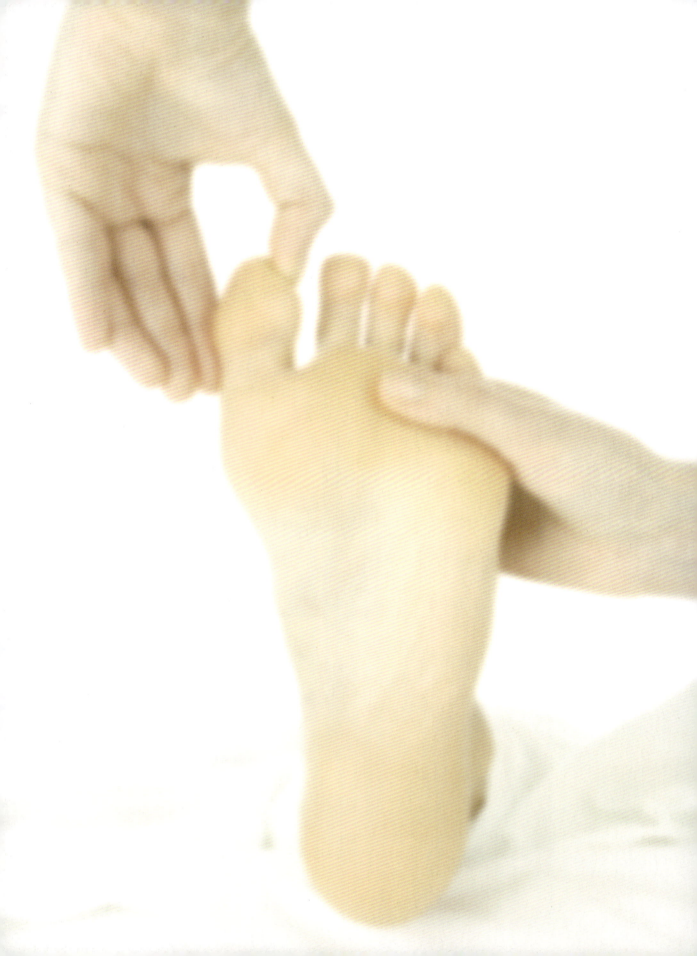

A Prática da Reflexologia

Depois de treinar bastante para tornar-se um reflexologista, o próximo passo será divulgar seu trabalho e montar seu negócio. O interesse pelas terapias complementares vem crescendo muito, mas você terá de ser seu próprio embaixador e apregoar tanto as vantagens da reflexologia quanto aquilo que, pessoalmente, você pode oferecer. Depois de tratar alguns pacientes, as recomendações começarão a se multiplicar e logo você terá formado uma clientela.

Como montar seu negócio 236

Como atrair pacientes 238

Como dar uma palestra 240

Primeiros socorros 242

Outras terapias complementares 245

Como montar seu negócio

Você precisou de muito tempo e esforço – sem falar de dinheiro – para qualificar-se como reflexologista. Chegou a hora de pôr em prática tudo o que aprendeu e estabelecer-se como reflexologista profissional.

Pesquisa básica
Antes de iniciar o treinamento, você provavelmente examinou o que estava sendo oferecido em sua área e concluiu, com razoável segurança, que a prática da reflexologia oferecia boas oportunidades. Se for novo no ramo, precisará tomar algumas providências.

Descubra quanto os profissionais estão cobrando por tratamentos complementares em sua área. Converse com os massagistas e aromaterapeutas locais, e também com colegas reflexologistas. Calcule quanto poderá cobrar. Por exemplo, se pretende instalar sua clínica em casa, a consulta poderá ser mais barata do que se alugasse uma sala num centro terapêutico.

Seu dia de trabalho
Decida quantas horas seu modo de vida lhe permitirá trabalhar e qual a parte do dia que será mais conveniente. Uma mãe com filhos na escola achará mais fácil trabalhar durante o período em que eles lá estiverem ou à noite. Já uma pessoa solteira talvez prefira horários mais flexíveis e consiga até mesmo viajar.

Cada sessão deve durar uma hora. Isso lhe dará tempo para se comunicar com seus pacientes sem apressá-los e também fazer uma pausa entre as sessões.

Equipamento
As principais aquisições serão algum tipo de cama de massagem ou banqueta dobrável para os pacientes e uma cadeira de terapeuta ajustável para você (ver "Preparação", p. 40). A escolha depende da maneira com que planeja trabalhar, em visitas domiciliares ou em seu próprio espaço. Tenha em mente que mesmo uma cama de massagem portátil é muito pesada para ser colocada e tirada do carro e levada para dentro da casa do paciente. Nesse caso, uma banqueta portátil é mais adequada.

Você precisará também de uma cobertura para a cama ou a banqueta, toalhas, cremes e pós para os pés, e talvez algum tipo de uniforme para usar durante o trabalho.

Registros
É necessário manter registros pormenorizados de cada paciente (ver "Como obter o histórico", pp. 42-43). Cabe a você optar por pastas de arquivo ou informação computadorizada, mas em qualquer caso escolha um método seguro (os dados são confidenciais) e fácil de usar. Os registros existem para ajudá-lo a trabalhar, não para atormentá-lo como papelada física ou virtual.

Contabilidade
Ao fim de cada ano financeiro, você precisará contabilizar todos os seus gastos e lucros, para o cálculo fiscal.

Os honorários vão diretamente para a coluna da renda, mas alguns principiantes ou profissionais de meio-período nem sempre se mostram acurados com relação aos custos. As despesas com o exercício da profissão podem ser deduzidas, mas é preciso consigná-las meticulosamente. Incluem itens óbvios como:

- Aluguel de instalações
- Equipamentos como cama ou banqueta
- Pós e cremes para os pés
- Papelaria
- Custos de publicidade
- Prêmios de seguro

E também custos que você talvez tenda a ignorar:

- Carro (se atender em domicílio)
- Correio e telefone
- Cursos de atualização depois de já estar qualificado e estabelecido

Contabilidade manual ou por computador é uma questão de preferência pessoal.

Seguro

Entre para alguma associação de reflexologistas, que tratará dos trâmites do seguro para você. É essencial ser segurado por uma questão de garantia profissional e responsabilidade pública.

Promoção

O *marketing* é parte do sucesso de sua prática reflexológica, especialmente no início, pois se trata de um negócio orientado sobretudo para o consumidor. Você precisa informar as pessoas de que está estabelecido e poderá ajudá-las. Veja na outra página uma lista de diferentes idéias que o ajudarão a divulgar seu negócio para clientes potenciais.

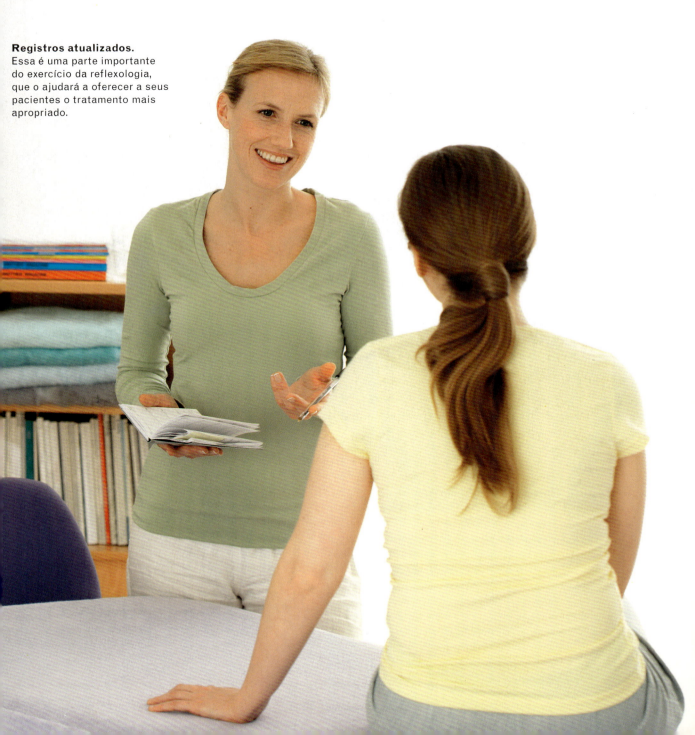

Registros atualizados. Essa é uma parte importante do exercício da reflexologia, que o ajudará a oferecer a seus pacientes o tratamento mais apropriado.

Como atrair pacientes

A propaganda boca a boca acabará sendo a melhor maneira de você atrair novos pacientes, mas no começo é bom saber exatamente o que fazer. Como dar os primeiros passos e encontrar os primeiros clientes?

Para tornar seu nome e endereço conhecidos, procure organizações e centros de saúde que possam se mostrar receptivos ao que você tem a oferecer.

Organizações locais
Inteire-se do que anda acontecendo nos clubes femininos, grupos de mães, etc., em sua região. A prefeitura ou a biblioteca local usualmente têm uma lista dos nomes e endereços das associações, bem como detalhes sobre quando e onde elas se reúnem. E não se esqueça do centro esportivo.

Se você achar que poderá dar uma palestra nesses lugares, escreva aos grupos oferecendo-se para falar-lhes a respeito da história, da evolução e dos benefícios da reflexologia. Clubes e grupos costumam acolher bem oradores que discorrem sobre assuntos interessantes e essa é uma maneira muito proveitosa de informar as pessoas sobre a reflexologia, dando-lhes uma amostra do tratamento. Os profissionais descobrem que, quase sempre, conquistam pelo menos um cliente a cada palestra. Para algumas sugestões sobre como dar a palestra, ver página 240.

Hotéis e centros de lazer
Muitos hotéis e centros de lazer já começam a incorporar terapias complementares aos seus spas e serviços de beleza. Vale a pena escrever aos seus diretores indagando se estão interessados em oferecer tratamentos de reflexologia. O hotel em geral paga ao profissional uma percentagem da taxa cobrada ao cliente. Trabalhar, digamos, um dia por semana num hotel ou spa é uma ótima maneira de começar.

Empresas comerciais locais
Empresas de pequeno e médio porte, ou mesmo grandes, estão descobrindo que é vantajoso em termos de custos oferecer tratamentos como a reflexologia aos funcionários. Essas terapias diminuem os casos de doenças relacionadas ao *stress*, aumentam o bem-estar dos funcionários e reduzem o absenteísmo. Escreva uma carta profissional aos gerentes de recursos humanos de empresas que a seu ver possam se interessar, fornecendo detalhes de suas qualificações. Se não obtiver resposta, tente marcar uma entrevista por telefone.

Ao visitar uma empresa para entabular um possível negócio, apresente-se da maneira mais profissional possível: vista-se para a ocasião e vá munido de cartões de visita onde constem seus contatos e qualificações, além de folhetos sobre a história e a evolução da reflexologia. (Você mesmo poderá produzir um folheto de nível profissional em seu computador, sem precisar gastar numa gráfica – veja, à esquerda, um exemplo.)

Centros de saúde, clínicas e residências
Alguns médicos de família e clínicas locais gostam de promover os benefícios da reflexologia. Contate o gerente de serviços e, se ele se mostrar acessível, peça-lhe para deixar alguns folhetos e cartões na recepção.

_____ (nome)
Reflexologista

A reflexologia pode ajudar a aliviar doenças relacionadas ao *stress* da atarefada vida moderna e é particularmente útil no tratamento da enxaqueca, da asma, dos incômodos digestivos, das disfunções ósseas, da artrite e dos problemas menstruais e da menopausa.

Marque uma consulta pelo telefone
_____ (nº do telefone)

Um folheto simples. Coloque as iniciais da escola onde estudou e informe se é membro de alguma sociedade de prestígio; por exemplo, MBSR (Member of the British School of Reflexology) e AOR (Association of Reflexologists).

COMO ATRAIR PACIENTES **239**

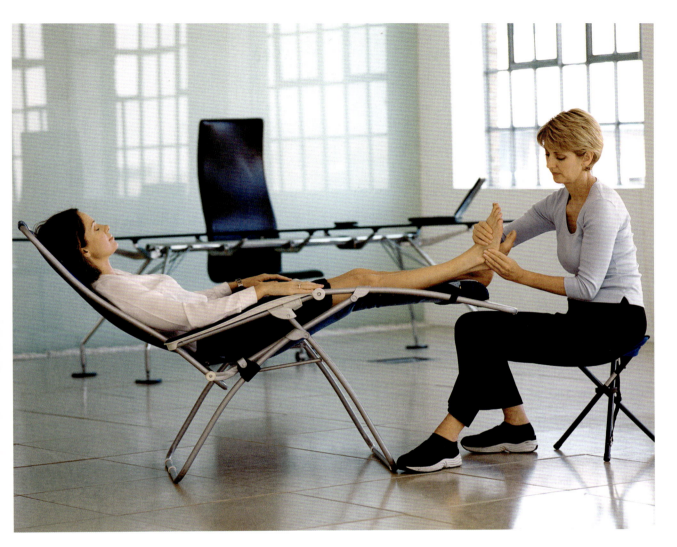

    Muitas casas de repouso estão dispostas a introduzir a reflexologia para benefício de seus residentes. Embora os honorários que vá cobrar sejam menores que o do tratamento individual, se você conseguir tratar quatro ou cinco idosos durante uma visita já terá usado eficientemente o seu tempo. E isso poderá se tornar um trabalho regular, o que sempre vale a pena.

Outras idéias promocionais

- Distribua algumas centenas de folhetos de porta em porta, em sua localidade.
- Anuncie nos jornais locais e nos serviços telefônicos.
- Afixe folhetos no quadro de avisos de sua biblioteca local, na entrada da igreja e no supermercado.
- Entre em contato com a emissora de rádio local para saber se estão interessados numa entrevista.

Para encontrar clientes. Hotéis, centros de lazer e empresas podem estar interessados em contratá-lo para proporcionar tratamento em suas instalações.

- Organize uma reunião em casa, convidando o maior número possível de amigos e empresários para uma noite de demonstração da técnica reflexológica e uma curta palestra sobre seus benefícios. Um copo de vinho e alguns tira-gostos contribuirão para alegrar o evento.

São necessários algum tempo e esforços para promover um negócio, mas, depois que você tratar com êxito certo número de pacientes com diversos tipos de queixa, verá que as recomendações pessoais, na verdade a melhor forma de publicidade, logo se seguirão.

Como dar uma palestra

Falar em público pode parecer alarmante caso você nunca tenha feito isso antes. Mas lembre-se: estará falando sobre um assunto que conhece bem e as pessoas presentes querem ouvir o que você tem a dizer-lhes. Você poderá recorrer a uma série de recursos visuais e demonstrar as técnicas para tornar a palestra mais interessante.

Como elaborar a palestra

Comece registrando tudo o que quer comunicar, abordando em seqüência todas as facetas do assunto. Comece pela história da reflexologia: as pessoas gostam de saber qual é a origem de uma ciência. Informações sobre essa parte podem ser encontradas em "Uma história da reflexologia", às páginas 12-15.

Explique em termos simples como os pés refletem perfeitamente o corpo – o pé direito representa o lado direito do corpo; o pé esquerdo, o lado esquerdo.

Mostre que existem, nos pés, reflexos de cada órgão, estrutura e função orgânica. Dê exemplos de como as áreas reflexas espelham a disposição do corpo: os dedos refletem os sínus; abaixo da área da tireóide (onde os três primeiros dedos se inserem nos pés) estão as do pulmão e peito, tal como ocorre no corpo; a parte medial dos pés associa-se aos órgãos digestivos na parte medial do corpo; a base dos pés reflete os intestinos e a pélvis; e a borda interna dos pés reflete a coluna.

Em seguida explique que, havendo um problema no corpo, a área reflexa associada revela sensibilidade ao ser pressionada. O tratamento consiste em trabalhar a fundo essas sensibilidades com pressão alternada do polegar e do indicador, tomando contato com os reflexos que têm a dimensão de uma cabeça de alfinete. A pressão estimula o fluxo de energia ao longo do corpo, que irá aumentar o suprimento nervoso e sanguíneo, melhorar a circulação das áreas afetadas, reduzir a dor e normalizar o funcionamento do organismo.

Depois, enumere os tipos de problema que podem ser aliviados pela reflexologia. Convirá mencionar, particularmente, enxaqueca, asma, todas as formas de problemas ósseos (sobretudo dor nas costas), infertilidade, distúrbios da menstruação e da menopausa, e incômodos digestivos. Muitos dos presentes terão sofrido de uma ou outra dessas enfermidades em alguma ocasião.

Encerre a palestra relatando apenas uma boa história de caso (sem usar o nome real da pessoa, é claro). Quando se sentir pronto para dar uma palestra, já terá obtido bons resultados com diversos pacientes e pelo menos um lhe parecerá um exemplo persuasivo do poder da reflexologia. É esse que o público desejará ouvir.

Como dar a palestra

Uma vez absorvido tudo o que pretende dizer e o modo de dizê-lo, você só precisará de uma ficha contendo os tópicos principais, para consulta. É aborrecido ver um

---

PROVIDÊNCIAS FINAIS

- Releia o rascunho original e veja se não se repetiu ou deixou de lado alguma coisa importante, e se o texto segue uma seqüência lógica, em linguagem clara e interessante.
- Leia o texto em voz alta, em ritmo cadenciado mas coloquial. Você terá sido informado sem dúvida, com antecedência, do tempo de que poderá dispor; caso contrário, pergunte. Reserve alguns minutos para a demonstração e as perguntas dos ouvintes.
- Depois de dar forma final ao texto, leia-o várias vezes até absorver bem a informação; tudo se passa como se estivesse decorando o roteiro de uma peça teatral.
- Os recursos visuais enriquecerão sua palestra. Não é necessário que sejam de alta tecnologia. Apresente-se munido apenas de um grande diagrama dos pés, que possa ser colocado num cavalete à vista de todos, e use uma régua para apontar as áreas a que estiver se referindo.

COMO DAR UMA PALESTRA **241**

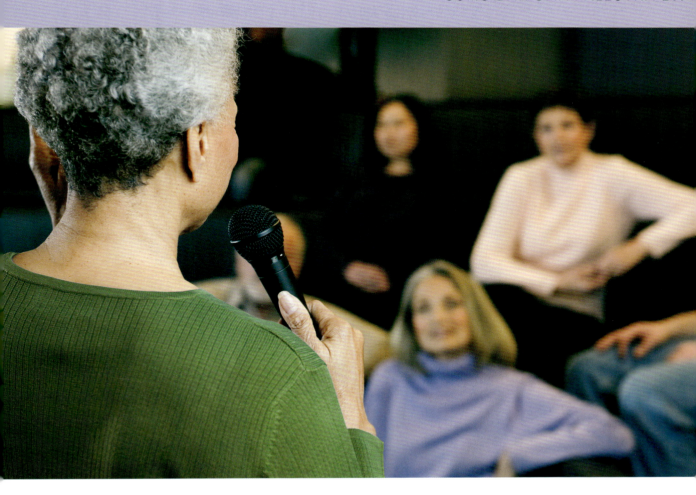

Mostrando-se profissional Prepare a sua palestra de modo tão minucioso quanto possível para que você possa envolver-se com o público enquanto estiver falando ao invés de ficar folheando uma pilha de anotações.

orador folheando páginas e páginas enquanto fala, e desnecessário.

Comece sempre por apresentar-se: "Sou Jane Brown e formei-me em reflexologia em 2008. Quero agora tomar um pouco de seu tempo para apresentar-lhes a ciência fascinante da reflexologia".

Reserve tempo suficiente, ao final da palestra, para dar uma curta demonstração em uma ou duas pessoas. Peça voluntários: não terá nenhuma dificuldade em suscitar o interesse do público. Depois, disponha-se a responder às eventuais perguntas.

À saída, distribua um folheto com seu cartão grampeado. As pessoas gostam de levar consigo alguma coisa após uma palestra, e assim terão, além de seu endereço e telefone, um pouco de informação básica sobre a reflexologia, caso tencionem usar seus serviços no futuro.

Notas para uma palestra sobre reflexologia

- *Apresente-se*
- *Discorra sobre a história da reflexologia*
- *Use recursos visuais (diagrama dos pés) ao descrever as relações entre os pés e o corpo*
- *Mostre como funciona a reflexologia (energia; ajudar o corpo a curar-se a si mesmo)*
- *Enumere os distúrbios clínicos que a reflexologia pode aliviar*
- *A dor nas costas da sra. Silva como história de caso*
- *Reserve um tempo para a demonstração*
- *Perguntas e respostas*

Ficha mnemônica. Alguns lembretes numa ficha bastarão para você se recordar dos tópicos preparados.

Primeiros socorros

Numa profissão da área da saúde como a reflexologia, é essencial ter conhecimentos básicos de primeiros socorros. Os pacientes contam com sua capacidade de resolver pequenos problemas de maneira profissional, caso surja uma emergência médica.

Ser competente em primeiros socorros significa poder prestar assistência inicial quando, durante uma sessão, surgir algum problema. Você deverá saber avaliar a emergência, identificar o problema e tomar as medidas necessárias. Isso implicará às vezes deixar alguém fora de perigo ou contatar os serviços médicos para que ele seja admitido ao hospital. Você deverá também saber enfrentar, com calma e competência, problemas de menor vulto, seja um desmaio ou um ataque de pânico, quando então tomará as medidas apropriadas e procurará tranqüilizar o paciente. Tenha sempre à mão um estojo de primeiros socorros (ver p. 244). E lembre-se: tudo o que usar deve ser imediatamente reposto, para que o estojo esteja sempre completo.

Eis alguns exemplos de situações em que suas habilidades em primeiros socorros podem ser solicitadas.

Um corpo estranho no olho

Lave o olho com água fria. Caso tenha uma bisnaga de colírio, encha-a com água esterilizada e aplique algumas gotas, começando pela borda interna. Isso geralmente remove o corpo estranho, mas se o problema parecer mais sério ou persistir, cubra o olho com gaze esterilizada e leve o paciente ao pronto-socorro.

TREINAMENTO

Existem inúmeros cursos intensivos de primeiros socorros. Faça um e obtenha seu certificado, que deverá ser exibido na parede do local onde você trabalha. Será preciso, de tempos em tempos, atualizar-se.

Desmaio

O desmaio pode ter inúmeras causas, como choque emocional ou queda súbita dos níveis de açúcar no sangue (nos diabéticos ou em pessoas que não se alimentaram). Pode dever-se também ao chamado "ataque cardíaco silencioso": nem todos esses episódios se anunciam às claras, com dores fortes no peito.

Não importa a causa, jamais coloque a cabeça do paciente entre as pernas dela. Outrora se recomendava esse tratamento, que entretanto reduz drasticamente o fluxo de sangue para o diafragma e, em conseqüência, para o coração, o que se deve evitar em caso de problema cardíaco.

Afrouxe as roupas, cintos, colares apertados e gravatas. Coloque o paciente na posição de recuperação (ver p. 243), ou seja, deitado de lado com a perna de cima curvada na direção do queixo. Apóie sua cabeça com um travesseiro e cubra-o com um cobertor.

Se a pessoa estiver inconsciente e sem respirar, aplique a ressuscitação boca-a-boca, que terá sido uma das matérias de seu curso de primeiros socorros. Peça que alguém chame uma ambulância enquanto você se ocupa do paciente.

Se a pessoa começar a se sentir tonta quando deitada na mesa de terapia, erga-lhe as pernas, apoiando-as com travesseiros ou toalhas (ver ilustração na página 244).

Ataque de pânico

Coloque um saquinho de papel sobre o nariz e a boca da pessoa e mande-a respirar profundamente a espaços (não de modo contínuo). Inalar o gás carbônico do ar expelido tem efeito calmante. Tranqüilizar o paciente é essencial e, na maioria dos casos, o problema desaparece em pouco tempo. Mas, se continuar, solicite assistência médica.

Crise de asma

Quando esse tipo de crise ocorre, a pessoa se encontra geralmente num estado de tensão nervosa, com a respiração entrecortada. Fica pálida e, nos casos mais graves, com uma coloração azulada nos lábios e debaixo dos olhos

PRIMEIROS SOCORROS **243**

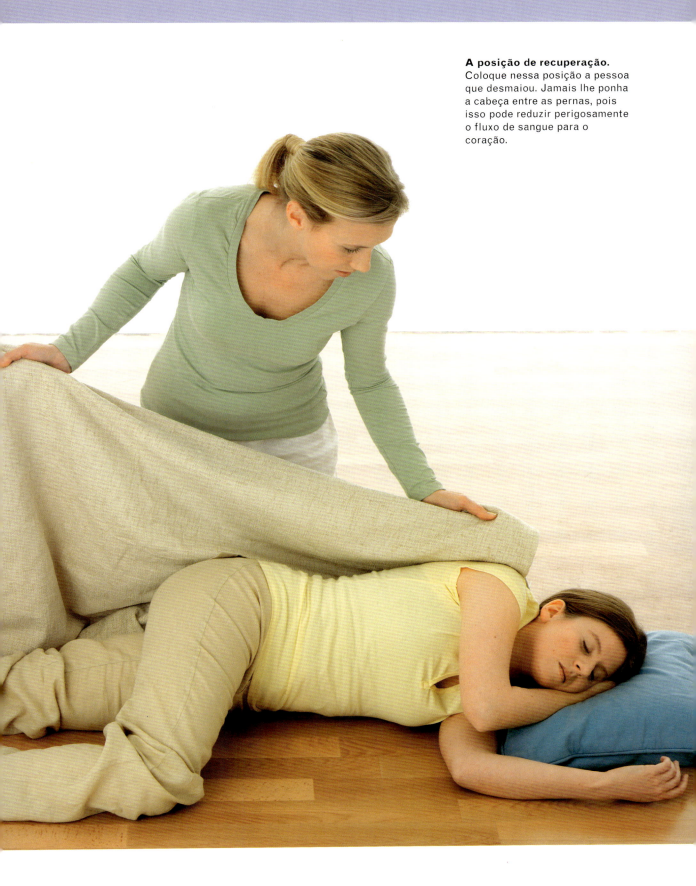

A posição de recuperação. Coloque nessa posição a pessoa que desmaiou. Jamais lhe ponha a cabeça entre as pernas, pois isso pode reduzir perigosamente o fluxo de sangue para o coração.

(o que exige atenção médica urgente). Esses sintomas são provocados pela dificuldade de inspirar e de expelir o gás carbônico.

Mantenha a pessoa sentada, de preferência inclinada sobre alguns travesseiros. Caso o paciente tenha seus medicamentos para asma à mão, mande-o tomá-los. Se a respiração melhorar em alguns minutos, a emergência terá passado.

Se, contudo, a respiração continuar difícil depois de certo tempo, será necessário chamar sem demora uma ambulância, para que a pessoa seja tratada no hospital mais próximo.

Cortes, ferimentos ou picadas de insetos
Lave os cortes pequenos com água à qual se adicionou um anti-séptico suave e cubra-os com gaze esterilizada. Uma picada de inseto geralmente não passa de aborrecimento momentâneo e a dor pode ser aliviada se for aplicado à área um creme anti-histamínico; uma compressa fria quase sempre impede o inchaço. Convém, entretanto, descobrir se a pessoa não tem alergia a picadas de insetos.

Queimaduras e escaldaduras de pouca gravidade
Refresque sempre a escaldadura mergulhando de imediato a área afetada em água fria, ou pondo-a sob água corrente, por cerca de dez minutos. Cubra o local com gaze. Como as partes queimadas ou escaldadas tendem a inchar, remova anéis ou relógios, caso necessário.

Dor súbita no peito
As pessoas que sofrem ataques cardíacos sentem geralmente uma dor intensa no centro do peito, que se irradia para o braço esquerdo e, muitas vezes, para o maxilar inferior. Não raro, a dor se localiza na parte superior das costas, havendo também os sintomas associados de náusea, vertigem, transpiração abundante e sensação de desmaio.

No caso de um ataque de angina, o paciente sente também dor no peito e sua pele pode ficar acinzentada; ocorre quase sempre fraqueza generalizada, acompanhada de dificuldade respiratória.

Se você tiver de encarar uma situação em que alguém apresente esses sintomas, saiba que são necessários cuidados médicos imediatos. Chame sem demora uma ambulância e, enquanto espera, aplique as técnicas de salvamento que aprendeu no curso de primeiros socorros.

> **ESTOJO DE PRIMEIROS SOCORROS**
> Deve incluir os seguintes itens:
> - Pomada anti-séptica, solução anti-séptica e material de esterilização
> - Esparadrapo, bandagens e gaze esterilizada
> - Uma tipóia
> - Alfinetes de segurança e fita adesiva
> - Tesouras e pinças

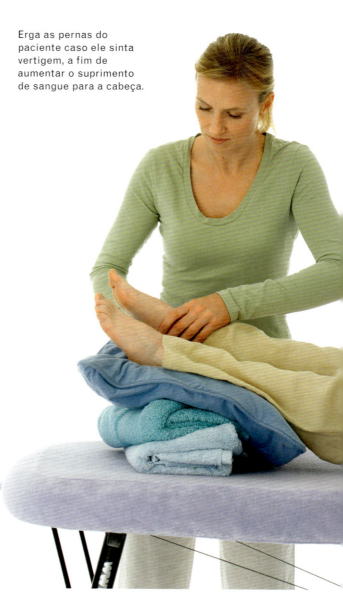

Erga as pernas do paciente caso ele sinta vertigem, a fim de aumentar o suprimento de sangue para a cabeça.

Outras terapias complementares

Embora a medicina ortodoxa e os remédios convencionais desempenhem importante papel no tratamento das doenças, as terapias complementares oferecem alternativas. Elas dão suporte à medicina moderna ajudando a fortalecer a capacidade natural que o corpo tem de recuperar-se de moléstias e ferimentos, em nível tanto físico quanto psicológico.

As terapias complementares podem ajudar num amplo leque de condições patológicas agudas e crônicas, oferecendo tratamentos seguros, naturais e eficientes que previnem as doenças e preservam a saúde. O que elas têm em comum é o fato de seu objetivo ser tratar a pessoa como um todo. Essa abordagem holística leva em conta não apenas a manifestação patológica, mas também a saúde física, emocional e mental do indivíduo. As terapias complementares proporcionam um método de tratamento alternativo que se baseia numa abordagem delicada da cura do corpo, mente e espírito. Eis algumas das que podem ser usadas juntamente com a reflexologia:

Medicina tradicional chinesa

Essa é uma abordagem da saúde e da doença bem diferente da preceituada pela medicina ocidental. Segundo a medicina tradicional chinesa, a doença é um estado de desarmonia do corpo todo e o tratamento visa a restaurá-lo. Isso se pode conseguir mediante diversas terapias, que incluem acupuntura, remédios à base de ervas, massagem, exercício e meditação. Os remédios chineses à base de ervas derivam de fontes naturais; as ervas primeiro são cozidas e o líquido é em seguida bebido, ou transformado em comprimidos e pós.

A acupuntura busca restaurar o estado de saúde e equilíbrio regulando o fluxo de energia (*chi*) ao longo dos meridianos, os canais invisíveis que a energia percorre no corpo. Agulhas finas e compridas são inseridas na pele em pontos específicos dos meridianos ligados a determinado órgão ou função. Tal qual a reflexologia, a acupuntura trabalha uma área para afetar outra e, embora siga o mapa dos meridianos chineses em vez das zonas reflexológicas, a maioria dos princípios é similar. Com efeito, a reflexologia já foi chamada de "acupuntura sem agulhas" (ver p. 12). A acupressura é uma forma de acupuntura na qual os pontos nos meridianos são estimulados sem a inserção de agulhas.

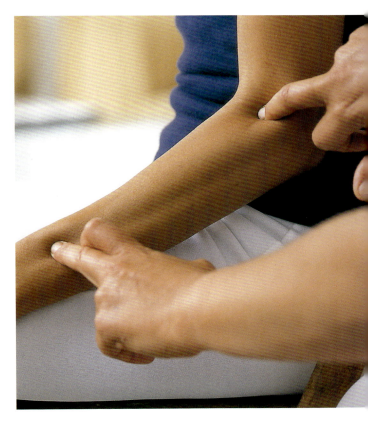

Acupressura. Nessa antiga terapia chinesa, pontos de pressão ao longo dos meridianos, ou trajetos de energia, são estimulados a fim de beneficiar diferentes partes do corpo.

Na China, os profissionais vêm usando a acupuntura e a acupressura há milênios, para tratar toda uma série de doenças como depressão, problemas músculo-esqueléticos, pressão sanguínea alta, sintomas da menstruação e da menopausa, dores de cabeça e alergias.

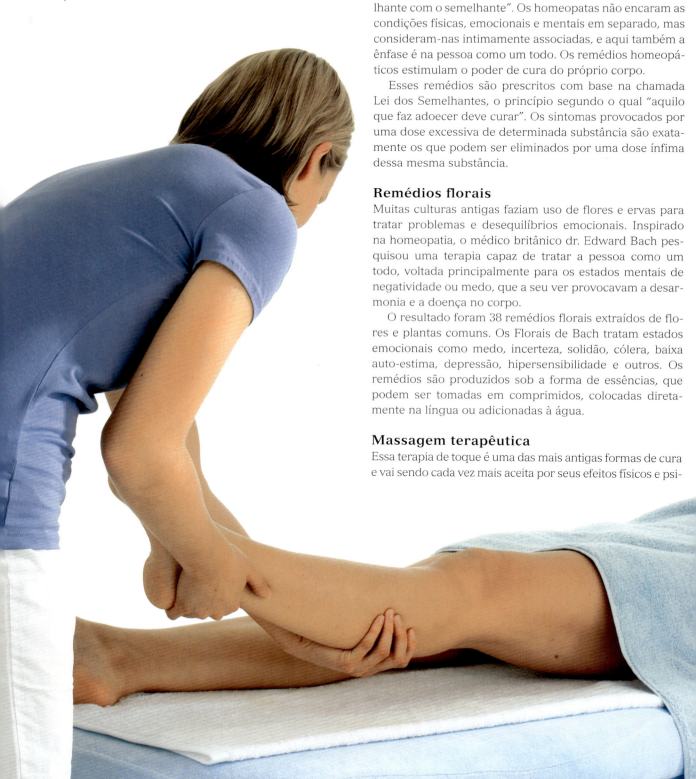

Massagem terapêutica.
As mãos foram feitas para curar e a massagem vem sendo usada há séculos como método terapêutico.

Homeopatia

Termo derivado das palavras gregas *hómoios* e *páthos* (com o significado de "similar" e "padecimento"), a homeopatia pressupõe a prática médica de tratar "o semelhante com o semelhante". Os homeopatas não encaram as condições físicas, emocionais e mentais em separado, mas consideram-nas intimamente associadas, e aqui também a ênfase é na pessoa como um todo. Os remédios homeopáticos estimulam o poder de cura do próprio corpo.

Esses remédios são prescritos com base na chamada Lei dos Semelhantes, o princípio segundo o qual "aquilo que faz adoecer deve curar". Os sintomas provocados por uma dose excessiva de determinada substância são exatamente os que podem ser eliminados por uma dose ínfima dessa mesma substância.

Remédios florais

Muitas culturas antigas faziam uso de flores e ervas para tratar problemas e desequilíbrios emocionais. Inspirado na homeopatia, o médico britânico dr. Edward Bach pesquisou uma terapia capaz de tratar a pessoa como um todo, voltada principalmente para os estados mentais de negatividade ou medo, que a seu ver provocavam a desarmonia e a doença no corpo.

O resultado foram 38 remédios florais extraídos de flores e plantas comuns. Os Florais de Bach tratam estados emocionais como medo, incerteza, solidão, cólera, baixa auto-estima, depressão, hipersensibilidade e outros. Os remédios são produzidos sob a forma de essências, que podem ser tomadas em comprimidos, colocadas diretamente na língua ou adicionadas à água.

Massagem terapêutica

Essa terapia de toque é uma das mais antigas formas de cura e vai sendo cada vez mais aceita por seus efeitos físicos e psicológicos benéficos. Velhos manuscritos indianos, egípcios e chineses já aludiam ao uso da massagem para curar e prevenir doenças ou ferimentos por volta de 2700 a. C.

Como terapia de cura, a massagem elimina dores e incômodos musculares, alivia o *stress* e a tensão, e ativa a circulação sanguínea. Em geral se aplica óleo ao corpo, sendo que as principais áreas a tratar, onde se observa o maior número de incidências de *stress* e tensão, são o pescoço, os ombros e a coluna. A massagem gera uma sensação de bem-estar, fortalece o sistema imunológico, devolve a flexibilidade às articulações enrijecidas e, de um modo geral, reequilibra o corpo.

Reiki

Palavra japonesa que significa "energia vital universal", o reiki é um método de cura natural que procura restaurar e reequilibrar a energia do corpo. O dr. Mikao Usui, professor japonês de teologia do século XIX, desenvolveu essa forma de relaxamento e cura com base em antigos ensinamentos budistas.

No reiki os profissionais, usando as mãos, canalizam a energia vital universal (ou *ki*, que corresponde ao *chi* da medicina chinesa, ver p. 245) para o paciente, estimulando o desbloqueio dos trajetos energéticos com a finalidade de curar o corpo, a mente e o espírito. As mãos do profissional são colocadas numa seqüência de posições sobre o corpo do paciente. Algumas pessoas experimentam forte calor ou formigamento, seguidos de uma sensação intensa de relaxamento emocional. As condições mais comumente tratadas são problemas de menstruação e menopausa, cistite, dores de cabeça, sinusite, eczema, artrite, dores nas costas, ciática, *stress*, ansiedade, depressão e insônia.

Terapia nutricional

Somos o que comemos; e uma boa nutrição é imprescindível para a saúde física e emocional. Os profissionais procuram aliviar os incômodos do corpo examinando o que a pessoa come, aconselhando o uso de suplementos e sugerindo modificações em sua alimentação, na tentativa de melhorar-lhe a saúde geral. Os nutricionistas são treinados para detectar deficiências, intolerâncias alimentares e alergias como parte de um programa destinado a ajudar o corpo a livrar-se de toxinas e a promover tanto a cura quanto a manutenção da saúde. Uma dieta orgânica é quase sempre recomendada a fim de que o paciente evite ingerir substâncias químicas nocivas, hoje em dia usadas livremente no cultivo e armazenagem de alimentos.

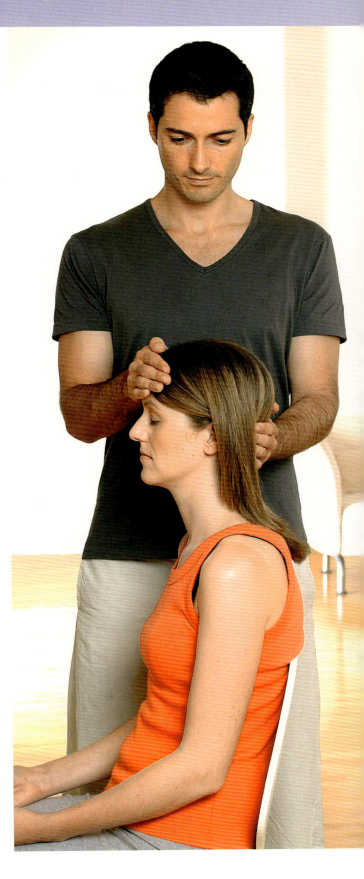

O poder do reiki. Os profissionais do reiki canalizam a energia de cura, por meio das mãos, para o corpo do paciente.

Glossário

Analgesia. Perda ou redução da sensibilidade à dor. Pode ser produzida pelo uso de analgésicos.

Angina. Dor sufocante e constritiva no peito.

Apoio em cima. Movimento rotativo para relaxar o pé, que é segurado pela parte superior.

Apoio embaixo. Movimento de rotação para relaxar o pé, que é segurado pela parte inferior.

Arco longitudinal lateral. O arco pouco acentuado do pé, alinhado com o quarto e o quinto dedos.

Arco longitudinal medial. Arco do pé constituído pelo calcâneo, o talo, o navicular e o cuneiforme.

Arco longitudinal. O arco mais elevado e mais importante do pé.

Arco transverso. O arco que se estende obliquamente à sola do pé.

Área de assistência. Em reflexologia, termo usado para designar uma área ou sistema do corpo fundamental para ajudar a corrigir disfunções em outras partes do corpo, mesmo que a área em questão pareça não ter nenhuma relação com a doença.

Arrastamento. Técnica reflexológica em que o polegar ou os dedos avançam em movimentos lentos e à maneira da lagarta.

Artrite reumatóide. Doença do revestimento sinovial das articulações que causa dor, inchaço e enrijecimento.

Aterosclerose. Doença arterial em que placas de gordura se desenvolvem e acabam por obstruir o fluxo sanguíneo.

Calcâneo. Osso do calcanhar; o grande osso no tarso do pé que forma a projeção do calcanhar atrás do pé.

Campo de energia. Energia estimulante que envolve todos os seres vivos.

Cervical. Que diz respeito ao pescoço ou colo, tanto na base da cabeça quanto na entrada do útero.

Chakras. Regiões do corpo onde se acumulam grandes quantidades de energia.

Cóccix. Os quatro ossos fundidos (vértebras coccígeas) que formam a extremidade inferior da coluna.

Congestão. Acúmulo de sangue/líquidos nos tecidos do corpo.

Crise de cura. Situação que ocorre durante o tratamento, quando os sintomas se exacerbam temporariamente.

Cuneiforme. Os três ossos do tarso.

Desintoxicação. Eliminação de substâncias tóxicas (uma das funções do fígado).

Diabetes. Distúrbio do metabolismo do carboidrato devido ao mau funcionamento do pâncreas.

Diagrama do pé. Esboço que mostra a relação entre os pés e outras partes do corpo.

Dorsal. Que diz respeito às costas; no pé, a parte superior (ver também Plantar).

Edema. Acúmulo excessivo de líquidos nos tecidos, que provoca inchaço.

Eliminação. Excreção de resíduos metabólicos do corpo.

Endorfinas. Grupo de compostos químicos encontrados no cérebro e que têm propriedades analgésicas.

Estudo controlado aleatório. Comparação de resultados entre dois ou mais grupos de pacientes submetidos a diferentes tipos de tratamento.

Falanges. Os pequenos ossos dos dedos das mãos e pés.

Fricção espinal. Técnica reflexológica que consiste em movimentos vigorosos aplicados ao longo da borda medial do pé, onde se localizam os pontos reflexos da coluna.

Gancho. Técnica reflexológica pela qual se pressiona um ponto reflexo e o polegar descreve um movimento em gancho.

Glândula pituitária. Glândula em forma de ervilha localizada no centro do cérebro, que controla todo o sistema hormonal.

Glândulas supra-renais. Duas glândulas endócrinas de forma triangular posicionadas cada uma em cima de um rim. Produzem os hormônios adrenalina e noradrenalina.

Hiperceratose. Endurecimento e engrossamento da camada externa coriácea da pele. Pode ser um distúrbio genético, que afeta as palmas das mãos e as solas dos pés.

Hipertensão. Pressão sanguínea alta.

Hipotensão. Pressão sanguínea baixa.

GLOSSÁRIO

Holístico. Relativo ao tratamento da pessoa como um todo – corpo, mente e espírito.

Hormônio. Substância química secretada pelas glândulas endócrinas para provocar um efeito específico em outra parte do corpo.

Lateral. Referente a lado; no pé ou na mão, a borda externa (*ver também* Medial).

Linhas das zonas. Linhas que dividem os pés em áreas específicas relacionadas a outras partes do corpo.

Lombar. Que diz respeito ao lombo ou parte inferior das costas (vértebras lombares).

Medial. Que diz respeito ao centro; no pé e na mão, a borda interna (*ver também* Lateral).

Metatarsais. Os ossos do pé.

Navicular. Osso do calcanhar em forma de barco.

Nervo ciático. O maior nervo das pernas, mais grosso que qualquer outro do corpo.

Neuralgia. Dor com sensação de ardência ou pontadas, geralmente ao longo de um nervo.

Osteoartrite. Doença degenerativa das articulações, resultante do desgaste das cartilagens.

Placebo. Remédio inócuo que pode eliminar sintomas em virtude da crença do paciente em sua eficácia.

Plantar. Que diz respeito à sola dos pés (*ver também* Dorsal).

Plexo. Concentração de nervos ou vasos sanguíneos. O plexo solar é um grupo importante de nervos simpáticos e gânglios, na parte superior e posterior do abdome.

Plexo solar. *Ver* Plexo.

Ponto reflexo. Área diminuta de terminais nervosos nos pés/mãos que determina mudanças no funcionamento do corpo.

Pressão sanguínea. Pressão que o sangue exerce contra as paredes dos vasos sanguíneos. A pressão sistólica corresponde à força despendida quando os ventrículos do coração se contraem; a diastólica, à pressão quando o coração se descontrai.

Reflexo. Ação automática ou involuntária provocada por circuitos nervosos relativamente simples.

Sensibilidade. Sensação moderadamente dolorosa quando se aplica pressão a um ponto reflexo.

Sistema endócrino. Sistema orgânico que produz hormônios.

Sistema imunológico. A defesa do corpo contra doenças.

Sistema linfático. Rede de vasos que transportam a linfa (um líquido claro oriundo do sangue), irrigada pelos vasos linfáticos.

Sistema nervoso parassimpático. A parte do sistema nervoso que mantém e restaura a energia.

Sistema nervoso simpático. Parte do sistema nervoso que controla a função motora.

Sistema vascular. Sistema circulatório para os fluidos do corpo; o sistema cardiovascular compreende o coração e a rede de vasos sanguíneos.

Talo. O osso do calcanhar.

Tarsais. Os ossos do calcanhar e do pé.

Torácico. Referente aos doze ossos da coluna torácica, a que se ligam as costelas.

Vértebras sacrais. As cinco vértebras fundidas (que formam o sacro) na base da coluna e acima do cóccix.

Zonoterapia. Terapia baseada nas linhas de energia que correm pelo corpo dos pés/mãos até o cérebro; base da reflexologia.

Índice Remissivo

A
abdominais transversos 129
abortos 9, 64
Ácido 96
ácido clorídrico 72
ácido fólico 74
ácido úrico 49
acne 71
açúcar 196
acupuntura 12, 245
adenóides 84, 190
adolescentes 20
adrenalina 101, 102, 103, 108
adutores 129
agitações no estômago 108
agonistas 129
AIDS 193
AINEs 44
alcatrão 84
álcool 74, 196, 216
aldosterona 101
alergias:
 em bebês 232
 amamentação e 232
 alimentares 76, 192
 erupções causadas por 71, 76
 substâncias causadoras de reações 192
alginatos 75
alho 225
alimentos:
 alergias aos 76, 192
 substâncias químicas nos 76
 desintoxicação 75
 proteção contra o câncer 224
 para evitar indigestão 77
alterações de humor 216
 na menopausa 20
alvéolos 82
amamentação 76, 232
amígdalas 84, 190
aminoácidos 140
analgesia zonal 14
analgesia:
 pressão que produz 14
 zona 14
analgésicos: efeitos dos 44
anatomia 67-155
andrógenio 101
anemia 90
anestésicos:
 efeito no sistema imunológico 20
 cirurgia sem 14
aneurisma 91
anfetaminas 44-5
angina 20, 70, 102, 113

ansiedade 17, 102
antagonistas 129
antiácidos: efeitos dos 45
antibióticos 16, 44 76-7, 84, 191
anticorpos 96, 192, 193
anticorpos IgE 192
antígenos 190
anti-histamínicos 44, 192
antiinflamatórios não-esteróides (AINEs) 44
antioxidantes 75
aorta 90
aparelho de Golgi 68
apetite 22
apoio em cima 58, 161, 228
apoio embaixo 57-8, 171, 229
ar: qualidade 84
arco longitudinal lateral 30, 31
arco longitudinal medial 30, 31
arco transverso 30
arcos do pé 30-1
 pouco acentuados 48-9
área do peito: pontos reflexos 85-7
área do pulmão/peito:
 pontos reflexos 85-7
área intestinal:
 pontos reflexos 80-1
 tratamento do câncer 222
áreas ciáticas:
 pontos reflexos 136, 139
áreas congestionadas:
 causadas por medicação 44
 desintoxicação 14
áreas de assistência 198-9
arrastamento 52
arritmia 91
artérias 88
artérias pulmonares 90
arteríolas 88
arteriosclerose 49
arterite 200
articulações 126
 da mão 165
articulações cartilaginosas 126
articulações condilóides 126
articulações deslizantes 126
articulações dobráveis 126
articulações fibrosas 126
articulações giratórias 126
articulação metatarsofalangeal 49
articulações seliformes 126
articulações sinoviais 126, 128
artrite 20, 48, 61 131
artrite reumatóide 49, 204
asma 61, 62, 71, 84, 102, 192, 200

 estudo de caso 85
 freqüência de tratamento 64
aspirina 44
ataque cardíaco 113, 224
 estudo de caso 92
ataque de pânico 242
aterosclerose 224
átrios 88
aura 18
aurícula 118
axilas: gânglios linfáticos nas 96
azia 22
 durante a gravidez 211

B
baço 94, 190
 pontos reflexos nas mãos 183
 tratamento do câncer 223
bactérias:
 destruição 94, 96
 benignas 77
banqueta 40
banqueta: portátil 40
bastonete 120
batidas ectópicas 91
bebês 230-2
 áreas a trabalhar 233
bem-estar 11, 16, 17
beta-bloqueadores 44
bexiga 140
 infecções 62, 142
 pontos reflexos 144,145
 nas mãos 184
bíceps 129
bile 74
boca 72, 190
Bowers, dr. Edwin 14
bradicardia 91
bronquíolos 81
brônquios 82
bronquite 84, 200
bursite 200
Byers, Dwight 14

C
cabeça: do bebê 233
cafeína 91, 143, 196
caixa de voz ver laringe
caixa torácica 82, 83
calcâneo 30
cálcio 101, 130, 196, 216
calos 31, 48
campo eletromagnético 17
campos de energia 16-17
canais de energia:
 bloqueados 26
canal anal 75

canal deferente 151
 reflexos 154, 155
 nas mãos 187
canção 82
câncer 200
 áreas a tratar 221-3
 intestino 76
 seio: estudo de caso 97
 fatores que contribuem 220
 ajuda aos pacientes 22, 68
 pulmão 84
 próstata 142
 qualidade de vida 22, 68
 redução de riscos 220
 alívio de sintomas 22
 tratamento de pacientes com 9, 64-5
cândida 200
capilares 88, 140
cápsula de Bowman 140
carboidratos 74, 75
carnitina 225
carpais 165
cartilagem 70, 165
cartilagem elástica 70
cartilagem hialina 70, 126, 128
catarata 200
ceco 75
células 68-9
 estrutura hierárquica 69
 a maior 148
 vermelhas do sangue 90
 estrutura 69
células B 96
células de gordura 70
células do sangue:
 produção 126
 vermelhas 68, 90
 brancas 96, 190, 193
células endometriais 147
células gliais 70, 110
células T 96, 101, 193
centros de energia 18-19
cerebelo 110
cérebro:
 anatomia 110
 suprimento sanguíneo para 88
 pontos reflexos 115-17
 nas mãos 180
certificados: exibição 41
cerviz (colo do útero) 147
chakra manipura 108
chakras 18-19
 alinhamento 18
 sétimo 18, 19
 plexo solar (manipura) 108
cherokee 12

chiado 84
China 12
China Preventive Medical
    Association 22
Chinese Society of Reflexology,
    Beijing 22
ciática 20, 64, 131, 139, 204
ciclo menstrual:
    distúrbios 150
    na puberdade 20
    irregular 150
    estudo de caso 105
    problemas 107
ciclo reprodutivo: mulher 107
cílios 68, 70
cintura pélvica 126
circulação 90
circulação pulmonar 90
circulação sanguínea 26
circulação sistêmica 90
cirurgia:
    craniana 12
    cura após 20
    espinal 20
    sem anestesia 14
cistite 142, 201
cistos ovarianos 150, 204
cistos policísticos 150
citoplasma 68
ciúme 17
clitóris 147
cobre 74
cóccix:
    pontos reflexos 134, 137
    nas mãos 178
cóclea 118
colecistite 201
cólera 17, 19
colesterol 74
cólica 20, 201, 230
colite 102, 201
cólon 75
    pontos reflexos nas mãos 183
cólon ascendente 75
    pontos reflexos nas mãos
        183-4
cólon descendente 75
    pontos reflexos nas mãos
        183-4
cólon pélvico 75
    pontos reflexos 81
cólon sigmóide 75
    pontos reflexos 81
cólon transverso 75
    pontos reflexos nas mãos
        183-4
coluna:
    condições artríticas 20
    do bebê 233
    curva 128
    movimento 128
    problemas 130
    pontos reflexos 134, 135, 137,
        138
    nas mãos 179-80
cirurgia 20
    tratamento:
        durante o parto 215
        durante a menopausa 219
coluna torácica: tratamento
    para doença cardíaca 226
coluna vertebral:
    anatomia 128
    pontos reflexos 114-17
    compressão:
        metacarpal 170
        metatarsal 56
comprimidos para dormir: efei-
    tos dos 44
condições cardíacas 20
    relacionadas a problemas nas
        costas 93
condições crônicas 17
    freqüência de tratamento 64
condições específicas: guia de
    referências 200-5
cones 120
conjuntiva 120
conjuntivite 201
constipação 76, 201
    durante a gravidez 210
contabilidade 236-7
contrações para nos alertar 71
contusões esportivas 20, 152
conversação: entabular 240-1
coração 82
    anatomia 88
    arritmia 91
    fluxo sanguíneo pelo 90
    pontos reflexos 92-3
    tristeza e 19
    tratamento de doença cardía-
        ca 227
cordão umbilical: crenças anti-
    gas 148
cordas vocais 82
corpo etérico 17, 18, 19
corpo lúteo 146, 148, 149
corpo: espelhado nos pés 26
corrida 131
cortes 244
córtex cerebral 110
cortisol 101
costelas 82, 128
costelas falsas 128
cotovelos:
    pontos reflexos 136, 139
    nas mãos 182
crânio 126
creatinina 112
crianças 20
    respostas alérgicas 192
trato respiratório 84
crise asmática 242-4
crise de cura 61
cristais de ácido 26
cristianismo 12
cromatina 68
cromossomos 68, 148
cubóide 30
cuneiformes 30
cura 16-17
cura holística 6, 16-19
curandeiro 16
curas 62
curva 52, 53

D
DAS (distúrbio afetivo sazonal)
    100
dedos:
    achatados 49
    zonas que se irradiam dos 28
deltóides 129
depressão 17, 201
    na menopausa 20
derme 71
descontração do calcanhar 57
desequilíbrios 16
    nos chakras 18-19
desintoxicação 61
    alimentos para 75
deslocamento de disco 130
desmaio 242
desmame 232
diabetes 48, 49, 143, 201
    riscos 91
    tratamento de pessoas com 9,
        91
diabetes mélito 74
diafragma 83
    área referente ao 29
    relaxamento 55, 169, 229
diagnose 9, 62-3
diencéfalo 110
discos intervertebrais 128
    danos 130
dismenorréia 202
dispepsia 22, 203
distúrbio afetivo sazonal
    (DAS) 100
distúrbios neurológicos 49, 113
diverticulite 201
DNA 68
doença:
    crônica 17
    originária do desequilíbrio 18-
        19
    cardíaca 48, 224-5
    áreas a tratar 226-7
    coronariana 91
    redução de riscos 224-5
doença de Addison 200
doença de Crohn 201
doença de Ménière 203
doenças cardiovasculares 49
doenças do pulmão 84
doenças infecciosas:
    tratamento durante 9, 42
doentes terminais: como ajudar
    228-9
dor:
    no câncer 22
    emocional 17
    alívio da pressão 14
    redução 22, 26
dor cervical 20
dor emocional 17
dor lombar 20
    estudo de caso 132
dor nas costas 20, 26 102, 130
    lombar: estudo de caso 132
    durante a gravidez 212-13
    tratamento da: efeitos colate-
        rais 61
dor nas pernas: durante a gravi-
    dez 212-13
dor no peito: repentina 244
dores de cabeça 23, 202
    por tensão 23
dores e incômodos reumáticos
    20
dores menstruais 20, 150
drogas 16
    antidepressivas 44
    medicinais 40
    reações a 44-5
duodeno 19, 72, 74-5
duto torácico 94

E
eczema 71, 76, 192, 202, 230, 232
edema 94, 204
    nos pés e pernas 49
Egito 11, 12
    eliminação de resíduos 48
EM (*ver* esclerose múltipla)
emoções:
    efeito no bem-estar 17
    negativas 17
encefalomielite miálgica 203
endocárdio 88
endometriose 202
endorfinas 14
energia psíquica 18
energia:
    bloqueios 26
    criativas 18
    linhas longitudinais da 14, 28
    negativas 17
    psíquicas 18
    liberação 12
    símbolo da 12, 13
enfisema 84

ÍNDICE REMISSIVO

engolir 82
enjôo matinal 20, 209
enxaqueca 2-3, 23, 61, 76, 102
   na menopausa 20
enzimas 68, 72, 74, 96
epiderme 71
epidídimo 151
epiglote 72, 82
epilepsia 113, 202
epinefrina 101
epitélio 70
equilíbrio:
   chakras e 18
   restauração 12, 16
equipamento 236
eritrócitos 90
eructação 22
erupções: alérgicas 71, 76
escaldaduras: pequenas 244
escápula 126
esclerose múltipla 48, 62, 112, 113, 203
estudo de caso 114
esclerótica 120
escudo protetor 19
esfíncter pilórico 72
esôfago 72
espasmo 201
espermatozóides 148, 151, 152
   produção 98, 146
espondilite 200, 205
espondilite anquilosante 200
espondilose 201
espondilose cervical 201
esporões 49
esqueleto apendicular 126, 127
esqueleto axial 126, 127
estatinas 44
esterno 126, 128
esternoclidomastóide 129
esteróides 44
estimulação: por meio de pressão 15
estojo de primeiros socorros 244
estômago 19, 72-3
   pontos reflexos 79
      nas mãos 183
   tratamento do câncer 221
estrogênio 91, 101, 130, 146, 148, 216
estruturas citoplasmáticas 68
etanol 74
excesso de peso 130
exercício 103, 131, 196, 245
   falta de 130

F
face 121
   pontos reflexos 122, 125
fadiga: geral 22
fala 82
falanges 30, 165
faringe 72, 82
   pressão na 14
fator intrínseco 72
fatores ambientais 220
FCE (fluido cérebro-espinhal) 112
febre 202
febre do feno 76, 192, 202, 204
febre glandular 202
febre reumática 130
feiticeiras 12
ferimentos 244
   antigos 26
ferro 74
fertilização 148
feto: formação do sangue 94
fibras:
   colágeno 70
   tecido conetivo 70
   elásticas 70
   reticulares 70
fibrilação 91
fibrocartilagem 70, 126
fibróides 202
ficha de registro do cliente 42, 43
fígado 72, 74
   pontos reflexos 79
      nas mãos 182
   tratamento:
      para o câncer 221
      durante a menopausa 219
fímbrias 147
fisiologia 67-155
fisioterapia 20
Fitzgerald, dr. William H. 14, 15
flebite 204
   segurança 9
fluido cérebro-espinhal (FCE) 112
fluido linfático 70
   para melhorar a circulação 96
fluxo 94
força vital 18
fotografia Kirlian 18
fricção espinal 52, 53
função renal: comprometida 91
furúnculos 71

G
gânglios linfáticos 94, 96, 190, 193
garganta 190
   infecções 20
gás carbônico 82, 88
gases 22
gastrocnêmio 129
genética 220
ginkgo biloba 225
glândulas: do sistema endócrino 98
   ver também glândulas pelo nome
glândula lacrimal 120
glândula pineal 98, 100
   pontos reflexos 105
   tratamento :
      durante o parto 215
      durante a menopausa 218
glândula pituitária 42, 98, 148, 151
   pontos reflexos 105
   tratamento: durante o parto 215
   tratamento: durante a menopausa 218
glândulas de Cowper 151
glândulas paratireóides 12, 101
glândulas parótidas 72
glândulas salivares 72
glândulas sublinguais 72
glândulas submandibulares 72
glândulas supra-renais 12, 101, 102, 108, 196, 216
   pontos reflexos 106
glicogênio 74
glicoproteínas 68, 72
glicose 74, 112, 140
glicossinalatos 75
glitationa 75
glomérulos 140
glucagon 74
Gong Zhi-wen 22
gordura: absorção 94
gorduras 74, 75
gota 49, 202
grande dorsal 129
grande glúteo 129
grande peitoral 129
grandes lábios 147
gravidez 142, 143, 208
   apetite exótico durante a 209-13
   tratamento durante a 9, 20, 64, 208

H
HACT (hormônio adrenocorticotrópico) 98
HAD (hormônio antidiurético) 98
HEF (hormônio estimulador do folículo) 146
hemorragia cerebral (derrame) 91, 201
hemorragias 91
hemorróidas 202
   durante a gravidez 210
hepatite 202
hérnia 152
hérnia de hiato 202
herpes 205
HET (hormônio estimulante da tireóide) 98
hidrocele 152
hiperatividade 192
hiperceratomicose 48
hipertensão (pressão sanguínea alta) 20, 91, 143, 203
hipertireoidismo 205
hipoderme 71
hipotalamia 110
hipotálamo 98
   pontos reflexos 105
   tratamento: durante o parto 215
   durante a menopausa 218
história 14-19
história de caso 42-3
HIV 193, 202
HL (hormônio luteinizante) 146, 148
Hodgson, H. 22
homeopatia 61, 246
hormônio do crescimento 98
hormônio estimulador do folículo (HEF) 146
hormônio estimulante da tireóide (HET) 98
hormônio luteinizante (HL) 146, 148
hormônio paratireóide 101
hormônios 146
   disfunção 150
   produção 74, 98
   na puberdade 146
   equilíbrio 20
   trópicos 98
   gonadotrópicos 98, 151
   sexuais 101

I
idosos 20
   controle da pressão sanguínea 22
   alívio da dor 22
íleo 75
ilhotas de Langerhans 74, 98, 101
império romano 12
impotência 152
impulsos nervosos: velocidade dos 26
incas 12
incenso 40
inchaço 94
   nos pés e pernas 49
incontinência 203
   urinária 142
indigestão 76, 102, 203
   alimentos a consumir 77
infarto 91, 201
infecções do trato respiratório: causas 20
infecções: sistema de defesa contra 96
infertilidade 107, 150, 203
inflamação: reação alérgica 76
Ingham, Eunice D. 14
insônia 203
instrumentos cirúrgicos:

ÍNDICE REMISSIVO

antigos 12
insulina 74
International Institute of Reflexology 14
intestino:
  grosso 75
  delgado 74-5
iodo 100
irite 203
irrigação do cólon 61

J
jejuno 75
jejuns 61
joanetes 31, 48
joelhos:
  condições artríticas 20
  pontos reflexos 136, 139
    nas mãos 182
juntas *ver* articulações

K
Kirlian, Semyon 18
Ko Hung, dr. 12

L
lacteal 94
laringe 82
lecitina 225
lesões de disco 64
liberação do pulso 170
licor folicular 148
ligamentos 128
  do pé 30
  áreas relacionadas aos 29
linfócitos 96, 190
língua: pressão na 14
linhas longitudinais 14
lipídios 68
líquido intersticial 94
líquido pleural 82
líquido sinovial 126
líquidos:
  controle dos níveis 94
  retenção 94, 96, 143
lobo límbico 110
lobo temporal 110
lumbago 64, 131, 203

M
magnésio 196, 216, 225
mal de Alzheimer 100, 200
mal de Parkinson 113, 204
mãos:
  anatomia 165
  fortalecimento das 14
  diagramas 166-167
  modelagem 172
  apoio em cima 171
  palma: pressão na 14
  pontos reflexos nas 26
  reflexologia 163-87
  rotina 173-87
  exercícios de relaxamento 168-72
  autotratamento 164
  sensibilidade 164
  forma relacionada à forma geral 31
  apoio em baixo 171
marketing 237
massagem 245
  terapêutica 246-7
mastite 203
mastoidite 203
matéria fecal 75
meato 118
medicação 16, 40
medicina à base de ervas 245
medicina chinesa 245
meditação 17, 196, 245
medo 17
medula 110
medula espinal 112
  danos à 113
  pontos reflexos 112
medula óssea 90, 126, 190
melancolia 17, 19
melatonina 100
membrana pleural 82
meningite 112
menopausa 20, 146, 149, 216
  áreas a tratar 217-19
  estudo de caso 153
menstruação 146, 148, 149
  crendices 148
mente: efeito no bem-estar 17
mesencéfalo 110
Messenger, Eusebia 14-15
metabolismo: regulação 98, 100
metacarpais 165
metatarsais 30
metionina 75
miocárdio 88
miocardite 203
mitocôndrias 68
modelagem do pé 59
moléstias: causas 16
monte de vênus (púbis) 147
movimento 128, 129
muco: excesso de 77
mucosa 72
mulheres 20
músculo cardíaco 70, 128
músculo diafragmático 82
músculo esfíncter cardíaco 72
músculo esquelético 70, 128
músculo liso 70, 128
músculos:
  do pé 30
  grupos 129
  da mão 165
  número 128
músculos do assoalho pélvico 142
músculos do esfíncter 75
músculos extensores 165
músculos flexores 165
músculos intercostais 83, 129
música 40

N
nariz 121, 190
  infecções 20
nativos americanos 12
náusea 22
  no câncer 22
navícula 30
nefrite 203
néfrons 140, 143
nervo ciático 139
nervo coccígeo 113
nervo vago 72, 90
nervos:
  do pé 30
  estimulação 26
nervos cervicais 113
nervos cranianos 112
nervos espinais 112-13
nervos lombares 113
nervos sacrais 113
nervos sensoriais 112
nervos torácicos 113
neuralgia 204
neuralgia do trigêmeo 205
neurônios 70, 110
niacina 74
nicotina 84
níveis de açúcar 101
noradrenalina 101
norepinefrina 101
notas: tomar 6-7
núcleo 68

O
obesidade 91, 130, 220
oblíquos 129
olfato, sentido do 121
olho:
  anatomia 120
  distúrbios 121
  corpo estranho no 242
  pontos reflexos 122, 124, 125
    nas mãos 176-7
ombros:
  enrijecidos 20, 31
  zonas relacionadas aos 29
  pontos reflexos 135, 138
    nas mãos 181
ondas de calor 20
organelas 68
organismo 69
órgão de Corti 118
órgãos 69
orquite 204
ossatura frágil 216
osso 70
ossos:
  frágeis 216
  do ouvido 118
  do pé 30
  formação 126
  funções 126
  número 126
osteoartrite 204
osteoporose 130
ouvidos:
  anatomia 118-19
  distúrbios 121
  infecções 20, 202
  pontos reflexos 26, 122, 124, 125
    nas mãos 176-7
ovários 98, 101, 147, 148, 216
  crenças antigas 148
  pontos reflexos 107, 154, 155
    nas mãos 186
  tratamento durante a menopausa 218
ovulação 146, 148
  dor 150
óvulos 148, 149
oxigênio 82
  suprimento 88-9
oxitocina 98

P
pacientes com doenças graves:
  tratamento 223
pacientes no pós-operatório 64
pacientes: como atrair 238-9
padrões mentais 16
pajé 16
palato: pressão no 14
palma da mão: pressão na 14
palpitações 91, 100, 204
pâncreas 72, 74
  pontos reflexos 79, 107
    nas mãos 183
pancreatite 204
papilas 70
paralisia 113
  histérica 100
paralisia cerebral 201
paralisia histérica 100
paranormal 18
paraplegia 113
parasitas: destruição 94
parto 214
  áreas a tratar 215
  reflexologia durante 20
passagens nasais (narinas) 82
pé chato 31
pé direito:
  borda dorsal 34
  borda lateral 37
  diagramas 32, 34, 36, 37
  borda medial 36
  planta 32
  reflexos 15

ÍNDICE REMISSIVO

rotina de tratamento 158-9
pé esquerdo:
   borda dorsal 35
   borda lateral 37
   diagramas 33, 35, 36, 37
   borda medial 36
   borda plantar 33
   reflexos 15
   rotina de tratamento 160-1
pé-de-atleta 48
pedras:
   nos rins 143
   estudo de caso 144
pedúnculo cerebral 110
peito: zonas relacionadas ao 29
pele 71, 190
   doenças 202
   distúrbios: na puberdade 20
   eliminação de toxinas pela 61
   camadas 71
pelve:
   zona associada à 29
   pontos reflexos 137
   nas mãos 179
pênis 151
pepsina 72
pequenos lábios 147
pericárdio 88
periósteo 126
peristalse 72
peritônio 147
pés:
   anatomia dos 30-1
   avaliação 46-7
   diagrama 46-7
   componentes 26
   distância percorrida 27
   borda dorsal:
      diagramas 34-5
      como trabalhar 50
      linhas das zonas 29
      zonas horizontais 14
   borda lateral:
      diagramas 37
      como trabalhar 50-1
   diagramas 32-7
   borda medial:
      diagramas 36
      como trabalhar 50-1
   espelho do corpo 26
   modelagem 59
   apoio em cima 58, 228
   dor nos 48
   borda plantar:
      diagramas 34-5
      como trabalhar 50
   problemas 31, 48-9
   exercícios de relaxamento para os 54-60
   forma relacionada à forma geral 31
   apoio 6, 51

apoio embaixo 57-8, 229
   como trabalhar 50, 50-1, 51
   zonas dos 28
pescoço:
   do bebê 233
   inflamação 131
   pontos reflexos 105, 106, 135, 138
   nas mãos 177-8
   enrijecido 26
   tratamento durante a menopausa 217
picadas de insetos 244
pinturas murais 12
pirâmide: como símbolo de energia 12, 13
piridoxina 74
placenta 148
plexo solar 108
pontos reflexos 109
plexos coróides 112
poliomielite 112
polegar 165
   aplicação de pressão ao 14
poliomielite 112
ponte 110
pontos reflexos 26
posição de recuperação 243
posição sentada 40
postura 130
prática 235-47
   atraindo pacientes 238-9
   estabelecimento 236-7
preparados à base de ervas 61
prescrição 62
pressão sanguínea: controle 20, 22
   alta 91, 143
pressão:
   efeito anestésico da 14
   efeito estimulante da 15
   primeiros socorros 242-4
   problemas emocionais 193
   problemas intestinais 76
   problemas nas costas: relacionados ao coração
   condições 93
   problemas nos sínus: sensações durante o tratamento 61
   produtos químicos: em alimentos 76
progesterona 146, 148, 216
prolactina 98
promoção 237, 238-9
próstata 142, 151
   distúrbios 152
   pontos reflexos 154
   nas mãos 186
prostatite 204
proteínas 68, 74, 75, 96, 112
proteínas de plasma 112
puberdade 20
pulmões 82-3

pontos reflexos 85-7
   nas mãos 173-5
   tratamento de doença cardíaca 227

Q

quadríceps 129
quadriplegia 113
quadris:
   condições artríticas 20
   pontos reflexos 137
   nas mãos 179
qualificações: exibição 41
queimaduras: pequenas 244
quercetina 75
quilo 94
quimioterapia: efeitos da 45

R

rádio 165
raios ultravioleta 100
raquitismo 130
reflexologia:
   objetivos 6, 62-3
   realista 62
   para uma saúde melhor 189-205
   evidência clínica 22-3
   perigos da 64
   fazer e não fazer 62
   mão 163-87
   história 14-19
   intensidade do tratamento 42
   origens 11-15
   pessoas ajudadas pela 20
   preparação para a 40-1
   como tratar com a 39-65
   reações à 42, 61
   segurança da 64
   sucesso da 65
   técnicas 52-3
reiki 247
reflexos:
   automáticos 82
   posição de identificação 6
refluxo ácido 22
registro 236
relaxamento da caixa torácica 60, 172
relaxamento de lado a lado 54
Relieving Pain at Home 14
relaxamento, exercícios de 40, 158
   para os pés 54-60
   para as mãos 168-72
remédios florais 246
resfriados: recorrentes 193
respiração 82, 83
   exercícios 196
respiração celular 68
respiração interrompida 83
resposta de relaxamento 196

retículo endoplasmático 68
retina 120
reto 75
reto do abdome 129
Revolução do Coração 93
Riley, dr. Shelby 12, 14
rinite 204
rins 140, 141
   pedras nos 143
   estudo de caso 144
   problemas 143
   pontos reflexos 144, 145
   nas mãos 185
riso 196
rombóide maior 129
ronco 82
rotação 52, 53
rotinas passo a passo 8
Royal Danish School of Pharmacy 23

S

saco escrotal 151
sacos alveolares 82, 83
sais minerais 112
salpingite 204
sangue 70
   circulação 88-90
   purificação 140
Saqqara, Egito 12
saúde: melhora da 189-205
segurança 9
seguro 237
sella turcica (sela turca) 98
sensibilidade auditiva 118
septo 121
serosa 72
serrátil anterior 129
sessões *ver* tratamento
Sherwood, dr. Paul 93
síndrome da fadiga crônica 203
Síndrome de Down 201
síndrome do intestino irritável 61, 192, 201
   estudo de caso 78
síndrome do túnel carpal 200
sintomas:
   exacerbação com o tratamento 61
   tratamento 16
sínus 121
   distúrbios 121
   pontos reflexos 122-4
   nas mãos 175-6
sinusite 61, 205
   estudo de caso 122
sistema circulatório:
   anatomia 88-91
   distúrbios 91
   pontos reflexos 92-3
sistema digestivo:
   anatomia do 72-9

em bebês 233
distúrbios oriundos do 71
associação com o sistema
    respiratório 84
problemas 20
pontos reflexos 78-81
distúrbios 20
    em bebês 230
sistema endócrino 19, 74
    anatomia 98-101
    distúrbios 102-3
    pontos reflexos 104-7
sistema esquelético: anatomia
    126-8
sistema imunológico 96, 189,
    190-3
    efeito dos anestésicos no 20
    proteção do 20
    debilitado 193
sistema linfático 190
    anatomia 94-6
    pontos reflexos 97
sistema muscular 128-9
sistema músculo-esquelético:
    anatomia 126-9
    distúrbios 130
    pontos reflexos 132-9
sistema nervoso autônomo 113
sistema nervoso central 19
sistema nervoso periférico 112-13
sistema nervoso:
    anatomia 110-13
    autônomo 113
    distúrbios 113
    periférico 112-13
    pontos reflexos 114-17
    tecido nervoso 70
sistema reprodutor 146-54
    mulher:
        anatomia 147-9
        distúrbios 150
    homem:
        anatomia 151
        distúrbios 152
        pontos reflexos 153-5
sistema respiratório:
    anatomia 82-4
    distúrbios 84
    vínculos com o sistema
        digestivo 84
sistema urinário:
    anatomia 140-1
    ajuda 143
    infecções 193
    problemas 142-3
    pontos reflexos 144-5
sistemas de defesa 96
sistemas do corpo 67-155
sóleo 129
sono 22
    após tratamento 61
sons 82

Stories the Feet Can Tell 14
Stories the Feet Have Told 14
Stress 15, 98, 101, 102-3, 150, 194-6
    causas 194
    crônico 194-6
    como lidar com o 196
    durante exames 20
    efeitos do 194, 220
    bom 194
    reações ao 194
submucosa 72
suco de oxicoco 143
sucos gástricos 72
suor 48
suplementos minerais 196
suprimento nervoso:
    melhorado 14
suprimento sanguíneo:
    aumento 14
    para o cérebro 88

T
tabagismo 84, 91, 220
Taiwan 15
tálamo 110
talo 30
taquicardia 91
taxa cardíaca 90, 91
taxa respiratória 83
tecido 69, 70
    níveis de líquidos no 94
    muscular 128
tecido adiposo (gorduroso) 70
tecido cicatricial 26
tecido conetivo 70
tecido epitelial 70, 146
tecido linfóide 70
tecido muscular 70
tendões 128, 165
    das pernas 129
    dos pés 30
tenista, cotovelo de 205
tensão 102, 143
teoria do reflexo do pé 14
terapêutica, massagem 246-7
terapia de pressão 12
terapia nutricional 247
terapia zonal 11, 14, 28
terapias alternativas *ver*
    terapias complementares
terapias complementares 16, 19,
    61, 245-7
terminais nervosos: pressão nos
    26
testes clínicos 22-3
testículos 98, 101, 151
    distúrbios 152
    pontos reflexos 107, 154, 155
        nas mãos 186
testosterona 151
    produção 98, 146
timo 96, 101, 190

tireóide 98, 100-1
    pontos reflexos 105
        nas mãos 177-8
    tratamento durante a
        menopausa 217
tirotoxicose 205
tonsilite 205
torcicolos 20, 131
toxemia 143
toxinas: eliminação de 26, 61
TPM 204
trajetos zonais 14
transpiração 71
trapézio 129
traquéia 82
tratamento:
    freqüência 64
    intensidade 42
    manutenção 64
    preparação para 40-1
    reações ao 42, 61
        alívio das 61
    sensações durante 61
    efeitos colaterais 61
    tempo destinado ao 40
    rotina integral 157-61
traumas de nascimento 232
treinamento 6, 242
tríceps 129
trombose 9, 205
tubas uterinas 147, 148
    pontos reflexos 154, 155
        nas mãos 187
tubos bronquiais 82
    dificuldades 84
Tumba dos Médicos 12, 13

U
úlceras:
    péptica 22
    do estômago 19
ulna 165
umidade: auras e 18
University of California Center
    of Health Sciences 18
uréia 112
ureteres 140
    pontos reflexos 144, 145
        nas mãos 185
uretra 140, 142, 147, 151
urina 140
    proteína na 143
urinária, incontinência 142
urticária 76, 205
útero 147
    pontos reflexos 154
        nas mãos 186
    tratamento:
        durante o parto 215
        durante a menopausa 218

V
vacinações 190-1
vagina 148, 190
válvula aórtica 88
válvula atrioventricular 90
válvula bicúspide 90
válvula ileocecal 75
    pontos reflexos 80
válvula pulmonar 88
válvula tricúspide 90
válvulas:
    coração 88, 90
    nas veias 88
varicocele 152
veia cava 90
veia cava superior 90
veias 88
    do pé 30
veias pulmonares 90
veias subclávias 94
veias varicosas 205
ventrículos 88
verrugas 48
vértebras 128
vertigem 205
vesícula biliar 74
    pontos reflexos nas mãos 182
vesículas seminais 151
vilos 75
vinagre de maçã 143
vírus: destruição 94
visitas domiciliares 40
vitaminas:
    A 74
    complexo B 72, 75, 216, 224
    B_6 196, 216
    B_{12} 74
    C 61, 75, 196, 216, 224
    D 74, 131, 216
    E 74, 216, 225
    K 74, 75

X
xamã 16
Xin Wei-song 22

Y
Yoga 17

Z
zinco 196, 216
    deficiência 152
zonas e órgãos 28
zonas horizontais 14
zumbido no ouvido 205

Agradecimentos da autora

Agradeço à minha editora, Gill Paul, por suas sugestões ao livro e seu entusiasmo pela reflexogia. Agradeço também a Katarina Tilley, Jessica Cowie, Fiona Robertson e Leigh Jones, de Hamlyn.

Para mais informações sobre reflexologia, por favor entre em meu *site* www.footreflexology.com ou *e-mail* ann@footreflexology.com.

Agradecimentos pelas fotografias

Fotografias especiais:
© **Octopus Publishing Group Limited**/Ruth Jenkinson
Modelos: Amanda Grant, Sam Whyman e Michelle Liebetrau, da Modelplan

Outras fotografias:
Alamy/Bubbles Photolibrary 208;/Jennie Hart 214
Art Archive/Ragab Papyrus Institute Cairo 13
Corbis/Michael A. Keller 84;/Ingolf Hatz/zefa 146;/Alan Schein/zefa 195;/Image Source 239
Digital Vision 191

Getty Images/Sylvain Grandadam 15
Octopus Publishing Group 21;/Frank Adam 225 embaixo à esquerda;/Paul Bricknell 17, 150;/Frazer Cunningham 19;/Randy Faris 241;/Jeremy Hopley 192 em cima à direita;/Ruth Jenkinson 23, 65;/William Lingwood 192 em cima à esquerda, 225 em cima à esquerda, 225 em cima à diretia, 225 embaixo à direita;/Lis Parsons 192 embaixo à esquerda;/Peter Pugh-Cook 192 embaixo à direita;/William Reavell 75;/Russell Sadur 96, 149, 197;/Gareth Sambidge 77;/Niki Sianni 131 em cima à direita;/Ian Wallace 245
Photodisc 103, 131 em cima à esquerda, 142, 143, 216
Science Photo Library/Greg Schaler 18

Agradecimentos do editor da edição inglesa

O editor agradece a Katarina Tilley, Poppy Gillioz e Cate Barr. Agradecimentos também a Bonnie Fraser, da Alternative Products Limited, por fornecer a mesa de massagem Starlight e a cadeira de terapeuta usadas na fotografia.

Editora executiva: Jessica Cowie
Editora de projetos: Fiona Robertson
Editor de Arte Executivo: Leigh Jones
Designer: Peter Gerrish
Ilustradoras: Susan Tyler e Kate Nardoni
Pesquisa iconográfica: Jennifer Veall
Diretora financeira de produção: Simone Nauerth